U0189293

TRIGEMINAL NEURALGIA

三叉神经痛

［美］皮特 J. 詹尼特◎　著

梁建涛◎主译

鲍遇海◎主审

中国科学技术出版社

·北　京·

图书在版编目（CIP）数据

三叉神经痛 / （美）皮特 J. 詹尼特
（Peter J. Jannetta）著；梁建涛译 . —北京：中国
科学技术出版社，2019.7

ISBN 978-7-5046-8326-7

Ⅰ.①三… Ⅱ.①皮… ②梁… Ⅲ.①三叉神经痛—
诊疗 Ⅳ.① R745.1

中国版本图书馆 CIP 数据核字（2019）第 149642 号
著作权登记号：01-2017-2257

策划编辑	张　楠	
责任编辑	张　楠	冯建刚
装帧设计	中文天地	
责任校对	杨京华	
责任印制	李晓霖	

出　　版	中国科学技术出版社
发　　行	中国科学技术出版社有限公司发行部
地　　址	北京市海淀区中关村南大街 16 号
邮　　编	100081
发行电话	010-62173865
传　　真	010-62173081
网　　址	http：//www.cspbooks.com.cn

开　　本	787mm×1092mm　1/16
字　　数	252 千字
印　　张	19.25
版　　次	2020 年 1 月第 1 版
印　　次	2020 年 1 月第 1 次印刷
印　　刷	北京长宁印刷有限公司
书　　号	ISBN 978-7-5046-8326-7 / R·2421
定　　价	88.00 元

TRIGEMINAL NEURALGIA

三叉神经痛

皮特 J. 詹尼特　博士　著

德雷塞尔大学医学院神经外科

阿勒格尼总医院

皮特 J. 詹尼特脑神经疾病中心

宾夕法尼亚州，匹兹堡

三叉神经痛
TRIGEMINAL NEURALGIA

TRIGEMINAL NEURALGIA

《三叉神经痛》
译者委员会

主　审　鲍遇海

主　译　梁建涛

译　者（按姓氏汉语拼音排序）

陈　革　首都医科大学宣武医院神经外科

郭宏川　首都医科大学宣武医院神经外科

李茗初　首都医科大学宣武医院神经外科

李子轶　首都医科大学宣武医院神经外科

梁建涛　首都医科大学宣武医院神经外科

刘晓东　山西医科大学第一医院神经外科

齐　猛　首都医科大学宣武医院神经外科

宋　刚　首都医科大学宣武医院神经外科

孙力泳　首都医科大学宣武医院神经外科

王　旭　首都医科大学宣武医院神经外科

魏鹏虎　首都医科大学宣武医院神经外科

杨立强　首都医科大学宣武医院疼痛科

俞文华　杭州市第一人民医院神经外科

愿心中的墓地少一块石碑

看到鲍遇海、梁建涛主任等人翻译的世界神经外科大师级人物 Jannetta 教授著写的《三叉神经痛》一书，当时就让我的心"砰"地被撞了一下！这本 2011 年完成出版的书早来一些有多好！

三叉神经痛被称为"千年之痛"，长达数千年，殃及无数人，严重地影响患者的生活质量。有些患者形容这是撕裂样疼痛，有的患者说是电击样疼痛……试想一下，如果是你自己，每天受着电击、撕裂样的打击，是怎样的感觉？"痛不欲生、生不如死"是我们在门诊经常听到的主诉。

作为一名医生，何尝不想为患者解除这样的痛苦、手到病除呢？古今中外，多少心怀悲悯之心的医者们在探索治疗的办法：针灸、膏药、理疗、药物、神经封闭、神经球囊挤压、感觉神经根切断……古老的疾病，自然就有很多的治疗方法。方法越多，说明越没有明确或太好的疗效，直至微血管减压手术的到来。Jannetta 教授 50 年前还是一个毛头小伙儿时，就已开创性地发表"三叉神经微血管减压术"的文章并在国际会议上讲述，可惜当时在场的前辈们都很难接受这样的理念，这让年轻的 Jannetta 教授"眼眶里噙满泪水"。Samii 教授认为，"一个革命性的理念一旦创立，就需要一位能力超强、智商超群、忍耐力极强的人将其变为现实。 Peter J. Jannetta 就是这样的人"。他 50 年不懈的努力，不仅提倡推广了这个有效的手术，更是将其历史、病理、生理、解剖、诊断、药物、手术评估及一切曾经有过的方法都清楚地表达出来，形成了一本三叉神经痛的百科全书。

我之所以看到此书心被撞击了一下，是因为 20 年前我曾经做过一个失败的三叉神经微血管减压手术，患者因此而失去了生命。这是我心中永远抹不去的阴影和痛！我十分清楚地记得那是一个中年女性，因三叉神经痛而找我治疗。我虽然是第一次做这种手术，但在很多国内外的专业会议上、杂志和文章中都了解了很多。术前我也仔细地复习了解剖和各种文献，我信心满满地上了手术台。手术进行得很顺利，只是在暴露三叉神经时有一条小静脉横在术野内。我仔细衡量了位置和岩静脉的辨识，确认不是岩静脉，于是就烧断了这根"拦路虎"。谁知术后患者昏迷，CT 显示小脑肿胀明显。虽然经过各种抢救，但患者还是没救过来。不管患者家属如何责怪或是宽容，我都不能原谅自己！为什么会去切断那根血管？我对大脑的认知到底还缺多少？学无止境啊！如果那时有这么一本书，我一定会认真地从头读到尾！心中的敬畏之心和知识强度会增加很多！事后我从许多文献上读到，多数情况下小脑静脉烧断没有大关系，但有 1% 的患者会发生不同程度的小脑梗死。这该死的 1%！为什么发生在我的患者身上就变成了 100%！在这本书上，我也看到有关这方面的详细描述。如果当时有这本书，会让多少医生少走弯路，又会让多少患者获益！

这件事对我的打击很大，曾有一段时间，我甚至怀疑我是否还能当一名神经外科医生？为此，我专门去了台湾花莲，拜见了非常有名的正严法师，向她倾诉了我的苦恼。她静静地听我述说，轻轻地说："人哪，命是天定的，医生只能去帮助，不能去改变。只要你尽力就行了。"我顿时释然，心中像放下了一块大石头。但"尽力"二字，也从此驻扎在心头。尽力就是用心，我求香港著名国学大师饶宗颐为我写了"用心"两个大字挂在我的办公室，为科里制定了"如履薄冰，如临深渊，全力以赴，尽善尽美"的科训，同时建立每天早晨做手术预案的制度，一坚持就是17年！我唯恐有一处没有想到会给患者带来灭顶之灾，唯恐忽略了某个细节会让患者发生不测！

就在我为此书酝酿作序时，网上看见一篇文章《每个医生心中都有一块墓地》。这篇文章在网上被迅速地转发着，一天之内，我可以看到3～4篇同样的文章，可见文章内容在医生的心中引起了多大的共鸣！文中阐述了一个神经外科医生面对手术不测，心情是多么沮丧和灰暗！那种难以言状的挫败感，就像是参加自己的葬礼。

医生都有悲天悯人的情怀，谁不想把患者治好而成为"大英雄"？但除了医生的双手，似乎还有一只无法掌控的上帝之手，主宰着患者的命运。这就是医学的未知。医学是一个不确定的科学，我们对人体的了解太少了，几乎是微乎其微！个体间又有太多的不同，太多的状况会发生，太多的系统要自衡，我们由此对生命充满敬畏，唯有学习、学习、再学习！

鲍遇海、梁建涛主任和他们的同伴们翻译了这本书，也是秉承了这种学习精神去做的。翻译是一种再创造，是吃透精神后的重塑，只有对这本书充满求知欲，才可以一遍遍去理解、咀嚼。这本书的翻译，我认为是文字、内容俱佳的一部作品，达到了"信、达、雅"的程度，可见他们的用心！在这样的反复锤炼之后，我确信他们的手术一定比我当年要自信得多、成熟得多。

在今后那些艰险无比的手术中，天堂和地狱还是会"近在咫尺"。医生的心中有一块永久的保留地，安放着那些从未苏醒的患者。我们无时无刻不在那里为这些亡灵祈祷：祈祷使我们痛定思痛，祈祷使我们认真总结，祈祷使我们更加坚强，祈祷使我们永远敬畏生命。我们会更快地成长，更努力地学习，永远为着下一个患者，愿他们能健康地走出医院，心中的墓地少一块石碑。

凌　锋

中国国际神经科学研究所（China-INI）执行所长

中国医师协会副会长

中国医师协会神经外科医师分会名誉会长

2017/9/10

三叉神经痛是一个古老的疾病，1800年前即有文字记载。三叉神经痛号称"天下第一痛""不死的癌症"，千百年来，折磨着千千万万的患者：严重时，患者不敢吃饭，不敢说话，不敢刷牙，不敢洗脸，不敢梳头，不敢吹风，不敢走路，不敢……无法正常生活，无法正常工作，痛不欲生，苦不堪言，患者因此性格急躁，脾气火爆，给家庭关系、人际交往蒙上一层阴影。

为缓解疼痛、征服顽疾，数千年来，医患同心，前赴后继，苦苦探索，苦苦追寻：求神拜佛，巫医巫术，中药西药，偏方怪方，牙齿拔除，神经撕脱……大浪淘沙，去伪存真，到20世纪中后期，三叉神经痛的治疗基本形成以药物治疗和三叉神经毁损为主的两大格局。药物治疗以卡马西平、奥卡西平、加巴喷丁等为代表，神经毁损术以甘油封闭、射频热凝、球囊压迫、伽马刀为代表。

在三叉神经痛治疗史上，最具里程碑式突破意义的是Peter J.Jannetta教授于1966年创立的显微血管减压术（Microvascular Decompression，MVD）：术中只需将颅内"搭"在一起、相互压迫的血管与三叉神经分离，无需破坏神经即可治愈疼痛。Peter J.Jannetta，美国宾夕法尼亚匹兹堡大学神经外科教授，世界显微神经外科的先驱。在没有CT、没有核磁、显微神经外科才初见端倪的年代，他站在Dandy、Kurze以及Gardner等神经外科巨人的肩膀上，天才般地开创了MVD的手术方式，那一年，他才34岁。经过几十年的推广、检验，MVD已成为目前绝大多数三叉神经痛的治疗首选，真正改变了千千万万三叉神经痛患者的命运，MVD 也因此被公认为是 20 世纪神经外科革命性的技术进步之一。

Nothing is perfect（万事不可能十全十美）。尽管 MVD 实现了几千年来三叉神经痛治疗的突破，但也并非适用于所有的三叉神经痛患者。比如因年老体弱、基础疾病较多不能耐受全身麻醉者，带状疱疹后三叉神经痛，多发性硬化所致的三叉神经痛，三叉神经没有血管压迫者，MVD 无效或复发者以及拒绝接受 MVD 者。

"根据患者的具体情况具体分析，个体化地选择治疗方案"应该是目前三叉神经痛治疗公认的最佳策略。

鉴于此，Peter J. Jannette 教授于 2011 年，携毕生的经验、饱满的激情以及对三叉神经痛患者的拳拳爱心，打破专业之间的藩篱，以开放、包容的态度邀请美国、英国和加拿大在治疗三叉神经痛方面颇有造诣的神经内科、神经外科、口腔科专家，通力合作，博采众长，共同编写《三叉神经痛》一书，内容涵盖三叉神经痛的历史、解剖、生理、发病机制、疾病分型、诊断及鉴别诊断、术前评估、药物治疗、甘油封闭、经皮球囊压迫、立体定向放射治疗、内镜血管减压术以及显微血管减压术等内容，是一部难得的关于三叉神经痛基础和临床的百科全书。这一巨著于 2011 年由牛津大学出版社出版，刚一问世，就成为全世界治疗三叉神经痛的医生的案头必备之书。

令人遗憾的是，2016 年 4 月 11 日，在该书原著出版 5 年后、在 MVD 创立 50 周年之际，Jannetta 教授溘然长逝，享年 84 岁。Jennetta 教授是世界神经外科界颇有影响、受人爱戴的大师，他为全世界培养了数百位神经外科医生，退休后成立了 Jannetta 神经科学基金会，耄耋之年，对神经外科的发展和医生的教育仍然念念不忘。

云舒云卷，花开花落，大师谢世，悄无声息……作为后来者，我们只能怀着更加崇敬、更加虔诚的心情，一丝不苟地完成这本书的翻译工作，以此来追忆大师、缅怀大师。

感谢所有参加本书翻译的人员，特别感谢杭州市第一人民医院神经外科俞文华教授、宣武医院疼痛科杨立强教授分别对"经皮球囊压迫术"和"当前的手术治疗概观"章节所做的专业而细致的审校。

感谢我的恩师凌锋教授于教师节这一天，用良心、坦诚和人文情怀写就的序言：既写给自己，也写给学生；既写给医生，也写给患者；既是拙作的序言，也是育人的箴言：悲天悯人，充满大爱，发自肺腑，感人至深，读来令人震撼和动容，鞭策、教诲她的弟子们做既有技术又有温度、既有仁术更有仁心的医生。

因我们的英语及专业水平有限，错误之处在所难免，敬请读者及各位同道不吝赐教。希望这本书的出版能对千千万万的三叉神经痛患者有所裨益。

梁建涛

2017/9/12

能为这本期待已久的著作作序，我感到非常荣幸、非常高兴。我对我的挚友 Peter Jannetta 教授取得的杰出成就表示祝贺，并对他的巨大成就及人格魅力表示深深的崇敬。

三叉神经痛是非常严重、难以忍受的疼痛综合征之一。这一点，加之相对较高的人口发病率，使其成为 20 世纪一代又一代科学家和临床医生关注的焦点和兴趣所在。关于三叉神经痛特征的首次描述见于 1025 年 Avicenna（阿维森纳）所著的 *Qanun*（或 *The Cannon of Medicine*）一书中。1671 年，Johannes Bausch 第一次从患者的角度描述了三叉神经痛。1677 年，Locke 在医学文献中第一次完整描述了该疾病。55 年后的 1732 年，Nicolaus André 描述了几例病例并将该病命名为 "tic douloureux"（三叉神经痛）。

公元 10 世纪，根据当时的科学认识水平，Avicenna 对于三叉神经痛的治疗建议是：先让患者喝酒，然后将其置于黑屋子里休息。在 17 世纪，John Fothergill 建议采用毒芹提取物进行治疗；Hutchinson 和 Davidoff 建议采用硫酸亚铁治疗三叉神经痛；还有一些其他方法也被尝试应用于治疗三叉神经痛。

三叉神经痛的现代治疗始于苯妥英钠的出现。该药于 1942 年由 M. Bergouignan 首次应用于临床；后经临床证明，应用最为广泛、止痛效果最好的药物是卡马西平。该药于 1962 年由 S. Blom 推荐应用。当前，临床上有各种各样的药物可供选择，如丙戊酸钠、加巴喷丁、拉莫三嗪以及奥卡西平等。与卡马西平相比，这些药物有相似的止痛作用，但不良反应较小。然而，仍然有相当多的患者属于药物难治性疼痛，或在治疗过程中出现严重的药物不良反应。

三叉神经痛外科治疗的探索与药物治疗的发展并驾齐驱。刚开始，并且在相当长的时间内一直盛行的外科治疗手段是三叉神经的毁损疗法——部分或完全切断三叉神经。1934年，Dandy首次观察并描述了小脑上动脉压迫三叉神经的现象，但他并没有对此进行治疗。1959年，Gardner及Miklos提出血管压迫理论来解释三叉神经痛的发生机理。

三叉神经痛治疗的真正突破来自1967年Peter J. Jannetta对显微血管减压术理论的发展。他的理论核心是血管对三叉神经的缓慢压迫出现级联反应，最后导致疼痛发生。因此，最合理的治疗为解除血管对三叉神经的压迫。Jannetta开创性的工作包括：三叉神经痛的发生机理、分型、神经血管压迫的定位以及阐述可靠、安全的神经减压技术，这被证明是20世纪神经外科革命性的发展之一。

正如科学发展史所示，保守势力主导的内科界常常需要时间来接受新的理念。同样，大多数的神经外科医生刚开始也不能接受显微血管减压的概念，有的甚至认为它是荒谬可笑的。我永远不会忘记在20世纪70年代初的神经外科会议上第一次见到Peter Jannetta的情景：一位年轻人站在参会的神经外科医生面前，其中还有几位是赫赫有名、备受尊重的业界大佬，但不管这位台上年轻人的演讲如何合乎逻辑、如何令人信服，他们就是不能或不愿接受这一理念。我非常清楚地记得Peter眼眶里委屈的泪水。一个革命性的理念一旦创立，就需要一位能力超强、智商超群、忍耐力极强的人将其变为现实，Peter Jannetta就是这样的人。

如今，显微血管减压术成为三叉神经痛和面肌痉挛最有效的治疗手段。另外，这项技术也应用于耳鸣、眩晕、舌咽神经痛、痉挛性斜颈甚至原发性高血压的治疗，我一向认为显微血管减压术是最为精致和有效的神经外科手术。

我自己开始采用显微血管减压术治疗三叉神经痛是在 1970年。刚开始，成功率总是达不到理想水平：一些病例并没有发现责任血管，与 P. Jannetta 讨论后我才认识到，三叉神经入脑干处（root entry zone，REZ）是最为敏感的区域，血管神经相互接触、压迫最多发生于这一区域或更近端，即中枢端和周围端两种不同髓鞘的交界处。此外，多年来，我还认识到静脉也经常是压迫神经的责任血管，并且可以有多支责任血管同时存在，术中应该全程探查三叉神经。如果遵循这些原则并辅以精细熟练的显微外科技术，手术效果会更加理想，并发症发生率会最低。在过去的 38年里，我自己完成各种神经血管压迫综合征超过 1000 例，且效果非常好。

我完全相信这本汇集作者毕生心血、包含 4500 例神经血管减压术经验教训的著作，必将是神经外科、神经内科、耳鼻喉科及牙科医生，以及所有诊治面部疼痛医生的案头必备之书。

M. Samii MD，PhD

梁建涛　译

我做神经外科住院医生时恰逢卡马西平在严格条件下进行研发。卡马西平效果好但不良反应严重，如果在严密监测下使用，其不良反应可以缓解或避免。卡马西平对三叉神经痛的治疗引发了我前所未有的兴趣。有一定年龄的读者可以回忆一下，我曾在1963年说过：三叉神经痛最好的药物是苯妥英钠，对于大多数患者而言，止痛作用可以维持 12 ~ 18 个月，可一旦中断，药效就会减弱且不能重复使用。在那个时期，因为诊断技术的出现，三叉神经痛的内科治疗有了很大发展。现在有很多药物可供选择，效果或好或差。我们希望，三叉神经痛的药物治疗在此书中能够得以深刻而清晰地讨论。

同样在 1963 年，三叉神经痛手术治疗一般限于在三叉神经的近端分支或中颅窝三叉神经节后主干处注射酒精。Dandy 的观察结果以及脑桥端三叉神经部分切断术（Dandy，1925；1934）被后人所忽视，没有被进一步发展。桥小脑角区是一个未被开垦的危险区域，正如罗马人所言："There are dragons here"（此地危险）。只有很少的神经外科医生能够安全而有效地完成桥小脑角区病变的手术。仅仅是手术暴露该区域，其致残率即达 10%，致死率达 1%。

伴随着对三叉神经痛新的兴趣，开启了个体化分析病情以及内、外科新疗法大发展的时代。药物治疗的显著发展是因为新药物的出现——首当其冲的是抗癫痫药物——并应用于患者。与此同时，不同研究者的工作拓展深化了三叉神经痛的各个领域。一个司空见惯的现象是：新理念的发展取决于新技术能够证实或证伪，如果技术不足以做到这一点，那么新的理念就会落空或消亡。两项新技术的应用使神经外科医生产生了新的理念并把它们应用于治疗实践。

第一项技术进步是放射引导下放置于三叉神经节的电极尖端温度的精确调控。这项由 Sweet 和 Wepsick（Sweet 和 Wepsick，1974）实施的射频热凝技术改进了 Kirschner（Kirschner，1942；1963）的研究。另一项开始得比较早，但应用却比较晚的技术是将双目解剖显微镜应用于桥小脑角区手术来治疗三叉神经痛（Jannetta，1963；1977）。1957 年，Kurze 首次把显微镜应用于神经外科手术。1960 年，Rand 和 Kurze 发表了第一篇关于显微镜在神经外科手术中应用的文献，他们二位都是我的老师。Kurze 思想活跃，表达流畅，但却疏于写作。他对于神经外科贡献了很多建设性的理念。源于对听神经瘤的兴趣，他做了许多伟大的技术革新并提出了新的手术理念。而 Rand，在一定程度上成为 Kurze 的传记作家，他将 Kurze 的观察及理念记录成册，所有这些都非常重要而且实用，但在此我们只讨论三叉神经痛这一特殊的兴趣点，在此领域其治疗从无到有，并获得了令人惊讶的快速发展。神经射频热凝术（RFL）作为一种重要的治疗方法很快被接受，而显微血管减压术（MVD）被广泛接受、应用却用了很长时间。为什么会这样？因为 RFL 是由久负盛名的研究所的德高望重的教授所推广的一种新型的、比较容易掌握的三叉神经毁损术，而显微血管减压术（MVD）却是一种基于对桥小脑角这一未被开垦领域的结构、病理仔细观察和理解、由来自新机构的名不见经传的年轻医生所倡导的方法。简言之，就好像是一个异教徒不为大家所接受。血管压迫导致颅神经、以及新近认为的脑干功能障碍这一理念的继续发展，在 Kuhn 著作——《科学革命的结构》

（*The Structure of Scientific Revolutions*）中做了详细描述（Kuhn，1962）。

经皮射频热凝术和显微血管减压术，以及随之相伴的其他技术，如经皮甘油封闭、精准放疗（伽马刀以及直线加速器技术）以及经皮球囊压迫等，将会由各自领域的权威人士在相应章节详细阐述。

对三叉神经痛流行病学及人口统计学的研究落后于对这种疾病认识及治疗上的进步。比如在美国，我们并没有真正认识到三叉神经痛的发病率及患病率。得益于许多针对面部疼痛的研究，无论是保守治疗还是外科治疗，对各种类型三叉神经痛及治疗效果的认识都有了一个快速的发展。我给予编者们很大的自由度以期能从各个视角来展示三叉神经痛的方方面面。读者可能会注意到，我们的内容设置有点冗长，这是故意安排的，重复是有用的，当我们在阅读或学习某一章节时它能保证内容是连贯的。

撇开历史"花絮"，当我为组织编写这本书而做准备时，我阅读了有关三叉神经痛的几本古老书籍。按照奥斯勒（Osler）"年轻人应该读老书和老人应该读新书"的训诫，我开始阅读当代文献。虽然我年已古稀，但我很快发现我竟然很年轻，因为我觉得自己渐渐地被旧文献所吸引。虽然早期的文献往往离奇、冗长甚至是错误的，但却常常充满敏锐而有洞察力的观察，尽管得出清晰思维的信息还不充分，但这在当时已经是非常难能可贵了。

读者将伴随我们领略从古至今对三叉神经痛诊断和治疗的探索和认识。我们甚至会"窥视"未来对三叉神经痛的理解和治疗。我们所有人，包括患者和他们的家庭、内外科医生都期盼进入伊甸园时代：没有三叉神经痛或可以通过简单的方法治愈它。基于所能得到的新旧文献，我们试图能使读者对当代三叉神经痛的理论和实践有一个概略性的理解。作为编辑、作者和合著者，我竭力尝试着给读者呈现面部疼痛领域不同作者的新见解，希望能够以此激励下一代年轻、充满活力和有奉献精神的神经科学家，无论男女，都为明天而努力。

没有知识做基础，人不可能改进自己的思想。离开既往知识你可能能够清楚地思考，不了解以往知识你也可能能够有效地工作。事实上，新理念的诞生主要是因为天真的充满兴趣的年轻人想着、做着既往认为不可能的事（Kuhn，1962）。但离开以往经典的知识，我们无法向别人清楚地传递这些新的理念。从本质上说，你只有掌握既往知识，和大家有共同语言，才有可能让别人信服。

因此，我们试图将旧的解剖和生理概念与当代思维方式和观察模式相融合。同样，我们把从最早开始的关于面部疼痛综合征的认识，到各种保守治疗，再到各种手术技术的详尽综述，包括从长远看各自的优缺点，一一呈现给患者、您以及亲爱的读者。

我代表所有作者，希望我们的努力能够成功。

Peter J. Jannetta，MD

梁建涛　译

原著参编者

Ronald I. Apfelbaum, MD
Department of Neurosurgery
University of Utah
Health Science Center
Salt Lake City, Utah

Jeffrey A. Brown, MD, FACS
Neurological Surgery, P.C.
Great Neck,
New York

Kenneth F. Casey, MD
Department of Neurological
  Surgery
Michigan State University School
  of Medicine
Trenton, MD

Jeffrey Cohen, MD, PhD
Albert Einstein College of
  Medicine
Department of Neurology
Beth Israel Medical Center
New York, New York

Andrew Grande, MD
Department of Neurosurgery
University of Cincinnati
Cincinnati, Ohio

George J. Hadeed, DMD
Prosthodontic consultant
Pittsburgh, Pennsylvania

David Halpert, MD
Horseheads Neurology Associates
Horseheads, New York

Paul A. House, MD
Department of Neurosurgery
University of Utah
Health Science Center
Salt Lake City, Utah

Peter J. Jannetta, MD
Drexel University College of
  Medicine
Department of Neurosurgery
Allegheny General Hospital
Peter J. Jannetta Center for Cranial
  Nerve Disorders
Pittsburgh, Pennsylvania

David H. Jho, MD, PhD
Department of Neurosurgery
Massachusetts General Hospital
Harvard Medical School
Boston, Massachusetts

Diana H.J. Jho, MS
Jho Institute for Minimally Invasive
  Neurosurgery
Department of Neuroendoscopy
Allegheny General Hospital
Drexel University College of
  Medicine
Pittsburgh, Pennsylvania

Hae-Dong Jho, MD, PhD
Jho Institute for Minimally
    Invasive Neurosurgery
Department of Neuroendoscopy
Allegheny General Hospital
Drexel University College of
    Medicine
Pittsburgh, Pennsylvania

**Douglas Kondziolka, MD, MSc,
FRCSC, FACS**
Department on Neurological
    Surgery
Center for Brain Function and
    Behavior
Center for Image-Guided
    Neurosurgery
Pittsburgh, Pennsylvania

Mark E. Linskey, MD
Department of Neurological Surgery
Neuro-Oncology Program
University of California-Irvine
    Medical Center
Orange, California

L. Dade Lunsford, MD
Department of Neurological Surgery
University of Pittsburgh
Pittsburgh, Pennsylvania

Mark R. McLaughlin, MD, FACS
Princeton Brain & Spine Care
Princeton, New Jersey

Chad J. Morgan, MD
Springfield Neurological and
    Spine Institute LLC
Springfield, Missouri

Toba N. Niazi, MD
Department of Neurosurgery
University of Utah
Health Science Center
Salt Lake City, Utah

Majid Samii, MD, Dr. h.c. mult.
International Neuroscience
    Institute Hannover
Otto-von-Guericke-University
Magdeburg, Germany

Raymond F. Sekula, Jr., MD
Department of Neurosurgery
Drexel University College of
    Medicine
Peter J. Jannetta Center for
    Cranial Nerve Disorders
Allegheny General Hospital
Pittsburgh, Pennsylvania

John M. Tew, Jr., MD
Department of Neurosurgery
University of Cincinnati
    Neuroscience Institute
University of Cincinnati
    College of Medicine
Mayfield Clinic
Cincinnati, Ohio

**Joanna M. Zakrzewska, MD,
FDSRCS, FFDRCSI,
FFPMRCA, FHEA**
Division of Diagnostic,
    Surgical and Medical
    Sciences
Eastman Dental Hospital
UCLH NHS Foundation Trust
London, United Kingdom

目　录

第 1 章
三叉神经痛的历史

Kenneth F. Casey，*Peter J. Jannetta*

"虚假的事实对科学的进步有着极强的危害性，因为它们的影响能够长期存在；而错误的观念，如果有证据能够证明其错误，则危害不大，因为任何人都乐于证明之；这样，通向错误的大门就会关闭，而通往真理的大门则会开启。"

Charles Darwin，《*人类的起源*》

在各种文献记载中，关于谁是第一位、在什么时候描述三叉神经痛存在着很大的争议。许多人认为古希腊医生，来自卡帕多西亚（Cappodocia）的 Aretaeus 在其 2 世纪的著作《头痛》（*Cephalaea*）中首先区分三叉神经痛与偏头痛。而其他作者，包括 Stookey 和 Ransohoff（1959），认为 Aretaeus 并没有真正区分二者的区别。Aretaeus 是来自卡帕多西亚的希腊医生，他曾在罗马、亚历山大行医并引领了希波克拉底精神的复兴。他有 4 卷著作，其中首次描述了糖尿病以及脊髓性瘫痪和脑性瘫痪的区别。然而，他的著作中关于头痛的描述因过于含糊而没能对三叉神经痛做出确定的描述：

如果头突然被一种暂时的原因所折磨，甚至（原文如此）要持续好几天，这种疾病被称为 Cephalalgia；但是如果这种疾病呈现持续时间较长的周期性发作，或者并发剧烈疼痛或难治性症状，我们称之为 Cephalea……对于一些特定病例，疼痛限于右侧，或限于左侧；或者颞部，或耳朵，或眉毛，或眼睛，或鼻子等将面部一分为二的器官……疼痛不会超越中线，仅位于一侧头面部。这称之为 Heterocrania（Aretaeus 1856，2）。

回顾公元 10—11 世纪阿拉伯的医学文献可以看出，对于各种各样的疼痛、牙痛、面部疼痛的诊断及治疗，在当时的医疗实践中已经相当普及（Avicenna，1999）。Avicenna（980—1037），当时著名的医生，同时也是一位哲学家、诗人以及政治家。他被同时代人尊为"第二导师"，Aristotle 被尊为"第一导师"。他 18 岁时开始涉足医学领域；他于 1012 年完成的 *Canon of Medicine*（*the Law of Medicine* 可能更为准确，因为 *quaqanun* 即是 *law* 之意），对 17 世纪之前的医学教育产生了很大的影响。*Canon* 由 Gerard 翻译的拉丁语译本，在 1470—1500 年出版 16 次，其在欧洲的普及率及影响力可见一斑。在 16 世纪，*Canon* 经历了 20 次版本演变，成为欧洲著名大学医学教育的"圣经"。依 *Canon* 所言，"医学是一门科学，通过它，我们可以学习人体各种状态，比如健康状态。如果处于非健康状态，则失去健康的可能途径是什么？如果失去健康，那么回归健康的可能方式又是什么？"。谈到疼痛的类型，Avicenna 认为，"刺痛（Stabbing pain），这是因为神经膜受到横向的牵扯，其连续性遭到破坏……而搏动性疼痛（Throbbing pain），其原因是炎症过程……如果邻接的神经膜有感受能力而且在其周围有搏动性的动脉"（Avicenna 1999）。

在描述其他各种头颈部疼痛时，他说，"患者只有半边脸可以吹风，只可以从一侧吐口水……如果是痉挛型的，患者可以有一侧的头面部疼痛……额部皮肤皱缩，面部肌肉发硬，面部被拉向颈部"。这种描述在临床上和面肌痉挛非常相似。除此之外，Avicenna 还将面部疼痛和因为牙齿疾病导致的疼痛区别出来。"对于痉挛型 levqet……没有力量和感觉的异常……这种疾病的其他体征是面部疼痛……如果这种疼痛位于浅表且影响下颌；如果牙齿感觉到一点麻木，该疾病是因为神经的原因所致……"

尽管 Stookey 和 Ransohoff 宣称 Avicenna 描述的仅仅是面瘫，但这些说法也支持了该描述同时涵盖了三叉神经和面神经。他对面肌痉挛的描述是清晰的，容易与面瘫区别开来。Avicenna 的"如果牙齿疼痛伴随麻木，是有神经疾病基础"的论断，为我们迄今为止仍在苦苦探索的鉴别诊断提供了依据。牙痛和三叉神经痛都涉及三叉神经这一结构基础，但其发病机理不同。Avicenna 对疼痛治疗也提出了许多建议，我们后面将回顾他以及其他人对三叉神经痛治疗的详细描述。

Jurjani（1066—1136）在 44 岁时编写了非常著名的医学词典——*The Thesaurus of the Shah of Khwarazm*（Al-Jurgani，1110）。在该著作中，当讨论头颈部疼痛时，他提到："有一种类型的疼痛可以波及一侧牙齿以及同侧下颌，与疼痛相伴随的是面部痉挛及严重焦虑，这种疼痛来自于与牙齿根部相连的神经。面部痉挛及焦虑的原因是血管靠近神经。"Jurjani 的工作成就与他的前辈 Avicenna 密不可分，并且他还区分出因动脉压迫神经造成的疼痛。这两位医生对面部及牙齿两种不同类型的疼痛给予了清晰的临床描述，并提出疼痛发生的病理生理假说。

尽管是否由 Johannes Michael Fehr 和 Elias Schmidt（两位国家自然科学协会秘书）在 1688 年描述了面部疼痛或三叉神经痛仍然存在争议，但他们的描述是令人信服的。他们的同事，Johannes Laurentius Bausch，遭受了非常剧烈、无法预测的右上颌疼痛，使得他不能说话不能吃饭。这种疼痛是可以变化的：疼痛在 1665 年秋天消失，但后来再度复发，并且比先前更加严重。Bausch 变得消瘦憔悴并且卧床不起，最后在与疼痛有关的悲惨境遇中死去（Lewy，1938）。描述的痛苦状况与现在的三叉神经痛非常相似。但现代三叉神经痛的术语直到 19 世纪 20 年代，Charles Bell 以及 Francois

Magendie 明确了不同颅神经的功能，描述了三叉神经分支不同的分布范围以及疼痛发生的解剖定位后，才被广泛应用。

John Locke（1632—1704）是一位广为人知的哲学家，他在牛津基督教堂学习时对医学产生了兴趣。他于 1674 年获得医学学士学位，并且与著名的科学家、思想家在一起工作，如 Robert Boyle、Thomas Willis、Robert Hooke 以及 Robert Lower。他与 Thomas Sydenham 在一起度过了很多时光，后者以诊断才能而闻名，他着重观察病情。当时，实验哲学还处于婴儿期，Locke 加入现代哲学小组，该组包括笛卡尔（Descartes），后者是经验主义者的代表人物。根据 Locke 的哲学理念，我们所知道的，总是被理解为不同观念之间的联系。Locke 将很大的精力投入到现存各种观念之间广泛的争论中（Locke，1690），或简单或复杂，在最大程度上来自我们的经验。经验主义的结局就是我们所拥有的知识总是限于狭小的已知领域。他反对理性主义者所坚持的人的思想先天就有的观点，坚持认为心灵是空白的，所有的知识都来自人后天的经验习得。对他而言，大量的观察使他知晓各种观念、思想及各种综合征。

因为政局动荡以及失去赞助者的保护，Locke 被迫离开英格兰。当到达法国时，他遇到了英国大使夫人——诺森伯兰郡女伯爵。实验性思考以及医学教育的经典背景使 Locke 能够对大使夫人遭受的痛苦有一个清晰而准确的描述："我发现她正在遭受痛苦与折磨，迫使她哭喊、尖叫，我相信她的整个右侧面部和嘴都在遭受同样的折磨。一旦发作起来，就好像一束火焰迅速射向以上所有的部位……她的嘴经常因不断发作的抽搐而被牵向右侧并靠近右耳……并伴随着她的哭喊声。一旦停止发作，这位女士就变得非常平稳，仅仅留下同侧牙齿的隐隐钝痛……她对病痛的发作通常有预感。在发作的整个过程中，对侧面部却安然无恙。说话容易诱发疼痛发作，有时张嘴，触碰牙床都会诱发疼痛。"（摘自写给 Mapletoft 信，1677 年 12 月 4 日）。

Locke 的描述非常有名，因为它详细描述了三叉神经痛间断性发作的本质、发作间期检查正常以及三叉神经痛的继发症状，包括发胀、牵拉等感觉。对于这例患者，残余疼痛——钝痛通常残留在同侧牙齿及同侧舌（不舒服）——的描述，表明他正在描述的属于三叉神经痛 2 型（Burchiel，2003）。至此，我们对这种疼痛综合征有了一个更为全面的了解，增加了前所未有的临床细节并扩大了检查范围。这些临床贡献使得三叉神经痛的特征变得更加清晰，并在 18 世纪后叶出现了新的治疗选择。

Samuel Fothergill（1711—1780），著名的 John 的外甥，对于三叉神经痛的原因，他认为："我不愿意进行主观推测，等待大量的信息出现能为这一'观点不能解释，假说无法证明'的问题的解决带来曙光"（McMurtry，1969）。有趣的是，迄今为止，大量的神经内科医生仍然坚持这样的观点，这表明三叉神经痛的病理生理及其原因仍然悬而未决。

1787 年，Nicolas André 创造性提出一描述性术语——tic douloureux（痛性抽搐）（André，1688）。他的第一个病例似乎是一个因三叉神经损伤而发生的疼痛。Pujol 这样描述他的第一例患者："令人奇怪的是，三叉神经痛与牙痛经常混淆。因诊断错误，患者通常会被拔除一整排牙齿，这是不幸而且无效的。"（Pujol，1787）。因为临床诊断路径变得清晰，后续的作者陆续添加三叉神经痛的细节描述和其他临床观察。奥本海姆（Oppenheim）注意到三叉神经痛与多发性硬化的关系。双侧疼痛与多发性硬化并存，或单独存在，这一现象首先由 Harris 描述（Oppenheim，1904）。三叉神经痛及其变种最好的诊断途径是倾听患者自己的描述：

在意大利的一家医院有一份著名的档案文件，是由一位曾遭受面部疼痛的意大利律师所记录，他提供了一份关于 19 世纪早期意大利诊断和整个医学状态的详细资料。他描述的状况对三叉神经痛的诊断确诊无疑。律师写道"极其痛苦、阵发性的疼痛位于左鼻、上唇和上牙龈"。他提到的疼痛的概念，偶尔是刺痛，偶尔是一种热感。对于疼痛发作的诱发因素，他提到吃饭、咀嚼、说话、擤鼻涕以及洗脸等因素。刚开始，疼痛发作呈间歇性，随着时间推移变为持续性。该手稿还记录了他所接受的治疗，包括挥发油、放血、泻药及通过囟门局部给予刺激性药物（估计是一些在当时常用的措施）。患者拜访了许多著名的医生，包括 A. G. Testa、Scarpa、Luigi Barra 和 Tomasini，他接受了电疗和芥末疗法，但拒绝了 Andre 和 Tomasini 建议的周围神经切断术。在该文献中，详细记录了他的尸检结果，整个自病记录读来引人入胜（Govoni 和 Granieri，1996）。

Knuckey 和 Gubbay 描述了一个罹患三叉神经痛和舌咽神经痛的家系，其中超过 3 代以上的多名家庭成员罹患此病（Knuckey 和 Gubbay，1979）。据估计，家族性三叉神经痛的发病率是 5%。有人宣称，如果发病即为双侧疼痛，其发病率可能更高。

1912 年，Osler 如此描述三叉神经痛："三叉神经痛后期，疼痛可以持续发作且没有任何原因，在发作间期，症状也不会完全消失。诱发疼痛发作的几乎都是各种形式的外部刺激，例如吸气、说话时面部肌肉或舌头的运动、触摸皮肤（特别是疼痛起源的部位）、吞咽动作（特别是当疼痛波及黏膜及神经分布区时）。它不是一个自限性疾病。在某些情况下，神经痛可以达到一个可怕的程度，它使患者难以忍受。在早年，自杀并不鲜见"（Osler，1913）。这一描述与我们目前所谓的经典三叉神经痛或三叉神经痛 1 型一致。Burchiel（2003）建议，三叉神经痛可以分为几种亚型。

过去一直认为，在发作间期，三叉神经痛患者的体格检查是正常的。然而，在 1928 年，Lewy 和 Grant 报道，25% 的三叉神经痛患者存在感觉异常（Lewy 和 Grant，1928）。这一结果在后来的一些研究中得到证实。在 Bennett 和 Jannetta 报道三叉神经诱发电位之前，感觉检查没有得到太多关注。在实验中，将弱电流通过犬齿，使三叉神经受到电刺激，然后记录感觉诱发电位。三叉神经诱发电位由 Bennett 发展而来（Bennett 和 Jannetta，1983）。Bennett 和 Jannetta（1983）报道 86% 的三叉神经痛患者存在异常电位。

上述结果引发了更多研究者对体格检查的观察研究：在发作间期，轻触或针刺仔细检查面部感觉，显示面部中央区域的感觉丧失。这与神经病学文献中常见的报道和描述是相互矛盾的。经典文献认为，感觉异常或角膜反射消失可以排除三叉神经痛的诊断。类似的说法还包括："诊断特发性三叉神经痛，只有缺乏三叉神经的阳性体征才是能够站得住脚的。"

最近包含 5 个模块（轻触、压、针刺、冷 / 热、振动）的面部感觉检查研究显示，大约 80% 的三叉神经痛 1 型患者有一个或多个模块异常。在这项研究中，随后对各亚组的分析显示，从诊断之日算起，病程的长短与出现感觉异常之间不存在相关性（个人通信，Kenneth F. Casey 和 Peter J. Jannetta）。

Fromm 报告了一个有趣的病例组，该组患者都存在前驱疼痛，他称之为"前三叉神经痛"（Fromm 等，1990）。这些患者描述他们的疼痛像牙痛或类似鼻窦炎一样的疼痛，持续几个小时，有时是由下颌运动或饮用热或冷的饮料而诱发。

病理生理

至此，三叉神经痛的临床特征以及各种变异型疼痛，已经越来越清晰，但它的病理生理到底是什么？近年来，在许多情况下，医师越来越倾向于采用精确的实验来证实，所以各种类型的面部疼痛的诊断变得越来越困难。然而，各种颅神经疾病，比如三叉神经痛，详尽的病史及适当的检查能使 90% 以上的三叉神经痛得到正确诊断。

Love 和 Coakham 检查了来自三叉神经痛患者的受到冗长血管压

迫的三叉神经背根，发现在压迫点存在局部的脱髓鞘改变：轴突脱髓鞘与神经胶质突起插入缺失并存。在多发性硬化导致的三叉神经痛患者也发现类似的轴突脱髓鞘改变（Love 和 Coakham，2001）。实验研究表明，这种解剖学的异常可以导致神经产生自发性异位冲动并传递到邻近的神经纤维，这种神经自发的电活动可能因脉冲性的血管压迫而导致的神经变形而增加。

Kerr 及其同事（Kerr，1967；Kerr 和 Miller，1966）、Beaver、Moses 和 Ganote（1965，1967）以及 Kruger 和 Maxwell（1967）几乎同时提供了详细的神经根异常的超微结构。他们观察到局部的髓鞘缺失和轴突脱髓鞘并存。只有少数残余的少突胶质细胞，没有炎症细胞。他们采用电镜及神经胶质纤维酸性蛋白（GFAP）免疫染色，显示星形细胞突起大部分位于病灶的周围，Jannetta 进一步延伸、发展了 Dandy 和 Gardner 在解剖显微镜下的观察，并增加了一些组织学细节。利用术中显微镜，他证实了血管的性质、起源及压迫部位。Jannetta 描述了动脉、静脉及动静脉共同压迫的发生率。过去猜测只有动脉压迫才能产生症状。他的团队列出了责任血管的来源，其中在各种形式的压迫中，小脑上动脉是最常见的责任血管，小脑延髓静脉（Cerebellomedullary Vein）是第二位的责任血管。

在三叉神经根入脑干区，血管压迫导致神经脱髓鞘，继之发生神经纤维之间的传递。这可能会使神经的原始传入冲动被反复激活，导致中枢神经元的过度兴奋。N- 甲基 –D- 天冬氨酸（NMDA）受体的激活可能作为一个额外因素被启动。当前主流观点认为，三叉神经痛是神经被刺激后出现过度兴奋以及混合信号传导所导致的。然而，中枢和外周疼痛机制假说认为，三叉神经痛是轴突脱髓鞘所产生的异常冲动，被二次激活后沿半月神经节向外周和中枢传导而导致的（Rappaport 和 Devor，1994）。

Kerr 的团队详细讨论了三叉神经的髓鞘移行区，这一区域又被称之为 Obersteiner–Redlich 区（Kerr、Fraher 和 Delanty，1987），是以两位奥地利神经学家的名字来命名的。此区是中枢、外周髓鞘的细胞移行区，即中枢的少突胶质细胞和外周的施旺氏细胞。奥－雷氏带或神经根入脑干区是公认的，脉冲式压迫影响神经功能，可以导致神经活动减弱或强化的区域。其他学者注意到，压迫可以发生在桥小脑角区内神经全程的多个位点，但人们普遍认为，在神经根入脑区（REZ），血管神经压迫产生症状的说法最为经典。

Devor 认为："假说表明，触发刺激在一小簇三叉神经节神经元内引发爆发冲动，这些神经元由于三叉神经节或三叉神经根损伤而呈现高兴奋性"（Devor、Amir 和 Rappaport，2002），然后刺激从神经节的焦点向四周扩散，涵盖神经节更广泛的区域。经过短时间内的"自燃"（数秒到数分钟），该活动因一个内在的抑制（超极化）而进入不应期。原发性病灶位点位于三叉神经半月节和三叉神经根，而不是在皮肤或中枢神经系统。正因为如此，在三叉神经根异位放电的间期，感觉基本上是正常的。

治　疗

正如我们所看到的，几个世纪以来，许多医生对面部疼痛，尤其是对三叉神经痛做了很多观察和描述。每一位贡献者都为临床症状的描述添加了一个基本要素；许多人确认了与疼痛同时发生的症状以及有助于确诊的体征。通过这些不断发展的研究，使我们达到现在的水平：对于血管压迫理论，各种临床表现以及症状随时间推移的演变过程，似乎有一个合理的病理生理的解释。

但治疗如何呢？三叉神经痛的诊断依靠病史和体格检查，体格检查可以判断神经功能障碍的不同阶段，并帮助选择适当的治疗方法。

尽管三叉神经痛非手术治疗的历史已逾千年，但相应的文献记录却相对缺乏。文献回顾表明，只有少数药物曾入选过随机对照试验。因此，我们缺少用以指导治疗的药理学基础。Rushton 总结道：

"详细回顾关于三叉神经痛非手术治疗的医学文献……对作者而言是艰巨的，对读者而言是乏味的，对二者都是没有意义的"（Rushton和 Macdonald，1957）。对疼痛复发以及对临床症状反应的不确定性，说明名目繁多的用物、局部制剂和药物只有一些短暂的、但大多是非实质性的效果。我们不会探索每一个盲目的治疗方法，我们将回顾其中的一些治疗，以便为读者在诸多治疗中提供一个选择范围。

早期治疗

首先，让我们看一看阿维森纳（Avicenna）建议的治疗（1999）：亚麻籽膏、金盐、酒、甜杏仁水和油。莳萝是一种具有降脂性能的抗胀气药物。亚麻籽作为一种抗氧化剂，是以籽粒而非油的形式；莳萝亚麻籽药膏在世界各地被用于治疗头痛和浅表性疼痛。

金盐，实际上是含金化合物，被认为有抗线粒体活性，从而诱导细胞凋亡。金盐被认为是金影响整个免疫反应（吞噬细胞、白细胞和 T 细胞），降低反应效力，限制其氧化，从而结束炎症过程。一般而言，金盐治疗明显缓解疼痛通常需要 3 ~ 6 个月，这与现代的治疗方法有类似的过程，含金化合物现在依然是治疗关节炎很好的选择。

Aqua Dolcis 最可能是甜杏仁油。作为治疗皮肤刺激的局部用药和口服泻药，这个药物今天仍然在使用。综合考虑，Avicenna 的治疗方法或许既能治疗患者的躯体疼痛和心理痛苦，同时也减轻了因处理这一顽固、痛苦的疾病而导致的医生的心理痛苦。这种方法至今依然存在："即使到目前为止，医学期刊中仍有大量对古老而丰富的治疗措施的新用途的研究"（Rushton 和 Macdonald，1957）。

其他的传统疗法包括毒芹（Conium Maculatum），Fothergil 以及许多同时代的医生都使用过（Stookey 和 Ransohoff，1959）。毒芹含有能减轻疼痛的化合物，有镇静、解痉的性能，但这也是一个危险的药物，其致死剂量和治疗剂量之间的差异很小。

其他治疗手段还包括奎宁、氯化汞，组胺（静脉注射）、砷、氢氰酸、酒石酸锑和薄荷油磷。这些治疗手段近期、远期的治疗效果都令人沮丧，所以大部分被遗弃了。然而，Thompson（1867）报道了使用薄荷油治疗的 12 例患者的病例组，取得了令人羡慕的结果。

Ball（Browm，1999）使用发热疗法使症状缓解，该方法将煮沸牛奶注入体内。他和其他几个医生发现，通过给患者注入温和毒素，引起发烧，可使疼痛缓解，而患者也从发烧中恢复。通过导入热介质使蛋白轻度脱硝，从而较好地阻断疼痛周期。但在大多数的生理温度下，蛋白质三级结构的丧失可能需要伴随 pH 值的变化，所以很难确定这些治疗手段的确切作用（蛋白脱硝与 pH 改变）。

另外两种药物，三氯乙烯（Trichloroethylene）和二苯乙烯醚（Stibamidine），早期应用于三叉神经痛的治疗，因效果良好而获得认可。在德国，三氯乙烯被用作溶媒剂并发现它可导致三叉神经出现病理变化。Plessner 是采用这种疗法的第一人，他于 1915 年进行了有效性报道（Plessner 等，1915）。Oppenheimer 及 Plessner 继续使用三聚乙烯治疗三叉神经痛，尽管它传统的主要作用是油脂清除剂。其不良反应包括呕吐、视盘水肿，眩晕和双侧三叉神经分布区的感觉缺失，但运动根却能幸免（Oppenheimer，1904）。1918 年，plessner 报道了另外一组含 17 例患者的病例组，所有患者都出现恶心、偶发心动过速及意识丧失等，但这些不良反应较面部疼痛而言是可以接受的，从而使患者可以继续接受治疗。尽管如此，它仍是因为本身毒性而被另一种药物替代的早期案例，这一策略在如今的疼痛治疗中仍然被应用。

二苯乙烯醚（Stilbamidine），一个治疗寄生虫的药物，在 1942 年被 Napier 和 Sen Gupta 率先使用（Napier 和 Sen Gupta，1942）。他们使用 4，4-dicarbonamidine NA 产生双侧三叉神经病理改变。1955 年，Woodhall 和 Odom 报道了 41 例经二苯乙烯醚治疗的结果（Woodhall 和 Odom，1955）。不良反应包括双侧面部麻木、面部感觉异常和眼睛不适，也包括不可逆的肝肾损害。当暴露于紫外线时，患者对这些不良反应似乎更加敏感。尽管受试者的面部疼痛能缓解，但这是最初连续服药 10 天后，经过 40 ~ 150 天的延迟效应。同样在 1955 年，Smith 和 Miller 报道了采用二苯乙烯醚治疗三叉神经痛的非常好的结果。他们解释为二苯乙烯醚可导致神经炎，类似于采用各种方法导致的神经传入阻滞（Smith 和 Miller，1955）。

维生素疗法

维生素，尤其是 B 族维生素，对三叉神经痛的治疗有持续影响。从酒精性神经病到三叉神经痛，对 B 族维生素能缓解疼痛的研究已经硕果累累。Zimmerman 小组仔细研究这些影响的生理基础，认为维生素 B_6 对脊髓损伤作用最强，其原因是对维生素 B_{12} 有加强效应（Fu、Carstens、Stelzer 和 Zimmerman，1988）。此外，资料表明，维生素 B_{12}（无论是甲基化或一般形式），作为髓鞘修复的一个必需组分，对血管交叉压迫引起的三叉神经痛病例，在一个动态周期内神经的再生过程中可以发挥作用（Caram-Salas、Reyes-Garcia、Medina-Santillán 和 Granados-Soto，2006）。另外的研究认为维生素是一类辅助治疗神经病理性疼痛有用的药物。在对大鼠丘脑单个神经元的传入 C 类纤维电刺激实验中，B 族维生素可以减少疼痛反应（Caram Salas 等，2006）。此外，在阶段性镇痛模型（如扭转测试和热线圈测试）中，按固定比例给予 B_1、B_6 和 B_{12} 的混合物，显示了维生素作为添加剂的镇痛作用（Jurna、Carlsson、Kömen 和 Bonke，1990）。另有研究表明，使用维生素 B_1、B_6 与地塞米松能够减少大鼠的触觉异常性疼痛。

抗癫痫治疗

三叉神经痛发作的突然性，以及发作间期相对平静的特点，促使医生利用抗癫痫药物来治疗。Armand Trousseau 将其描述为一种癫痫综合征（Trousseau，1877）。Bergouignan 报道苯妥英钠可减轻患者疼痛（Bergouignan，1942）。Sweet（1985）指出，在他的病例组，有 1/4 的患者使用抗癫痫药，症状缓解期能达 1 年。

抗癫痫药对三叉神经痛有治疗作用吗？科学家们早在 1962 年就

开始关注这一点。Blom 在几个临床指南中详细介绍卡马西平在面部疼痛患者中的用法，他认为效果良好（Blom，1962）。从那时起，各种抗癫痫药在三叉神经痛患者中被广泛使用，并且每个药物都获得一定程度的成功。尽管如此，针对三叉神经痛的药物治疗并能够提供 1 类证据的循证医学指南非常缺乏。

在最新一期的《英国学》杂志上针对三叉神经痛的治疗指南，总结归纳如下。

卡马西平（Carbamazepine）：包括三项交叉随机对照试验（RCT）的一个系统评价发现，与安慰剂相比，卡马西平有更高的疼痛缓解率，但其不良反应也随之增加（嗜睡，头晕，便秘和共济失调）。一项回顾性队列研究表明，当初采用卡马西平治疗有效的患者，经长期（5～16 年）随访，发现只有约 1/3 的患者仍然有效。一个小的随机对照研究（RCT）发现卡马西平的有效性不及替扎尼定。

巴氯芬（Baclofen）：我们没有发现巴氯芬治疗三叉神经痛的系统评价或随机对照研究。

拉莫三嗪（Lamotrigine）：为期一周的交叉随机对照试验（RCT）研究（被系统评价确认）指出，拉莫三嗪对三叉神经痛患者的治疗作用证据不足。

其他药物（苯妥英钠、氯硝安定、丙戊酸钠、加巴喷丁、美西律、奥卡西平和托吡酯）：我们没有发现关于这些抗癫痫药物或抗心律失常药物美西律对三叉神经痛患者有效的系统评价或随机对照研究。

另一种抗癫痫剂，匹莫齐特（Pimozide），有 2 类证据。匹莫齐特，抗精神病药，对于对卡马西平无效的患者有一个狭窄的治疗谱（Lechin 等，1989）。该药在一个包括大量三叉神经痛患者的双盲交叉队列研究中获得成功。

因此，对于新诊断的三叉神经痛患者，药物治疗应采用以下模式：

- 卡马西平（Carbamazepine）作为首选（除非患者贫血或以往对该药有反应）
- 奥卡西平（Oxcarbazepine）在卡马西平是禁忌或不能耐受其不良反应时，可以作为一线治疗的有效替代物；这两种药物之间的交叉反应的发生率较低。
- 加巴喷丁（Gabapentin）药物治疗的第三选择，如果上述两个一线药物的镇静效果妨碍其应用时，可以考虑使用该药物。
- 目的是控制疼痛，直到疼痛缓解。药物不能预防疼痛发作或改变疾病的自然过程。从小剂量开始，慢慢增加直到疼痛控制或不良反应限制药量继续增加。

通常，卡马西平的初始剂量为100mg/d，分三次服用，每星期可增加200mg，直到达到最大剂量2000～2500mg/d。在上述剂量范围内，患者疼痛缓解但毒不良反应并未发生。毒性的发生似乎与血药浓度没有关联。

奥卡西平的初始剂量为300mg/d，分两次服用（第一周内）。剂量可以逐渐增加到900～1800mg/d。一个队列研究显示，1800mg/d是美国三叉神经痛患者最普遍的有效剂量。

加巴喷丁可从200mg/d、分两次服用开始，在第二周可以增加至1800mg/d。该药最大的推荐剂量为3600mg/d。据报道，虽然在高剂量情况下，也很少或没有毒性或对器官有影响的不良事件发生。

必须仔细研究药物剂量和效果之间的关系。

- 疼痛日志对于评估疼痛的发作频率和治疗反应是有用的。疼痛日志可以帮助选择药物的调整时机，如果需要，可以引入缓释制剂以覆盖睡眠周期和两次剂量之间的其他时段。

- 当疼痛缓解时，减少药物的剂量，当疼痛完全缓解时，应避免完全停用药物，理想的基线剂量是治疗剂量的 25%。

- 如果疼痛复发，在添加第二种药物之前，应从第一种药物的最高维持剂量开始。

- 如果一线药物治疗无效，或不能耐受，首选神经外科手术治疗，在等待转诊期间可以考虑增加药物。此时建议增加一种三环类抗抑郁药（阿米替林、去甲替林、丙咪嗪）而不是选择性 5- 羟色胺再摄取抑制剂（SSRI）或巴氯芬。（Gronseth 等，2008）。

Zakrewska 和同事们强调，对于药物治疗三叉神经痛，我们在知识及证据方面存在差异（Spatz、Zakrzewska 和 Kay，2007）。他们提醒我们，"采用非抗癫痫药物治疗三叉神经痛的研究因实验方法或报告质量低劣而受到限制"。

手术治疗

了解手术治疗三叉神经痛的历史，对于了解疼痛治疗的演变过程及其病理生理提供了重要的视角。随着 Bell 和 Magendie 对三叉神经功能的全面认识，打开了探索三叉神经痛的大门。在此之前，Avicenna 建议采用酒精治疗周围神经痛；早期尝试采用化学毁损法，更多的探索紧随其后。Maréchal，路易十四的外科医生，在 1756 年曾试图切断患者的眶下神经来治疗三叉神经痛，但失败了；而 André 采用化学毁损术治疗三叉神经痛却获得成功（André，1688）。该方法在 18 个月内重复使用仍然有效。这类似于我们目前经皮注入甘油和酒精治疗疼痛的化学方法。Sweet 详细描述了 André 如何小心翼翼地无偏移地选择手术的参观者。通过他同事的评价："患者被 André 的手术完全治愈了"，针对他首创技术的批评越来越淡化了（Sweet，1985）。这种公正无偏移的评估手段为后续的化学毁损法治疗神经疾病创造了一种良好氛围。

在 1904 的医学文献 *Therapeutic Gazette* 中，Neuber 被认为是采用锇酸治疗神经痛的第一人（Wright，1904）。他经皮注射多达 20 次，并认为操作技术是比较困难的，至少对周围神经是如此。Eulenberg 在他的病例组采用同样的技术却鲜有成功；而 Schapiro 共 8 例患者有 5 例获得成功。Schapiro 将锇酸溶解在甘油中制得 1% 的溶液。Hartl（1913）和 Håkasson（Håkasson，1981）后来的研究证明甘油是活性剂；Williams 报告了始于 1897 年的一组病例，使用锇酸治疗后，疗效持续到首次治疗后的 2.5 年。化学毁损术成为 19 世纪晚期治疗三叉神经痛的主要技术之一。Barthlow 于 1876 年、Neuber 于 1883 年，均认为化学毁损法对三叉神经痛治疗有效，只不过建议采用的药物有所不同。Barthlow 建议用氯仿，Neuber 建议用锇酸，但都建议注射于神经干附近，这促成了后续更进一步的实验。对于三叉神经痛患者，Schloesser 于 1904 年，采用半月神经节内注射酒精的方法（Horrax，1952）将化学毁损技术推向顶峰。然而，酒精不是没有不良反应，如肌无力和感觉丧失。即使使用酒精后，三叉神经痛也可能通过神经再生和修复而复发。

然而，这并没有阻止人们对周围神经痛治疗的探索。相反，人们在新的应用领域进行了探讨。1907 年，Wright 开颅向半月神经节注入锇酸；1910 年，Harris 经皮做了同样的治疗（Harris，1950；Wright，1904）。1937 年，Harris 的包括 1433 例患者的病例组证实，在缓解疼痛之前可能需要多次注射，这样复发率会相对较低。局部注射药物，并发症仍然比较明显：许多患者出现异样感觉、疱疹、感觉过敏、神经麻痹性角膜炎、单侧味觉消失和咀嚼肌瘫痪。除了这些，治疗的主要并发症是多发性神经麻痹。许多人认为这些并发症与手术入路相关。Hartl 被公认为经卵圆孔这一改良入路的首创者，这个路径直到今天仍然被广泛使用（Hartl，1913）。通过这种方式，Harris 治疗了许多患者，其疼痛缓解期长达 3 年之久，但伴随有面部的完全麻木。1910—1947 年，Harris 采用酒精注射法治疗三叉神经痛患者 316 例。

直到 20 世纪 70 年代中期，酒精注射仍然在使用，但逐渐被脂肪醇（甘油）取代。在 Håkanson 报道了采用 Hartl 首创的经卵圆孔注射甘油的首例报告后（Håkanson，1978；1981），甘油的使用变得相当流行。在当前，经半月节注射甘油仍然非常普遍（Lunsford、Bennet 和 Martinez，1985）。大量文献讨论了它在更加外周部位的使用情况。

在 19 世纪后叶，Winternitz 和 Walker 利用冰来控制周围神经痛（Winternitz，1873）。他们报告了与时间相关的成功率，冷冻疗法在小病例组的治疗中继续使用，并取得一定程度的成功。Zakrzewska 随访了 145 名经冷冻疗法治疗的外周神经痛患者，发现眶下神经痛复发的中位时间是 14 个月，短于颏神经痛（Zakrzewska 和 Nally，1999）。冷冻疗法的疗效看起来比周围神经切断术更持久。

不幸的是，尽管 Pujol 曾有警告，但打着"治愈"面部疼痛的旗号，仍有患者被拔除了许多牙齿。1999 年，三叉神经痛协会数据库的相关数据显示，在被确诊为三叉神经痛之前，平均每位患者有 9.2 个牙齿被拔除。50% 的三叉神经痛患者曾接受过牙科的过度治疗，100% 的受访者认为拔除牙齿后没有获得持久的疼痛缓解，反而使 44% 的患者的疼痛更加恶化（K. Casey）。

Putnam 和 Waterman 包括 43 例患者的病例组表明，神经撕脱术后平均的疼痛缓解时间为 10 个月，这个数据被 Murphy 和 Neff 援引（1901），这使得神经撕脱术重新焕发出生命。然而，后续的其他报告显示，外周神经撕脱后，疼痛的缓解时间短暂，效果令人失望。在 1844 年，John Mears 提出了半月神经节切除术来治疗三叉神经痛。在 1890 年，Rose 成功实施第一例这种手术（McKenzie，1934；Rose，1907）。Rose 评论说："刚出颅的神经干也应该被切断，成功与否取决于神经纤维切除的数量……"Rose 的病例疼痛缓解达 6 年之久，但其他医生注意到，该技术有明显的危害，尤其是与出血有关的并发症。然后 Frank Hartley 选择经颞硬膜外入路的方法。在进一步阐述了这一入路后，Krause 采用经颅硬膜外入路成功完全切除了半月神经节。随着这一技术的广泛应用，Rose 指出该方法脑膜中动脉出血的概率比较高，他因此提出了一个采用半月神经节后入路的方法。1901 年，Frazier 成功完成了这一手术。Tiffany 则强调保留三叉神经运动支的重要性，以减少该技术的相关并发症，具体细节由 Stookey 和 Ransohoff 详细描述（Stookey 和 Ransohoff，1959）。Frazier 随后提出了三叉神经大部分切断的想法，明确指出只切断神经节外侧外 2/3 的感觉根，保留内侧 1/3 的运动根。在尝试整合这些技术后，Cushing（首创痛性抽搐——tic convulsif）评论说，"由 Doyen、Quénu、Poirier 推荐的经颞蝶入路，仍然具有 Rose 入路的缺点……虽然暴露更充分，但神经节是从下面暴露的，需要通过翼丛这一容易出血的区域，需要结扎颌内动脉，将上颌神经、下颌神经定位后，去除颞窝顶部骨质以到达卵圆孔，并以此为位置参照切除三叉神经半月节（Cushing，1900）。

鉴于上述问题，Doyen 于 1917 年在枕下开颅后采用内窥镜技术进行三叉神经根切断术（Doyen，1917）。Dandy 拓展了这种技术：他采用马蹄形切口以及乳突后开颅的方法以更直接地靠近神经。Dandy 强调了暴露三叉神经过程中，显露、切开横窦乙状窦移行处硬脑膜的重要性。正如 Tiffany 先前所倡导的那样，他认为这种方法更容易保存三叉神经运动根。在手术过程中，Dandy 首次观察到了神经被血管襻压迫的现象（Dandy，1934）。

然而，Dandy 的洞察力和成功被 Cushing 所掩盖，Cushing 在当时的神经外科届已经是一位巨人，他认为由 Spiller 和 Frazier 所实施的三叉神经半月结完全切除术是治疗三叉神经痛的正确方法。也许是由于费城学派在神经外科的主导地位，后根切断术主导了 50 年（Spiller 和 Frazier，1901）。虽然最初的疼痛缓解率达 95%，但长远的效果却记录不详或不能持续。许多患者 3 年的随访结果显示原有的疼痛部分或全部复发。这可能与 Cajal 和 Beyers 观察到的现象有关：

在三叉神经的部分区域或运动根内，存在感觉、运动神经纤维混合的现象（Byers 等，1986；Cajal、Pasik 和 Pasik，2000）。这些感觉纤维的存在，数量大概占 30%，尽管切断神经主干，但仍可以使持续性疼痛信号传入异常的三叉神经核复合体。

　　试图降低神经节切除术和神经切断术的并发症发生率的其他方法也在不断探索。Galvanism 分析了 19 世纪 70~80 年代医学现状，提出了各种电刺激疗法，特别是针对三叉神经痛患者。1786 年，Blunt 报告了在使用毒芹失败后，采用电刺激疗法的结果。他的方法是每天两次应用电火花刺激"诱发疼痛发作的扳机点"。根据他的描述，连续治疗数天，发现可以减轻患者的痛苦，且发作间期明显延长。编纂整理该方法的 Keen，报告该方法对于神经痛和神经炎患者是非常有用的。1931 年，Kirschner 描述了他精心制作的手术装备，包括一个特别设计的头部框架，以引导绝缘针通过卵圆孔电凝半月神经节（Rushton 和 Macdonald，1957）。在这些技术中，Bovie 单极电流用于电凝。在随后的几十年内，该技术进步不太大，电凝疗法仍然被普遍应用，但并发症发生率比较高。Kirschner 报道，在他的病例中，大概有 10% 的患者电针并未进入卵圆孔，疼痛缓解是短暂的。在 Sweet 提出将电生理定位和电极毁损病灶相结合（Sweet，985）的新方法之前，电凝治疗是三叉神经痛治疗的第二选择。Cosman 及其合作者改良病灶刺激器以产生离散的、易于控制的病灶（Cosman、Nashold 和 Bedenbaugh，1983）。Tew 进一步发展了该技术，利用定向技术可以产生更加精准的神经根毁损病灶（Taha 和 Tew，1996）。

　　1896 年，Louis Tiffany 曾指出，为保护角膜保留三叉神经眼支非常重要。随着 Tew 新的定向电极的出现，这已成为该技术的标准。然而，角膜并发症仍然保持在 2%~14%。据 Taha 和 Tew 报道（1996），射频毁损技术可以产生持久的疼痛缓解。

　　先前报道的甘油毁损技术，其疗效因 Häkanson 于 1978 年报道的经卵圆孔 Meckel 腔造影而疗效加强（Häkanson 1978）。三叉神经节水平的神经位置变化多端，经卵圆孔三叉神经节脑池造影为定位探针针尖位置提供了可能。Häkanson 也评论说，Meckel 腔局部造影 "也可以用于靶区定位及立体定向放射外科对三叉神经痛的治疗中"。事实上，正因为如此，在 Lars Leksell 的诊所，Häkanson 首次报道一个偶然发现：采用甘油和钽粉可以缓解疼痛。甘油已经成为神经化学毁损疗法设备的组成部分。它优先应用于多发性硬化导致的三叉神经痛患者，首次成功率大概为 80%，然而，其中 50% 的患者在 18 个月内会疼痛复发，对于典型的三叉神经痛 1 型患者确实如此。

Mullan 对治疗癌症患者的头颈部癌性疼痛有兴趣。1980 年，他描述了球囊技术在神经外科的应用。这包括 "球囊压迫治疗三叉神经痛；扩张球囊阻塞颈内动脉，可脱球囊治疗颈内动脉海绵窦瘘和椎动静脉瘘……暂时球囊闭塞辅助血栓形成治疗巨大动脉瘤，以及临时扩张带有双腔或三腔的球囊，以协助血管造影诊断并提供可逆性颈动脉闭塞"（Mullan，1980）。Mullan 看到临时球囊在神经外科的广泛应用后，遂与 Lichtor 联手，他们报道了在一个大的队列研究中采用球囊压迫治疗三叉神经痛并获得成功（Mullan 和 Lichtor，1983）。随后，他们对球囊大小、压迫时间和压力等参数进行了详细的研究。一般而言，球囊压迫的初始成功率通常在 80% ~ 85%，4 年的疼痛缓解率仍然能够达 66%；永久麻木的发生率为 5% ~ 7%（Skirving，2001）。

放射治疗作为三叉神经痛的治疗手段出现于 1897 年，这一年，Gocht 介绍了采用放射治疗三叉神经痛患者的效果。该患者在过去的 10 年里，各种治疗方法都宣告失败（Calchi-Novati，1937）。患者每天接受一个半小时的伦琴射线的放射治疗。从第二天开始，患者的疼痛就明显减轻，尽管他的脸颊、面部和头发呈现出放射学变化。

随后，该技术的价值得到了放射科医生和神经外科医生的广泛认可，被誉为卓越的思想。Gocht 的开创性工作，导致放射治疗三叉神经痛概念的出现（Bongiovanni，1907；Rand 等，1993）。Leksell

采用正电压立体定向技术治疗 3 例三叉神经痛患者，疼痛症状得以长期缓解。随着伽马刀的推出，在斯德哥尔摩治疗了 46 例患者，但结果却不太令人满意。这些患者的治疗靶点是半月神经节，采用骨性标志或 Meckel 腔脑池造影来进行定位，放射剂量为 16.5Gy 和 22Gy，疼痛缓解期分别为 1 个月和 5 个月。在随后治疗的 12 位患者，将神经入脑干区（REZ）作为放射治疗的靶区，其治疗剂量 57 ~ 75 Gy。12 例中有 7 例患者的疼痛获得缓解；但从疼痛到持久缓解的间隔时间却没有明确结论（Leksell，1971）。

　　一项由 Kondziolka 组织、多机构参与的研究将三叉神经 REZ 区作为放射治疗的靶点（Kondziolka 等，1996）。目前，放射治疗，无论是直线加速器还是伽马刀，疼痛缓解率为 88%；30% ~ 45% 的患者疼痛完全缓解无需继续用药。60% 的患者疼痛缓解 50% 或以上。在 2 年后，15% ~ 18% 的患者出现了照射区域的感觉异常，疼痛的复发率在 18% ~ 22% 或更高。

　　目前我们常使用球囊、甘油、射频和放射治疗等神经毁损和控制性损伤的方法试图缓解或控制疼痛（Abdennebi、Mahfouf 和 nedjahi，1997；Caram-Salas 等，2006；Fisher、Zakrzewska 和 Patsalos，2003；Meglio，1987）；然而，根据外科医生的观察，对一些病例，对神经损伤程度的控制和复发问题促使医生探索不同的治疗方法。根据 Jurjani 的假设，在接受手术的三叉神经痛患者中，Dandy 观察到一些患者有血管与三叉神经交叉（Dandy，1934）。Gardner 和 Miklos（1959）拓展了这一观察，认为感觉根减压可能会使疼痛缓解，但这一想法因手术放大设备的不足而放弃。Gardner 的思想很伟大，但他的发现和结果囿于有限的技术条件而未能成为现实。

　　Jannetta 为解决这一问题引入了手术显微镜，采用改良的 Dandy 入路，规范、量化显微血管减压术的各个步骤（Jannetta，1967、1975；Jannetta 等，1977；Barker 等，1996；McLaughlin 等，1999）。Jannetta 把手术作为神经毁损疗法之外的一种选择，尤其在中枢神经系统的疼痛治疗领域开辟了一个优于既往神经毁损技术的神经调控的新时代。显微血管减压术（MVD）已经成为典型三叉神经痛（或三叉神经痛 1 型）且身体状况不错患者的治疗首选。目前所积累的关于显微血管减压术风险的数据显示该方法是安全而有效的：如果各个环节都很小心，熟悉后颅窝手术技术，并在术中进行电生理监测的状况下，死亡率为 0.4% 或更少，脑卒中发生率为 0.1% 或更少，听力损失率为 0.8%，脑脊液漏的发生率为 3%，感染率为 1%，这些并发症的发生率是可以接受的。

在 21 世纪初期，有 5 种标准的三叉神经痛治疗方式同时并存：甘油、射频、球囊压迫、放射治疗和显微血管减压术（MVD）。尽管存在不同治疗方法之间的比较数据（Lopez 等，2004），但在一般情况下，在一个患者身上获得不同疗法的综合效果的 1 级数据是难以获得的，尽管有较大的数据库存在（即，既往甘油注射对随后显微血管减压术成功率的影响）。对不同治疗方法的比较现有几个分析数据（Ong 和 Seng，2003）。

Sindou 及其同事们（2007）最近的综述表明：

有 28 项研究符合纳入标准而入选，主要包括显微血管减压（MVD）和射频热凝（RF-TR）。显微血管减压术（MVD）的疗效和经皮球囊压迫（PBC）相似（比值比 = 0.15，$P > 0.05$），二者的效果优于其他方法（$P < 0.001$）。虽然 RF-TR 的初始疼痛缓解率较高，但平均随访 5 年后其无痛率仅为 50.4%。RF-TR 的复发率高达 46%，MVD 后的复发率最低，为 18.3%（$P < 0.001$）。经长期随访，三叉神经痛患者，无论曾接受过何种手术治疗，其疼痛复发率至少为 19%……（Sindou 等，2007）

该篇综述表明，治疗三叉神经痛的每一种技术都各有其优缺点。然而，MVD 患者长期满意率最高，疼痛复发率最低，生活质量更高。不过，仍然缺乏 1 级数据支持。

　　在伦敦，Zakrewska 及其团队指出，许多关于外科治疗三叉神经痛的论文结论是不确定的（Zakrzewska 和 Lopez，2003），它们对于未来的工作仅仅是规划出大概的轮廓（Zakrzewska，2006）。然而，临床治疗最终的光明前景是：经所有类型手术治疗后，患者的生活质量均提高。采用问卷法评价疾病的特异性满意度，Zakrewska 和他的同事们报道，MVD 术后患者的预后均好（Spatz、Zakrzewska 和 Kay，2007）。此外，三叉神经痛协会 / 面部疼痛协会已建立了一个三叉神经痛治疗的登记系统，用以登记患者所采用的内科或外科方法及其治疗结果。数据库的数据表明，患者认为，与药物治疗相比，患者宁愿选择手术治疗，特别是在改进生活质量方面。患者坚持选择手术治疗而非药物治疗，当疼痛发作时，甚至宁愿选择多次重复手术。

　　疼痛相关的手术治疗的未来发展趋势是神经调节和纳米治疗（Al Malyan，2006；Brown 和 Pilitsis，2005；Leary、Liu、Yu 和 Apuzzo，2005；Leary、Liu 和 Apuzzo，2006a，2006b）（Rasche 等，2006）。由于存在不良反应，神经毁损疗法正在变得越来越缺乏吸引力。运动皮层和深部脑刺激，半月神经节直接刺激，和新型的镇痛药物传输系统正出现在目前三叉神经痛治疗领域的探索中（Rappaport 和 Devor，1994）。在这些新技术中，当属采用纳米支架帮助神经修复最有吸引力，Apuzzo 和同事已经提出了在未知领域采用纳米神经外科的初步设想，旨在开发出微创和有效的疼痛治疗方法。

　　控制疼痛是一个重要的目标，因为世界上有 21% 的人口正在经历着各种形式的慢性疼痛。三叉神经痛，作为一种典型的神经性疼痛，可以为杰出的神经外科医生在疼痛诊断和治疗过程中继续发挥作用提供历史和未来的宝贵路标。

梁建涛　译

REFERENCES

Abdennebi B, Mahfouf L, Nedjahi T. Long-term results of percutaneous compression of the gasserian ganglion in trigeminal neuralgia (series of 200 patients). *Stereotact Funct Neurosurg* 1997;68:190–195.

Al Malyan M, Becch C, Nikkola L, et al. Polymer-based biodegradable drug delivery systems in pain management. *J Craniofac Surg* 2006;17:302–313.

Al-Jurjani. *Zayn al-Din al-Jurjani* (The Thesaurus of the Shah of Khwarazm). 1110.

André N. Observations pratiques sur les maladies de l'urethre et sur plusieurs faits convulsifs, & la guérison de plusieurs maladies chirurgicales, avec la decomposition d'un remède proper à réprimer la dissolution gangréneuse & concéreuse, & á la réparer; avec des principes qui pourront server à employer les differens caustiques.

Paris: Delaguette (1756). *J Neurol Neurosurg Psychiatry* 2003;74:1688; doi:10.1136/jnnp.74.12.1688.

Aretaeus AF. *The extant works of Aretaeus, the Cappadocian*. London: Sydenham Society, 1856.

Avicenna GO. *The canon of medicine of Avicenna*, adapted by Laleh Bakhtiar. Chicago: Kazi Publications, 1999.

Barker FG, Jannetta PJ, Bissonnette DJ, et al. The long-term outcome of microvascular decompression for trigeminal neuralgia. *N Engl J Med* 1996;334(17):1077–1083.

Beaver DL, Moses HL, Ganote CE. Electron microscopy of the trigeminal ganglion. II. Autopsy study of human ganglia. *Arch Pathol* 1965;79:557–570.

Beaver DL, Moses HL, Ganote CE. Electron microscopy of the trigeminal ganglion. III. Trigeminal neuralgia. *Arch Pathol* 1965;79:571–582.

Beaver DL. Electron microscopy of the trigeminal ganglion in trigeminal neuralgia. *J Neurosurg* 1967;26(Suppl):38–150.

Bennett MH, Janetta PJ. Evoked potentials in trigeminal neuralgia. *Neurosurgery* 1983;13:242.

Bergouignan M. Cures heureuses de neurologies essentielles par le dephenyl hydantoinate de sounde. *Rev Laryngol Otol Rhinol* 1942;63:34–41.

Blom S. Trigeminal neuralgia: its treatment with a new anticonvulsant drug (G-32883). *Lancet* 1962;1:839–840.

Bongiovanni A. Alcune applicazioni pratiche della radium terapia alla cura delle paralisi periferiche del faciale e nevralgie del trigemino. Nuovo apparecchio. (Some practical applications of radium therapy in the treatment of peripheral paralysis of faciale and trigeminal neuralgia. New equipment). *Gazz Osp Clin* 1907;93:962–964.

Brown D. *Encyclopedia of herbs & their uses*. London, New York: Dorling Kindersley, 1999.

Brown JA, Pilitsis JG. Motor cortex stimulation for central and neuropathic facial pain: a prospective study of 10 patients and observations of enhanced sensory and motor function during stimulation. *Neurosurgery* 2005;56:290–297.

Burchiel K. A new classification for facial pain. *Neurosurgery* 2003;53:1164–1166.

Byers MR, O'Connor TA, Martin RF, Dong WK. Mesencephalic trigeminal sensory neurons of cat: axon pathways and structure of mechanoreceptive endings in periodontal ligament. *J Comp Neurol* 1986;250:181–191.

Cajal SR, Pasik P, Pasik T. Texture of the nervous system of man and the vertebrates, volume 2. Wien: Springer, 2000.

Calchi-Novati G. La roentgenterapia nelle nevralgie del trigemino (The roentgen therapy in trigeminal neuralgia). *Rivista di Clinica Medica (Firence)* 1937;38.

Caram-Salas NL, Reyes-García G, Medina-Santillán R, Granados-Soto V. Thiamine and cyanocobalamin relieve neuropathic pain in rats: synergy with dexamethasone. *Pharmacology* 2006;77:53–62.

Cole C, Liu J, Apfelbaum R. Historical perspectives on the diagnosis and treatment of trigeminal neuralgia. *Neurosurg Focus* 2005;18:E4.

Cosman ER, Nashold BS, Bedenbaugh P. Stereotactic radiofrequency lesion making. *Appl Neurophysiol* 1983;46(1–4):160–166.

Cushing H. A method of total extirpation of the Gasserian ganglion for trigeminal neuralgia. By a route through the temporal fossa and beneath the middle meningeal artery. *JAMA* 1900;34:1035–1041.

Dandy W. Concerning the cause of trigeminal neuralgia. *Am J Surg* 1934;24:447–455.

Devor M, Amir R, Rappaport ZH. Pathophysiology of trigeminal neuralgia: the ignition hypothesis. *Clin J Pain* 2002;18(1):4–13.

Doyen E. Surgical therapeutics and operative techniques. London: Balliere, Tindall, Cox, 1917.

Fisher A, Zakrzewska JM, Patsalos PN. Trigeminal neuralgia: current treatments and future developments. *Expert Opin Emerg Drugs* 2003;8:123–143.

Fromm GH, Terrence CF, Chattha AS. Baclofen in the treatment of trigeminal neuralgia: double-blind study and long-term follow-up. *Ann Neurol* 1984;15: 240–244.

Fromm GH, Sweet W, et al. Pre-trigeminal neuralgia. *Neurology* 1990;40:1493.

Fu QG, Carstens E, Stelzer B, Zimmerman M. B vitamins suppress spinal dorsal horn nociceptive neurons in the cat. *Neurosci Lett* 1988;95:192–197.

Gardner WJ, Miklos MV. Response of trigeminal neuralgia to "decompression" of sensory root. *JAMA* 1959;170:1773–1776.

Govoni V, Granieri E. The history of the *tic douloureux*: autopathograph of an Italian lawyer. *J Hist Neurosci* 1996;5:169–189.

Gronseth G, Cruccu G, Alksne J, et al. Practice parameter: the diagnostic evaluation and treatment of trigeminal neuralgia (an evidence-based review). Report of the Quality Standards Subcommittee of the American Academy of Neurology and the European Federation of Neurological Societies. *Neurology* 2008;71(15): 1183–1190.

Håkanson S. Transovale trigeminal cisternography. *Surg Neurol* 1978;10:137–144.

Håkanson S. Trigeminal neuralgia treated by the injection of glycerol into the trigeminal cistern. *Neurosurgery* 1981;9:628–646.

Harris W. Rare forms of paroxysmal trigeminal neuralgia. and their relation to disseminated sclerosis. *Br Med J* 1950;2:1015–1019.

Hartl F. Die Leitungsanaesthie und Ijektionsbehandlung des Ganglion Gasseri und der Trigeminusstamme Arch. *Klin Chir* 1912–1913;193.

Hilton D, Love S, Gradidge T, Coakham H. Pathological findings associated with trigeminal neuralgia caused by vascular compression. *Neurosurgery* 1994;35: 299–303.

Horrax G. *Neurosurgery: an historical sketch*. Springfield, IL: Charles H. Thomas, 1952.

Jannetta PJ. Structural mechanisms of trigeminal neuralgia. Arterial compression of the trigeminal nerve at the pons in patients with trigeminal neuralgia. *J Neurosurg* 1967;26(1 Pt. 2):159–162.

Jannetta PJ. Trigeminal neuralgia and hemifacial spasm: etiology and definitive treatment. *Trans Am Neurol Assoc* 1975;100:53–55.

Jannetta PJ, Abbasy M, Maroon JC, et al. Etiology and definitive microsurgical treatment of hemifacial spasm. Operative techniques and results in forty–seven patients. *J Neurosurg* 1977;47(3):321–328.

Jurna I, Carlsson KH, Kömen W, Bonke D. Acute effects of vitamin B6 and fixed combinations of vitamin B1, B6 and B12 on nociceptive activity evoked in the rat thalamus: dose-response relationship and combinations with morphine and paracetamol. *Klin Wochenschr* 1990;68:129–135.

Kerr FLW. Correlated light and electron microscopic observations on the normal trigeminal ganglion and sensory root in man. *J Neurosurg* 1967;26(Suppl): 132–137.

Kerr FLW. Pathology of trigeminal neuralgia: light and electron microscopic observations. *J Neurosurg* 1967;26(suppl):151–156.

Kerr F, Fraher J, Delanty F. The development of the central-peripheral transitional zone of the rat cochlear nerve. A light microscopic study. *J Anat* 1987;155: 109–118.

Kerr FWL, Miller RH. The pathology of trigeminal neuralgia. Electron microscope studies. *Arch Neurol* 1966;15(3):308–319.

Knuckey N, Gubbay S. Familial trigeminal and glossopharyngeal neuralgia. *Clin Exp Neurol* 1979;16:315–319.

Kondziolka D, Lunsford LD, Flickinger JC, et al. Stereotactic radiosurgery for trigeminal neuralgia: a multi-institutional study using the gamma unit. *J Neurosurg* 1996;84:940–945.

Leary SP, Liu CY, Yu C, Apuzzo ML. Toward the emergence of nanoneurosurgery: part I—progress in nanoscience, nanotechnology, and the comprehension of events in the mesoscale realm. *Neurosurgery* 2005;57:606–634.

Leary SP, Liu CY, Apuzzo ML. Toward the emergence of nanoneurosurgery: part II—nanomedicine: diagnostics and imaging at the nanoscale level. *Neurosurgery* 2006b;58:805–823.

Leary SP, Liu CY, Apuzzo ML. Toward the emergence of nanoneurosurgery: part III—nanomedicine: targeted nanotherapy, nanosurgery, and progress toward the realization of nanoneurosurgery. *Neurosurgery* 2006a;58:1009–1026.

Lechin F, van der Dijs B, Lechin M, et al. Pimozide therapy for trigeminal neuralgia. *Arch Neurol* 1989;46:960–963.

Leksell L. Stereotactic radiosurgery in trigeminal neuralgia. *Acta Chir Scand* 1971;137:311–314.

Lewy F. The first authentic case of major trigeminal neuralgia and some comments on the history of the disease. *Ann Med Hist* 1938;10:247–250.

Lewy F, Grant F. Physiopathologic and pathoanatomic aspects of major trigeminal neuralgia. *Arch Neurol Psychiatry* 1928;40:1126–1134.

Locke J. An essay concerning human understanding. London, 1690.

Lopez BC, Hamlyn PJ, Zakrzewska JM. Systematic review of ablative neurosurgical techniques for the treatment of trigeminal neuralgia. *Neurosurgery* 2004;54: 973–982.

Love S, Coakham HB. Trigeminal neuralgia pathology and pathogenesis. *Brain* 2001;124(12):2347–2360.

Lunsford LD, Bennett MH, Martinez AJ. Experimental trigeminal glycerol injection. Electrophysiologic and morphologic effects. *Arch Neurol* 1985;42:146–149.

Maxwell DS. Fine structure of the normal trigeminal ganglion in the cat and monkey. *J Neurosurg* 1967;26(suppl):127–131.

Maxwell DR, Kruger L, Pineda A. The trigeminal nerve root with special reference to the central-peripheral transition zone: an electron microscopic study in the macque. *Anat Rec* 1969;164:113–126.

McKenzie KG. Operative treatment of trigeminal neuralgia. *J Nerv Mental Dis* 1934; 79(5):579.

McLaughlin MR, Jannetta PJ, Clyde BL, et al. Microvascular decompression of cranial nerves: lessons learned after 4400 operations. *J Neurosurg* 1999;90:1–8.

McMurtry III J. The history of medical and surgical interests in facial pain. *Headache* 1969;9:1–6.

Meglio M. Percutaneous microcompression of the gasserian ganglion: personal experience. *Acta Neurochir Suppl (Wien)* 1987;39:142–143.

Mullan S. Some examples of balloon technology in neurosurgery. *Neurosurgery* 1980;52:321–329.

Mullan S, Lichtor T. Percutaneous microcompression of the trigeminal ganglion for trigeminal neuralgia. *J Neurosurg* 1983;59:1007–1012.

Murphy JB, Neff JM. Excision of the Gasserian ganglion. With reports of the cases operated upon by the Hartley-Krause Method. *JAMA* 1901;39(16):981–987.

Napier L, Sen Gupta P. A peculiar neurological sequel to administration of 4:4á;-diamidino-diphenyl-ethylene (M & B 744). *Indian M Gaz* 1942;77:71–74.

Ong J, Seng SB. Evaluation of surgical procedures for trigeminal neuralgia. *Anesth Prog* 2003;50(4):181–188.

Oppenheim H. Diseases of the nervous system: a text-book for students and practitioners of medicine (trans. Edward E. Mayer). Philadelphia: J.B. Lippincott, 1904.

Osler W. *The principles and practice of medicine*. New York: D. Appleton, 1913.

Plessner W. Uber Trigeminuserkrankung infolge von Trichlorathylenvergiftung (On trigeminal disease due to tricloroethylene intoxication). *Neurol Zentr* 1915;34:916–918 (Ger).

Pujol A. Essai sur la maladie de la face, nommée le tic douloureux. (Essay on the disease of the face, called tic douloureux). Paris: Barrois, 1787.

Rand RW, Jacques DB, Melbye RW, et al. Leksell gamma knife treatment of tic douloureux. *Stereotact Funct Neurosurg* 1993;61:93–102.

Rappaport Z, Devor M. Trigeminal neuralgia: the role of self-sustaining discharge in the trigeminal ganglion. *Pain* 1994;56:127–138.

Rasche D, Ruppolt M, Stippich C, et al. Motor cortex stimulation for long-term relief of chronic neuropathic pain: a 10 year experience. *Pain* 2006;121:43–52.

Rose W. Practitioner. In Keen WW, ed., *Surgery, its principles and practices*. Philadelphia: WB Saunders, 1907.

Rushton JG, Macdonald HN. Trigeminal neuralgia; special considerations of non-surgical treatment. *JAMA* 1957;165(5):437–440.

Sindou M, Leston J, Decullier E, Chapuis F. Microvascular decompression for primary trigeminal neuralgia: long-term effectiveness and prognostic factors in a series of 362 consecutive patients with clear-cut neurovascular conflicts who underwent pure decompression. *J Neurosurg* 2007;107:1144–1153.

Skirving DJ. A 20-year review of percutaneous balloon compression of the trigeminal ganglion. *J Neurosurg* 2001;94:913–917.

Smith G, Miller J. The treatment of tic douloureux with stilbamidine. *Bull John Hopkins Hosp* 1955;96:146–149.

Spatz AL, Zakrzewska JM, Kay EJ. Decision analysis of medical and surgical treatments for trigeminal neuralgia: how patient evaluations of benefits and risks affect the utility of treatment decisions. *Pain* 2007;131:302–310.

Spiller WG, Frazier CH. The division of the sensory root of the trigeminus for the relief of tic douloureux. *Univ Penn Med Bull* 1901;14:341.

Stookey B, Ransohoff J. *Trigeminal neuralgia: its history and treatment*. Springfield, IL: Charles C. Thomas, 1959.

Sweet WH. The history of the development of treatment for trigeminal neuralgia. *Clin Neurosurg* 1985;32:294–318.

Taha JM, Tew JM Jr. Comparison of surgical treatments for trigeminal neuralgia: reevaluation of radiofrequency rhizotomy. *Neurosurgery* 1996;38:865–871.

Thompson H, Cheadle H . Reports of Medical and Surgical Practice in the Hospitals of Great Britain. *The British Medical Journal* 1873;1:88–89.

Trousseau A. Clinique medicale de l'Hotel Dieu de Paris. Paris: J.B. Bailliere, 1877.

Woodhall B, Odom GL. Stilbamidine isethionate therapy of tic douloureux. *J Neurosurg* 1955;12:495–500.

Winternitz W. Tic douloureux treated by local application of ice. *Am J Med Sci* 1873; 65:262.

Wright F. Trigeminal Neuralgia. *Therapeutic Gazette* 1904;18:254.

Zakrzewska JM. Robust randomised control trials needed for drug treatments for trigeminal neuralgia. *Evidence-based Dentistry* 2006;7:107.

Zakrzewska JM, Lopez BC. Quality of reporting in evaluations of surgical treatment of trigeminal neuralgia: recommendations for future reports. *Neurosurgery* 2003;53:110–120.

Zakrzewska JM, Lopez BC, Kim SE, et al. Patient satisfaction after surgery for trigeminal neuralgia: development of a questionnaire. *Acta Neurochir (Wien)* 2005;147:925–932.

Zakrewska JM, Nally FF. The role of cryotherapy on paroxysmal trigeminal neuralgia: a six year experience. *Br J Oral Maxillo Surg* 1999;29:1–4.

第 2 章
解剖与生理学

Kenneth F. Casey

　　三叉神经是最大的颅神经，它起自半月神经节的细胞体，半月神经节位于 Meckel 腔的硬膜皱褶内。在覆盖颞骨岩尖部三叉神经压迹的硬膜腔内（Meckel 腔），半月形神经节（gasserian 神经节）充填其中。此神经节类似新月形，向前延展：内侧，穿过颈内动脉和海绵窦后部。半月神经节区域的解剖被 Kanavel 和 Davis（1922）精确地测量并描述。他们发现半月神经节的下面紧临破裂孔，被纤维膜与之分隔。60 例尸体解剖的研究数据表明，在 40% 病例中，这个孔很小，极少数情况覆盖有薄层骨质。神经节有 1.0 cm 宽，前后径（AP）0.8cm（范围 宽 0.4～1.0cm，前后径 1.4～2.2 cm）（原文如此，译者著）。该作者也发现运动支通常很容易从感觉神经根中分离出来，在 Meckel 腔的后部走行在感觉神经根内上方。Cushing 和许多学者认为运动根在神经节中部走形于内侧，然后折向外侧随下颌神经经卵圆孔出颅。这些神经根丝被描绘为"有些发白……并很致密，大约铅笔头大小"。内侧，被颈内动脉所束缚；下临岩浅大神经运动根；内下和上方与破裂孔相邻。

　　运动根的副根，内含本体感觉纤维，通常有两支，由脑桥发出。运动根主根纤维束从神经进入脑桥的聚集区域发出。中间根（Jannetta，1966；1967）传递本体感觉，包括咬肌牵张受体的本体感觉（Carpenter，1976）。在三叉神经近端很难将中间根的纤维与副根（运动－本体感觉）的纤维分离开来。此区域解剖先由 Dandy

（1929，1945）、后由 Rand（1966）和 Jannetta（1967）应用双目显微镜做了更为深入的解剖研究。三叉神经在 Meckel 腔内由 100 束神经组成。这些神经束分别进入中央髓鞘的中心区［中央髓鞘和周围髓鞘的移行部，向外延伸可达 Meckel 腔（所谓的"纤维核心区"）］，与其他纤维束（副根、中间根）分别进入脑干（Jannetta 和 Rand，1966；1967）。在脑桥附近，大概有 65 个纤维束。人类三叉神经运动根中发现的纤维数量大约为 8100 根，其中 20% 传导感觉信息，感觉根（主根）由 140000 神经根丝构成，其中 20% 由无髓鞘的 C 型纤维构成。

三叉神经根起自半月神经节到达脑干并进入脑桥外侧区域的前外侧象限。三叉神经纤维在脑干按特定的躯体皮层投射顺序排列。在半月节区域，上颌神经在内侧的眼神经与外侧的下颌神经之间走行。在神经脑干进入区（REZ）神经排列发生翻转，眼神经位于下方，下颌神经位于上方，上颌神经位于中间。它们穿过大脑脚中部，约 50% 的神经纤维分散开，其余 50% 纤维上升终止于三叉神经核。这些单纯感觉纤维终止于中枢神经系统的细胞体。上升纤维终止于三叉神经感觉主核，而下降纤维，尤其是长节段的纤维，终止于位于上颈髓的三叉神经脊束核。进入三叉脊束核的纤维的特定分布排列顺序由 Kerr（1966）和 Jacquin（1982）报道。V1 纤维位于最腹侧，V3 纤维最背侧，V2 位于中间。这种空间分布特点表现为熟知的面部洋葱皮样分布，上颈髓核团代表鼻部中央区域，脑干下部核团接收嘴唇的信息。

一些研究表明，三叉神经三支中的神经纤维在传经三叉神经脊髓束和三叉神经脊束核时没有交叉混合。除了自身的感觉纤维外，三叉神经脊髓束还包含面神经、舌咽神经和迷走神经的躯体感觉传入纤维。这些上升的纤维传导精细触觉和两点辨认觉，将本体感觉传入三叉神经中脑核，这些核团也接受肌梭纤维的传出信息以及来自面肌、眼外肌和两个特殊感受器的传入信息。那些构成三叉神反射弧的传入纤维，通过三叉神经脊髓束进入运动核团。从脑干脊束核突触发出的下降纤维，有些纤维进入孤束。三叉神经脊束核本身分为嘴侧、中间和尾侧亚核。

三叉神经脊束核尾侧亚核位于延髓栓部至 C4 颈髓水平，包含 A-delta 和 C 类纤维以及轴突间联系纤维的突触。除了接受三叉神经纤维，尾侧亚核还接受第七、九和十颅神经的纤维；内、外侧楔束核以及上颈髓的尾侧核也加入尾侧亚核中。尾侧亚核主要负责整合三叉神经的伤害性感受，也整合同侧上颈部及头部信息。在脑干的同一区域，运动核位于第四、五颅神经的脑桥上部。它接收来自皮质脑干束及包括蓝斑核、内侧纵束、第九和第十颅神经核的局部感觉核团。正是通过这些途径，实现协调咀嚼，并整合、实现唾液分泌的相关功能。

第五颅神经也通过三叉丘系将纤维投射到对侧的丘脑腹后内侧核，继之投射到感觉皮层的 S1 和 S2 区。脑干内的三叉神经核将纤维投射到腹后内侧核内侧的中央核团以及对侧上丘。尾侧亚核内走行的纤维也投射到中脑导水管周围灰质以及边缘环路的其他尚不明确的结构。

三叉神经及神经节的组织学
三叉神经节超微结构

在三叉神经节，神经元胞体往往成簇分布，并由有髓和无髓神经纤维、毛细血管、成纤维细胞、胶原纤维相间隔。周围的卫星细胞和施旺细胞的胞质突起包围了每一个神经元。最常见的是卫星细胞将微绒毛投射到神经细胞膜和卫星细胞之间的细胞间隙。这些间隙中不含基底膜。神经节细胞的细胞质中含有不同数量的高尔基大囊泡、尼氏体、线粒体、色素（明显缺少黑色素）和小致密体，细胞核位于中央，呈不规则核膜的形状。核仁分为两部分：一个嗜锇颗粒皮质以及一个细颗粒、电子稀疏的偏心区。核质中聚集有不规则的电子致密颗粒，为直径 20～30mμ 以及 300～400 mμ 的球状体（Beaver、Moses 和 Ganote，1965；Moses、Beaver 和 Ganote，1965）。

三叉神经痛患者的三叉神经节在超微结构上的变化引起了人们的关注。三叉神经痛患者三叉神经节的细胞质表现为独特的空泡化，让细胞呈现窗孔状，这似乎与线粒体肿胀或高尔基体膨胀无关。卫星细胞也表现出不规则的胞浆空泡化，但程度较轻。除了空泡形成之外，神经元细胞体与卫星细胞二者同正常细胞相比，均无其他特殊表现。然而在三叉神经痛患者的三叉神经节中，覆盖有髓鞘轴突的施旺细胞会出现显著地变化。在某些区域，施旺细胞出现退化往往先于髓鞘的丢失。在其他区域，则有明显杂乱无章的高度髓鞘化。在严重退化的区域，神经轴管出现折叠、缠结或皱褶（丛状微小神经瘤）（Beaver 等，1965）。

中枢髓鞘—外周髓鞘的过渡区域

三叉神经痛血管压迫学说认为，血管对三叉神经从近端到中枢髓鞘至外周髓鞘的过渡区域（TZ；Obersteiner-Redlich 线）的压迫，是三叉神经痛的主要病因。一般来说，三叉神经的中心和外周髓鞘之间有一个非常尖细的界限。脑桥到 TZ 的距离在三叉神经内侧短于外侧（内侧平均 1.13mm vs 外侧平均 2.47mm）。这一过渡区域本身在形态上也有很多变化，包括：钝且短（46%）、逐渐变细（49%）、尖且长（6%）。中枢髓鞘的平均长度是 2.55 mm，而神经脑池段平均是 12.3mm，所以，中枢髓鞘的平均长度占脑池段神经的 23%。

三叉神经分为三支（眼支、上颌支、下颌支），分布于面部诸结构中。眼支和上颌支只含有感觉纤维；下颌支在颅外有运动根并入其中。眼支传导来自头皮和前额、上眼睑、结膜和角膜、鼻（包括鼻尖）、鼻黏膜、额窦和部分脑膜（硬脑膜及血管）的感觉信息。眼支长 2.5cm，离开半月神经节后呈扁平束状。向前沿海绵窦外侧壁、动眼神经和滑车神经下方走行，之后分别传导来自眼球、泪腺、结膜、部分鼻窦黏膜以及鼻、眼睑、额头的皮肤的感觉信号。在入眼眶前，通过眶上裂，分为三支：泪腺神经、额神经和鼻睫神经。

上颌神经传导来自下眼睑和脸颊、鼻孔和上唇、上牙和牙龈、鼻黏膜、腭和咽顶、上颌窦、筛窦和蝶窦和部分脑膜的感觉信号。上颌神经是中间支，以扁平带状起始于半月神经节的中部，水平向前走行，通过圆孔出颅，形状变得更圆、质地更硬韧。然后穿过翼腭窝，沿上颌骨后面的斜坡，通过眶下裂进入眼眶；在眼眶底部穿过眶下沟、眶下管，并由眶下孔达上面部。

下颌神经传导来自下唇、下牙和牙龈、下颌和颚（除下颌角，由 C2、C3 神经根传导）、部分外耳和部分脑膜的感觉信号。下颌神经是三叉神经三个分支中最大的一支，由两个神经根组成：一根大的是由半月神经节下角发出的感觉神经根；一根小的运动神经根（三叉神经运动支），出卵圆孔后即通过神经节下方与感觉支相连。它分为几个感觉分支，传导面部下 1 / 3、舌、口底以及下颌的感觉。下颌神经运动根支配咀嚼肌（咬肌、翼内外肌，颞肌）、下颌舌骨肌、二腹肌前腹、鼓膜张肌、腭帆张肌。

中间根（偶然出现）出现于主要的感觉根和运动根之间，更加靠头侧，有 2 ~ 3 个分支。下颌神经传导来自口的触觉 / 位置觉以及痛觉 / 温度觉。它不传递味觉，但它的分支之一——舌神经携带多种类型的并不源于下颌神经的神经纤维。

传入神经末梢分布于面部的皮肤、鼻窦、黏膜、口腔、中耳、鼓膜、牙齿以及舌。该神经感受针刺、触觉、压力、温度以及振动觉。总的来说，触觉 / 位置信息是由有髓神经纤维传送（传导快速），而痛觉 / 温度信息是由无髓神经纤维传送（传导缓慢）。触觉 / 位置觉的初级感觉受体（Meissner 小体、Merkel 受体、环层小体、Ruffini 小体、毛发受体、肌梭、高尔基腱器）在结构上比痛觉 / 温度觉的原始受体更复杂，后者为裸露的神经末梢。本体感觉受体存在于牙齿的根尖部及下颌骨，有源于咀嚼肌（咬肌、颞肌、翼状肌）及鼓膜张肌和张腭肌的传入纤维。

感觉分布存在几种变异，特别值得术者注意的是，耳道内的感觉分布：外耳道前壁及鼓膜前部由三叉神经传导。在鼓膜后方，在外耳道后壁到耳廓边缘，舌咽和迷走神经有感觉重叠区域。三叉神经也传导来自口腔黏膜及鼻黏膜、硬脑膜以及 Willis 环一级血管分支的感觉信息。

运动根

运动根的纤维来自上、下两个神经核。上核由一组细胞组成，占据了中脑导水管灰质侧方的整个长度。下核或主核位于脑桥上部，靠近背侧表面，并临近菱形窝外侧缘。来自上核的纤维构成中脑束：从中脑下行，进入脑桥，汇入下核的纤维。由此形成的运动根，向前穿出脑桥。中脑根是运动支或感觉支仍不确定（Jannetta 和 Rand 1966；Jannetta，1967）。两到三支运动根走行于感觉纤维的头侧，通过三叉神经孔离开后颅窝。这或许可以解释在传递感觉的后根被完全切断后，面部仍有感觉残留这一临床现象，这可能会降低部分神经切断以治疗持续疼痛的预期疗效。

三叉神经运动支控制 8 块肌肉的运动，包括 4 个咀嚼肌（咬肌、颞肌、翼内肌、翼外肌）。剩下的 4 块肌肉（腭帆张肌、下颌舌骨肌、二腹肌前腹、鼓膜张肌）有助于咀嚼的其他时相（咬合、吞咽、咀嚼）。这些肌肉均由双侧皮层支配。因此，影响单侧皮层的病变不会影响肌肉功能。

Carpenter 对感觉神经核团的生长发育进行了讨论（1976）。外科医生感兴趣的是神经核的三维位置。Ashfar 带领的团队所做的图例（Ashfar 和 Dykes，1984）展示了深部靶点，诸如尾侧亚核的脑干表面投影及外部解剖标志。这些数据使得神经束的精确毁损成为可能，其中一个主要的靶点是背根进入区（DREZ）。靶点的深度数据可以让术者减少或避免在抵达靶区过程中发生神经束损伤并发症（Ashfar

和 Dykes，1984）。

三叉神经的供血来自三叉动脉。最常见于来自基底动脉的脑桥上外侧分支（89%）和小脑前下动脉的小脑脚分支（75%）。三叉小脑动脉供应三叉神经的两个根（6%）。三叉动脉的数目为 2～6 支不等，它们的直径在 100～510μm 之间。37.9% 的标本中可见动脉之间的吻合，58.6% 的根部可见有这些动脉形成的血管环。三叉神经运动支最常接收来自脑桥上外侧动脉的供血（79%），这支动脉也常常供应感觉纤维的头侧部分，与三叉神经的眼支相对应。脑桥上外侧动脉、脑桥下外侧动脉、小脑前下动脉的小脑脚分支，供应感觉纤维的中间部分，与上颌支相对应。三叉神经的尾部，与下颌支相对应，通常是由小脑前下动脉的小脑脚分支以两种形式之一供血，而静脉引流是小脑 – 延髓静脉（cerebellar-medullary）的吻合。

桥脑小脑角的其余部分具有相对恒定的供血关系。穿行于桥脑小脑角的动脉，尤其是小脑下前动脉与面神经、前庭神经、Luschka 孔，与小脑绒球有固定的关系。小脑前下动脉起源于基底动脉，并在脑桥延髓沟附近围绕脑桥走行。在行程中发分支到内听道内的神经以及经 Luschka 孔突出的脉络丛，然后绕经小脑绒球到小脑中脚的表面，终止于小脑脑桥裂边缘和小脑的岩面。小脑前下动脉通常在面神经、前庭蜗神经附近分叉，形成头侧干和尾侧干。头侧干沿小脑中脚走行供应小脑岩面的上部，而尾侧干在侧隐窝附近走行供应小脑岩面的下部。

有一个关于三叉神经痛的致病过程中的神经滋养血管的有趣研究。作者的结论是，外周和神经内血管发生了病理变化，包括基底膜增厚和细胞凋亡。他们推测，三叉神经痛的病理生理机制可能与神经缺血及脱髓鞘有关。

后脑静脉（腹侧后脑静脉）是幕下结构在胚胎发育过程中第一支引流静脉。该静脉引流脑干和小脑前部，在发育后期，成为神经外科医生熟知的血管"岩上静脉"。岩上静脉的分支构成幕下最大的静脉通道之———岩上静脉复合体（superior petrosal venous complex，SPVC）。岩上窦位于小脑幕在岩骨嵴的附着处，向外侧汇入横窦、乙状窦移行处，向内终止于海绵窦。在其走行过程中，有小脑和脑干的静脉汇入其中，许多静脉来自小脑上、外侧面。最常见的 SPVC 分支是桥横静脉和脑桥三叉静脉、小脑桥脑裂静脉和小脑中脚静脉（Rhoton，1990）。没有幕上静脉汇入岩上窦（SPS）。从 Meckel 腔顶部中点到 SPVC 汇入 SPS 的汇入点之间平均距离为 10.05mm（3.39 ~ 27.34mm）。在暴露三叉神经时，试图保留这些桥静脉是老生常谈。特定情况下，有必要将单一静脉或由两根静脉汇集而成的静脉主干切断。后一种情况有较小的小脑梗死风险。实验模型表明，牺牲一根静脉同时牵拉脑组织要比单独牺牲静脉或单独牵拉脑组织更容易造成脑损伤。我们的经验也发现，通过电凝或分离改变脑桥表面静脉循环解剖可能导致侧支静脉重建，而形成复发性静脉压迫。

　　脑干中央的静脉是脑桥延髓沟静脉，在脑桥延髓沟横向走行；延髓外侧静脉，沿舌咽神经、迷走神经、副神经的神经根端点连线纵向走行；小脑延髓裂静脉，在汇入其他桥脑小脑角静脉前，通过小脑绒球的背侧或腹侧；小脑中脚静脉，由延髓外侧静脉、脑桥延髓沟静脉联合形成，沿小脑中脚向上走行，加入小脑脑桥裂静脉；小脑脑桥裂静脉，是由上升于小脑岩面、汇聚于小脑脑桥裂尖的静脉汇合而成。所有这些静脉的走行均临近侧隐窝和面神经、前庭神经和脑干的连接处。

　　Matsushima 和 Rhoton 的工作（Matsushima 和 Rhoton，1983）为读者提供了三叉神经处精细的静脉解剖细节。对于采用小脑上侧入路的术者来说，Ueyema（Al-Mefty 和 Tamaki，1998）提供了侧方桥静脉的数目和位置。这些研究者们都强调了牺牲这些静脉的危险性，因为这些静脉都是来自表面、缺少吻合的终末静脉。

　　在 Meckel 腔入口处，三叉神经往往被骨质部分覆盖。然而，在罕见的情况下，三叉神经可能因为突出的岩骨嵴（内听道上结节）而无法显露。此时，可通过磨除三叉神经背外侧的骨质而得以显露。必须注意的是，操作中需保护岩上静脉及桥静脉。限制内听道上结节磨除范围的骨性标志：上半规管后壁、后半规管上部和腿部。内听道上结节一旦磨除，就可以暴露 Meckel's 段三叉神经，平均 10.3mm（8.0 ~ 13.0mm）；三叉神经孔标记了三叉神经从后颅窝到神经管内段的过渡。三叉神经脑池段平均长度为（6 标准差）（9.66 ± 1.71）mm。不同性别间的平均长度不同：女性（9.15 ± 1.52）mm，男性（10.27 ± 1.57）mm［性别间有显著差异，$P < 0.0001$（kakizawa 等，2008）］。三叉神经在 Meckel 腔走行一段（Meckel 段），平均长度 3.1mm。此处神经缩窄，接近神经节时增宽。神经节被包在中颅窝处硬脑膜折返的裂缝中，在三叉神经压迹的前缘。神经在小脑幕缘轻微成角走行。虽然没有神经老化过程中角度或位置出现变化的相关报道，但老年人的三叉神经明显较长（Kakizawa 等，2008）。颞骨形成脑桥小脑角区的腹侧壁。颞骨后部有三个边缘：岩骨嵴、下方的蝶岩缝及内侧的乙状沟。内听道中点（IAC）距三叉神经切迹的平均距离为 10.5mm（7.2 ~ 12.5mm）。三叉神经的下缘可以在切迹处找到。

三叉神经反射

三叉神经生理评估包括对其功能的检测：轻触觉、针刺觉、本体感觉、振动觉、温度觉和深感觉。

要测试轻触觉，可使用一丝棉花在三叉神经各分支分布区轻触划动，并不断改变起始的接触点。画出各个分支，特别关注边界处。触觉在三叉神经痛的病例中通常会受累，在第二和第三分支之间出现"洋葱皮"样感觉障碍。温度测试通过两个装有温水和冷水的小管进行。测试各个分支，比较同侧的不同分支对检查可疑的三叉神经痛病例有帮助。

通过反射和感觉检查来区分三叉神经不同的病理生理，这方面，神经电生理检测也可以作为补充。

三叉神经的神经元，通过上文中提到的机械刺激，分为三种类型：宽动态受体（WDR）、痛觉敏感受体（NS）和低阈值机械受体（LTM）。三叉神经脑干反射，如咬肌抑制反射和瞬目反射，由中枢多受体神经元调控，这些神经元也参与了三叉神经的伤害性感受。三叉神经轴突，通过三叉神经节，与三叉神经感觉主核的二级细胞（PSN）、三叉神经脊束核（STN）、中脑核（MNU）和三叉神经脊束间质核（ISVT）形成突触，并由此投射到各个皮层（S1，S2）及皮层下区域。

几个反射涉及更复杂的反射弧。可以通过咬肌反射（下颌反射）测试神经的感觉和运动两部分。用叩诊锤沿外侧边缘、靠近颏神经出口处敲击下颌。观察双侧下颌的收缩。下颌会向病变同侧偏斜。该反射弧无双侧传出表现。本体感觉是通过被动打开下颌骨引出，类似四肢的小关节测试。

测试角膜反射，用一丝棉花触碰角膜，而不是结膜。这会引起双侧的眨眼。这一反射用以测试第五和第七颅神经。第五颅神经病变，双侧反射消失。第七颅神经病变，只有同侧的反射会消失，另一侧保留。

三叉神经心脏反射（三叉神经抑制反应）首次于1908年由Aschner提出，也可能的确是与心眼反射相关（Aschner，1908）。从理论上讲，反射机制包括三叉神经的感觉神经末梢通过三叉神经半月神经节的感觉核，发送脉冲信号，形成反射弧的传入通路。这些神经元继续在网状结构中与迷走神经运动核的传出通路连接。心脏抑制传出神经纤维来自迷走神经运动核（迷走神经背核），终止于心肌细胞（Naccarti，1921；Lang等，1991；Paton等，2005）。在心脏的效应位点是窦房结。可以通过使用阿托品作为术前用药用于高危病例。然而，在开放手术过程，解除第五颅神经的机械牵引会有相同的终止效果。

手术治疗的病理生理

当前阐述显微血管减压手术（MVD）的主流理论认为有动脉和三叉神经交叉压迫。这种搏动性压迫导致神经的代谢紊乱，致使正常修复过程中出现水平及程度的改变，很多手术观察和尸体解剖为这一概念提供了证据。

Devor、Govrin-Lippmann 及 Rappaport（2002）从三叉神经痛 1 型患者中得到了受压的三叉神经标本，这些标本包含了来自交叉 - 压迫点的组织，没有来自其他位点的组织。他们观察到"在损伤最严重的部位，只有很少的轴突残留，并且几乎都出现了脱髓鞘。临近的区域虽然也受到了损伤，但有更多存活的轴突，残存髓鞘的比例明显更高。我们分别将这些区域称为'脱髓鞘区'及'髓鞘形成障碍区'"。最严重的损伤通常不是连续出现在单一的区域，而是与损伤相对较轻的区域错杂分布。细胞外基质中也可见有胶原蛋白产生过剩，这早已被认为是导致继发脊髓神经根压迫损伤的原因。此外，髓鞘是特别敏感的，随着损伤的严重程度而发生从轻微的髓鞘形成障碍到明显的脱髓鞘这样的梯度变化。Devor 和他的同事（2002）指出三叉神经似乎对于损伤碎片的清除有一个不成熟的机制。这可能是症状反反复复间歇发作，但是在疼痛发作之间逐渐丧失无症状基线的产生因素。

岩上静脉的位置是一个值得讨论的议题。术前的核磁静脉造影有时可以描绘岩上静脉的大体分型（例如 1 型、2 型、3 型）。通常，SPV 的直径在 1.5 ~ 3mm。SPV 有三个分支：中脑支，小脑支及脑桥支。如果 SPV 汇入岩上窦的情形属于 2 型（Rhoton 实验室），术者在最初的神经暴露就会受到影响。短而浅的 SPV 在最开始牵拉时容易被撕破。另外，长而深的 SPV，可能是脑桥部位的主要引流静脉，鉴于它临近 REZ 区，有时与三叉神经痛的发生密切相关。Matsushima（Matsushima 等，1983）曾报道桥横静脉的位置越深，越有可能参与三叉神经的静脉压迫。我们发现，2 型的 SPV 更容易成为三叉神经痛发病的相关因素。新近一个关于上颌神经区域疼痛的综述发现，有静脉压迫的女性患者，很大比例存在上颌神经受累（Sekula 和 Jannetta，2009）。此外，对于这一类型，SPV 有更大的可能性需要部分或完全切断。SPV 还可能缺如：在这种情况下，横跨桥小脑角（CPA）的任何静脉结构都需要保留。如果存在多个 SPV 的主干，通常情况下，只保留其中的一部分是安全的。

　　在切断 SPV 时，如果有 SPV 长度及入窦角度的良好的三维图像，对于术者而言有很大帮助。低功率电凝时（15～20 Mallis），注意避免牵拉入窦处，以避免在彻底电凝前，撕裂血管。一旦血管变白，部分剪开 SPVC 血管，直至暴露内腔，这样便可以实现内腔两面的二次电凝。明智的术者经常确保内腔部分打开，而二次电凝可以确保血管更完全地闭合。最后，可以剪断静脉，保留 SPV 的断端。为了在确保充分闭合静脉的同时，最大限度地减少对窦的热损伤，最好尽可能地贴近小脑表面。如果出现了 SPV 在入窦处的撕裂，最好的方法是轻微抬起患者头部（10°～15°），平行于窦的走行，放置一块小的卷好的手术止血海绵之类的材料，然后放一块小的棉片。如果出血得到控制，通常可以继续操作。术者要抵制住掀开棉片观察止血效果的冲动，因为窦口处的充分凝结需要 10min 左右。避免吸引器用力吸血，这可能导致小脑表面额外的损伤。因为窦壁固定，窦上或窦附近的电凝通常会造成更大的撕裂。

　　在暴露三叉神经时，最先看到的是从尾侧到头侧的视野，暴露神经的尾侧部及腹侧部。随后，视野可以定位到 Meckel 腔的入口处，确保可以清晰暴露三叉神经的头侧及腹侧。有些术者曾报道，使用内镜可以改善术野（Rak 等，2004）。成角内镜可以实现这一目的。术前的影像资料可以为三叉神经的最佳定位、显露增加信息。小脑幕和硬腭延长线之间的夹角为小脑幕角，平均为 45°～55°。如果成角过大（＞51°），通过乙状窦后入路达到斜坡或上部 CPA 区域时，会限制对这些颅神经的显露视野。此种情况下，术者应该意识到小脑幕和听神经复合体距离的缩小（Rusu，2009；Sade，2007）。

目前尚不知道聚四氟乙烯（PTFE）毛毡合适的用量是多少，但在 Jannetta 的病例中，沿血管横轴置入厚度至少 1mm 的毛毡似乎就足够了。一般来说，血管越大，置入的毛毡就越大且厚。置入的毛毡须避免扭曲血管，无论是动脉或静脉。放置后观察毛毡的两端，有助于保证在血管和神经之间完全置入。但是，鲜有关于聚四氟乙烯抑制脉搏的文献。

在神经腹侧使用 2～3mm 的弯头牵引器，如 Jannetta 3（KLS Martin 公司）或 Rhoton 6（Codman），以便术者能够触及并向头侧和尾侧移位动脉襻。辨认出全部的运动支及包含在感觉根中的（1～4）是很重要的。如果将其移至头侧，患者会出现下颌痛，即使术前没有这样的症状。

这些解剖要点对 MVD 会有所助益。掌握神经核团的三维解剖知识，有助于对尾侧亚核 DREZ 的病变进行手术。神经核从灰结节一直延伸到 C3，在头侧缘，纤维在神经束的内侧进行交叉。下颌神经及神经核的连接位于腹侧中央，躯体定位可以帮助术者定位靶点。我们在受影响区域放置一个刺激电极，从脑干背侧至损伤最严重处进行记录。

许多传导痛觉和温度觉（A-delta 及 C 类纤维）的纤维从神经节胞体汇入脑干，下降至三叉神经脊束核的尾端。神经核被称作"脊束"核，是因为其尾端可以延伸至上颈 3 水平。在 Rolando 胶状质的痛觉纤维突触与皮节的背侧神经节相似。因为触觉和两点辨别觉受副交感神经系统调控（PSN），尾侧亚核的病变不会影响触觉的敏感性。Sjoqvist 对在神经核区域行三叉神经束切断术减轻疼痛、降低温度觉进行过描述（Sjoqvist，1938）。Grant 报道过有轻度的触觉缺失而角膜感觉保留的损伤病例（Grant，1938）。尾侧亚核病变引起面部痛觉下降的观察结果，支持该神经核与痛觉传导密切相关。

孙力泳　译

REFERENCES

Aschner B. Ueber einen bisher noch nicht heschriebenen reflex vom auge auf kreislauf und atmung: Verschwinden des Radialispulses bei Druck auf das Auge. Wein Klin Wochenscr 1908;21:1529–30.

Ashfar F, Dykes E. Computer generated three-dimensional visualization of the trigeminal nuclear complex. Surg Neurol 1984;22:189–196.

Beaver DL, Moses HL, Ganote CE. Electron microscopy of the trigeminal ganglion. 3. Trigeminal neuralgia. Arch Pathol 1965;79:571–582.

Carpenter MB. Human neuroanatomy, 7th ed. Baltimore: Williams and Wilkins, 1976.

Cha ST, Eby JB, Katzen JT, Shahinian HK. Trigeminocardiac reflex: a unique case of recurrent asystole during bilateral trigeminal sensory root rhizotomy. Craniomaxillofac Surg 2002;30(2):108–111.

Cruccu G, Biasiotta A, et al. Diagnostic accuracy of trigeminal reflex testing in trigeminal neuralgia. Neurology 2006;66:139–141.

Dandy W. Lewis's practice of surgery, Vol. 12, Chap. 1. Hagerstown, Md.: Hoeber Medical Division, Harper and Row, Publishers, Incorporated, 1945.

Dandy WE. An operation for the cure of tic douloureux. Partial section of the sensory root at the pons. Arch Surg 1929;18:687–734.

Devor M, Govrin-Lippmann R, Rappaport HZ. Mechanism of trigeminal neuralgia: An ultrastructural analysis of trigeminal root specimens obtained during microvascular decompression surgery. J Neurosurg 2002;96:532–543.

Grant FC. Results in operative treatment of major trigeminal neuralgia. AnnSurg 1938;107:14–19.

Jannetta PJ. Anatomy of trigeminal ganglia: gross (mesoscopic) description of the human trigeminal nerve and ganglion. J Neurosurg 1967;26(1-Suppl):109–111.

Jannetta PJ, Rand RW. Transtentorial retrogasserian rhizotomy in trigeminal neuralgia by microneurosurgical technique. Bull LA Neurol Soc 1966;31:93–99.

Jaquin MF, Semba K, Rhoades RW, Egger MD. Trigeminal primary afferents project bilaterally to dorsal horn and ipsilaterally to cerebellum, reticular formation and cuneate, solitary, supratrigeminal and vagal nuclei. Brain Res 1982;246: 285–291.

Kakizawa Y, Seguchi T, Kodama K, et al. Anatomical study of the trigeminal and facial cranial nerves with the aid of 3.0-tesla magnetic resonance imaging. J Neurosurg 2008;108(3):483–490.

Kanavel A, Davis R. Surgical anatomy of the trigeminal nerve. Surgery, Gynecology, and Obstetrics (SG&O) 1922;34:357–366.

Kerr FWL. The ultrastructure of the spinal tract of the trigeminal nerve. Exp Neurol 1966;16:359–376.

Lang S, Lanigan DT, van der Wal M. Trigeminocardiac reflexes: maxillary and mandibular variants of the oculocardiac reflex. Can J Anaesth 1991;38(6):757–760.

Marinkovic S. The trigeminal vasculature pathology in patients with neuralgia. Headache 2007;47:1334–1339.

Matsushima T, Rhoton AL Jr., de Oliveira E, Peace D. Microsurgical anatomy of the veins of the posterior fossa. J Neurosurg 1983;59(1):63–105.

Matsushima T, Rhoton AL Jr., Lenkey C. Microsurgery of the fourth ventricle: Part 1. Microsurgical anatomy. Neurosurgery 1982;11(5):631–667.

Moses HL, Beaver DL, Ganote CE. Electron microscopy of the trigeminal ganglion. I. Comparative ultrastructure. Arch Pathol 1965;79:541–556.

Naccarti S. The oculo-cardiac reflex (Dagnini-Aschner phenomena): its use in medicine and psychology. Arch Neurol Psych 1921;5(1):40–57.

Paton J, Boscan P, Pickering A, Nalivaiko E. The yin and yang of cardiac autonomic control: vago-sympathetic interactions revisited. Brain Res Brain Res Rev 2005; 49(3):555–565.

Rak R, Sekhar LN, Stimac D, Hechl P. Endoscope-assisted microsurgery for micro-vascular compression syndromes. *Neurosurgery* 2004;54(4):876–881.

Reed H, McCaughey T. cardiac slowing during strabismus surgery. *Br J Opthalmol* 1962;46(2):112–122.

Rhoton AL, Jr. (1990) Microsurgical anatomy of decompression operations on the trigeminal nerve. In Rovit, Murali and Jannetta (eds.) Trigeminal Nerualgia (pp165–200). Baltimore, MD: Williams and Wilkins.

Rusu MC, Ivaşcu RV, Cergan R, Păduraru D, Podoleanu L. Typical and atypical neurovascular relations of the trigeminal nerve in the cerebellopontine angle: an anatomical study. *Surg Radiol Anat.* 2009;31(7):507–16. *Epub* 2009 Feb 12.

Sade B, Lee JH. Significance of the tentorial alignment in approaching the trigeminal nerve and the ventral petrous region through the suboccipital retrosigmoid technique. *J Neurosurg.* 2007;107(5):932–6.

Saunders RL, Sachs E. Relation of the accessory rootlets of the trigeminal nerve to its motor root: a microsurgical autopsy study. *JNS* 1970;33(3).

Sekula R, Jannetta PJJ. (Isolated V_2 trigeminal neuralgia) Congress of Neurological Surgeons. New Orleans LA, September 2009.

Sjoqvist O. Studies on pain conduction in the trigeminal nerve. A contribution to surgical treatment of facial pain. *Acta Psych Neurol Scand* 1938;17(Suppl):1–139.

Ueyama T, Al-Mefty O, Tamaki N. Bridging veins on the tentorial surface of the cerebellum: a microsurgical anatomic study and operative considerations. *Neurosurg.* 1998 Nov;43(5):1137–45.

Weinberger LM, Grant FC. Experiences with intramedullary tractotomy. III: Studies on sensation. *Arch Neurol Psych* 1942;48:355–381.

第 3 章
典型症状和非典型症状

Pter J. Jannetta

　　典型三叉神经痛或经典三叉神经痛，又称痛性抽搐，传统认为是一种"特发性疾病"。特发性，英文"idiopathic"，来源于希腊语，意即"出于事物自身属性"，当我们定义一种疾病为特发性疾病时，意味着并没有认识到病症的根本原因。许多临床医生认为不可能找到特发性疾病的"真正"病因，这一思维定式时常与特发性疾病联系在一起。在这一章节里，我们试图通过三叉神经痛的常见临床表现、非典型临床表现和伴随症状等方面来阐明三叉神经痛的诊断标准。

　　典型的三叉神经痛第一次疼痛发作前毫无预兆，宛若晴天霹雳。许多患者会将其描述为有生以来所经受的最剧烈的面部疼痛，对疼痛细节永生难忘。经历过分娩的女性患者则会肯定地说，三叉神经痛比起自然分娩的疼痛来说有过之而无不及。疼痛呈针刺、电灼、刀割样，突发突止，约有 5% ~ 8% 的三叉神经痛患者在症状出现前有外伤病史，最常见于急性屈曲 – 伸展损伤，其疼痛原因可能是由于脑组织和血管移位。这类患者的疼痛可在伤后即刻或几周内出现，疼痛最常见于下半面部，仅有小部分患者只出现 V1 支疼痛（尽管我并不认同三叉神经痛绝对按 V1，V2，V3 分布区疼痛分布，但是在这本书中我将其作为描述性术语）。首次疼痛发作可能涉及整个半边面部（V1，V2 和 V3），但是随后出现的疼痛通常局限在面下部（V3）、面中部（V2）或者面上部（V1）。随着病史延长，疼痛可能从最开始仅局限于一个区域向周边区域扩散，以从 V3 扩散至 V2 最常见。导致这种现象出现最可能的原因在于，随着年龄增长，责任动脉延长，从而进一步压迫三叉神经，最常见的责任血管是小脑上动脉。

　　一些患者在三叉神经痛发作前会有面部、下颌或者牙齿的不适或者中等程度疼痛等前驱症状。这些前驱症状可能在真正三叉神经痛发作一段时间前出现，几周至几个月不等。在这段时间，甚至在三叉神经痛发作期间，患者通常会去看牙科医生。从上百个症状相似的牙痛患者中鉴别出凤毛麟角的三叉神经痛患者，对于牙科医生来说不是一件易事。许多三叉神经痛的患者可能有过拔牙史，做过牙根管治疗，带过护齿器。这些患者常年去看牙科医生，总被告知牙齿没有病变，直至找到一位为其拔除牙齿的牙医。这种现象并不让人意外，但是所有治疗都徒劳无用，疼痛仍然反复发作。

　　我们中心的三叉神经痛患者在确诊之前平均至少看过 3 个以上牙科医生，2 个内科医生。随着医生对这方面知识了解程度的加深，情况有所好转。

病　因

　　三叉神经痛患者女性多于男性（女∶男 =3∶2），疼痛以右侧常见（右∶左 =3∶2）。大约有 95% 的患者疼痛局限于面下部或者颊部，5% 的患者有家族史，5% 的患者为双侧三叉神经痛，双侧相继发作。随着年龄增大，发病率有轻度增高趋势。

　　尽管三叉神经痛发病年龄最常见于 60 ~ 80 岁，遵循正态分布曲线，但我们见过并治疗过许多青少年三叉神经痛患者。最年幼的患儿起病时才 7 个月，在 22 个月时接受了手术治疗；第二年幼的患儿为女孩，13 个月时起病，她的父亲是一位牙科医生，做了初步诊断，否认为是三叉神经痛，正如上述 7 个月小男孩父母的遭遇一样，医生告诉他们，孩子因为年龄太小，疼痛的原因不可能是三叉神经痛。

我们极少见到耄耋老人患有典型三叉神经痛，这可能与耄耋老人本来就比较少见有关。

三叉神经痛的发作经常与体位相关，患者经常发现某种体位可以缓解或者加重疼痛。通常健侧侧卧可以缓解疼痛，而有些患者，平躺可能加重其疼痛。我们见过一些平卧会导致疼痛加重的患者长年无法在床上平躺，不得不在躺椅上睡觉，并保证头高位。随着时间的推移，有些三叉神经痛患者体位因素的影响消失，意味着责任血管可能已经压迫三叉神经。

疼痛除了自发产生，许多刺激也会诱发疼痛发作，这些刺激因素因人而异，包括说话、冷空气、冷水洗脸、吃饭、咀嚼、刷牙、剃须、化妆、接吻、吹空调等。当患者以患侧侧卧或者床上用品触碰到面部时，有些患者会痛醒。扳机点，通常位于鼻周和口周，稍加触动即可引起疼痛发作。扳机点部位并非一成不变或固定在某一处，会随时间变化而变化，是三叉神经痛动态病程中的一部分。

三叉神经痛这种突发突止、短暂的针刺样疼痛性质会随着病史的延长而发生变化，每次疼痛发作的时间会延长，可能逐渐变成持续性钝痛。我的同事，R.F.Sekula，Jr. 和我曾详细讨论，最终将这种疼痛性质改变的三叉神经痛称为"混合型三叉神经痛"，其曾被描述为疼痛转变期。

随着对三叉神经痛疾病认识的加深，我们尝试将其分为不同的亚型。Burchiel 观察到 7 种不同的三叉神经痛表现并且将其分别标序。尽管这是一个很好的尝试，而且有一定实用性，但是过于繁琐。我们试图将三叉神经痛分类简单化，并且能体现随时间变化的特点：（图 3.1）

- 典型三叉神经痛：面部刺痛，突发突止
- 非典型三叉神经痛：持续性疼痛，疼痛性质为烧灼感，可以从起病即为非典型三叉神经痛或从典型三叉神经痛转变而来

• 混合型三叉神经痛：兼有典型三叉神经痛和非典型三叉神经痛
特点的疼痛

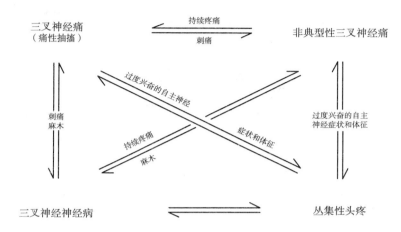

图 3.1　三叉神经痛随时间变化。其症状及体征的变化取决于一
些变量，包括责任血管的大小和部位，神经受压的时间及程度

　　除了随着时间推移，延长的责任血管可能引起三叉神经的受压
程度或扭曲变形程度加重从而改变疼痛性质，药物治疗也可能改变
疼痛性质。中等剂量的卡马西平也许可以制止面部刺痛，但是可能
导致更频发、更持久却没那么剧烈的疼痛，例如烧灼样疼痛。继续
增加卡马西平剂量也许可以控制。

　　有些患者，典型三叉神经痛持续的时间很短暂，很快就出现持
续性烧灼样疼痛。一些病史很长的患者往往只能通过一些特定的问
题才能回想起典型三叉神经痛的时期。然而，患者常常对三叉神经
痛的第一次发作记忆犹新。一小部分患者在疼痛发作前有先兆，通
常是一种非常糟糕的情感体验，宛如世界末日一般。更常见的是在
疼痛发作后存在不应期，在此期间常见的疼痛刺激不会引起疼痛，
患者常利用这短暂的疼痛不应期去做些疼痛发作时无法做的事情，
例如吃饭或者刷牙。

　　非典型三叉神经痛是一种局部的持续疼痛综合征，通常为烧灼

样。这种疼痛可能会自发或者由于上述诱因而出现加重或者缓解。通常缓慢起病，随着时间延长逐渐加重。非典型三叉神经痛患者中女性较男性多见。

患者可能在三叉神经痛多年后才找到我们，来时已经情绪崩溃。患者就诊过程如下：开始出现面部疼痛，持续出现，患者咨询其家庭医生，随之家庭医生将患者介绍去看神经内科医生，进而神经内科医生将患者介绍去看神经外科医生，最终诊断为"非典型面部疼痛或神经痛"。由于找不到疼痛的确切病因（"特发性"），患者将面临被诊断为"神经官能症"的风险，尤其是当这种持续性、剧烈的三叉神经痛已经使患者的正常心理应对机制崩溃时。

当考虑给患者进行手术干预时，必须在患者被疼痛折磨的自尊开始崩解之前，向患者家属解释清楚患者术前的情感状况，这点非常重要。不论患者自尊心多强，最终恐怕都会不同程度崩溃，因为他周围所有人都开始怀疑他是否"疯了"。许多患者对常用的抗三叉神经痛药物反应不佳，而麻醉剂却能不同程度缓解患者疼痛，这也是使得患者情感崩溃的另一原因。

非典型三叉神经痛的病理机制与三叉神经远端运动神经本体感觉纤维受压有关。中间神经在面部的解剖位置更深，支配内眦周围区域，中间神经痛往往伴随耳深部疼痛（尽管三叉神经痛和舌咽神经痛也可能出现耳深部疼痛），相对非典型三叉神经痛而言对药物的疗效更差，中间神经受压更易产生症状。即便如此，依然很难区分中间神经痛和非典型三叉神经痛。最终二者都发展为丛集性头痛，病理机制可能与三叉神经运动神经本体感觉纤维受牵拉和 / 或中间神经纤维严重受压有关。很难估计这些年来被误诊为三叉神经痛的中间神经痛患者数量，因为我们关注的焦点是三叉神经痛。

另一个需要神经外科医生关注的是非典型三叉神经痛患者在显微血管减压术后的情感状况。在术后几小时有些患者不禁怀疑"我以前的面部疼痛确实存在过吧？"，"当然"经常是回答患者、缓解其自我怀疑的答案。但令人惊讶的是，在术后第二天下午，许多患者快速出现精神症状，体格检查无异常，镇静状态下睡眠良好，但醒后又出现和术前一样的异常心理问题。随着越来越多的内科医生认识并理解三叉神经痛的疾病发展过程，患者及其家属学会从医生及互联网获取抑制三叉神经痛症状的处理办法，以上现象出现的几率相较以前有所减少。

结　论

综上所述，三叉神经痛的症状和体征有很多种，取决于责任血管的部位和大小、病史长短、神经压迫 / 变形程度以及随之出现的神经损伤。三叉神经痛会逐渐进展，患者的病史、体格检查变化甚至电子显微镜下的异常表现都证明了这一点。

李子轶　译

第 4 章
牙科医生眼中的保守治疗

Peter J. Jannetta, George J. Hadeed

因为很多患者认为是牙齿的原因导致他们面部和下颌剧烈疼痛，因此，牙科医生，即使算不上经常，也会频繁遇到三叉神经痛的首诊患者。

三叉神经痛是一种较多见于 40 ~ 70 岁女性的疾病。通常，牙科医生会遇到所谓非典型面痛（Atypical Facial Pain，AFP）的患者。非典型面痛不同于三叉神经痛，它是一种范围更广、更弥散且定位性较差的疼痛，通常被患者描述为"烧灼样"。通常这些患者已经接受过核磁、CT 及多种影像检查，甚至为找到病因和缓解疼痛还接受了拔牙治疗。

一般认为是法国医生 Nicolas André（1756）最早全面描述了这一疾病。在他的描述中最有趣的是一位被诊断为上颌"牙齿感染"的患者为了缓解症状前后拔了数颗牙齿。Andre 在他的描述中用了痛性抽搐（tic douloureux）一词，很可能是由于这一疾病以神经癫痫（痛性癫痫）呈现。然而不幸的是，即使是今天，在正确诊断之前，常常由于患者们自己的坚持，他们仍然接受着相同的治疗——拔牙。

当遇到一个有顽固性面部疼痛或下颌痛而没有明显体征的患者时，牙科医生需要留意神经功能症状。通常，患者会描述扳机点及其引起的症状。三叉神经半月结的诊断性阻滞是有帮助的。

如果有牙齿过敏，找到原因特别重要。对叩击敏感或者对冷热敏感可提示为急性牙髓炎。然而，在罕见的情况下也并非如此。尽管保持牙齿和口腔健康很重要，但对三叉神经痛患者应该用最小限度的治疗来避免过度刺激他们的扳机点。此类患者常由于治疗引起的剧痛而拒绝任何形式的牙科治疗。首选的措施应为采取牙齿麻醉，以使患者的扳机点刺激得到缓解，也为患者在日后接受必需的牙科治疗时树立自信。

如果要对三叉神经痛患者进行牙科治疗，最好在治疗前 1～2 天增加止痛药物的剂量。在治疗前最少 1～2h，应服用止痛剂，如可待因或布洛芬。应使用不含肾上腺素的长效牙科麻醉剂，注射部位距离扳机点越远越好。肾上腺素可以诱发三叉神经痛发作，应避免使用。如果所有的止痛措施都未能奏效，可以考虑在静脉麻醉下接受牙科治疗。

在家里，为避免刺诱发疼痛发作，患者应避免饮用冷水或热水。如果患者刷牙困难，牙科医生可嘱其在刷牙前使用黏性利多卡因来麻醉口腔。如果不成功，可用葡萄糖酸洗必泰作抗牙菌斑口腔清洗，同时联合氟化治疗以保持口腔健康。此类患者，尤其是女性，更易合并口腔干燥症。此外，三叉神经痛的药物，包括苯妥英钠、卡马西平和加巴喷丁也可以在一小部分患者中引起口腔干燥症。因此牙科医生必须尽可能保证口腔卫生，以降低龋齿和牙周炎的风险。最后，非常重要的一点是让患者持续定期检查和预防性清洁口腔以保持较好的口腔健康，同时应尽量减少过度的牙科操作以避免刺激扳机点。

有趣的是，有报道指出有的患者可以通过辣椒素减少扳机点刺激来减少疼痛。如果应用在口腔，应用塑形牙套来限制辣椒素。

对面痛患者的评估

对任何主诉面部疼痛的患者，评估牙齿的状态是合理的。数年以前，一些医生认为牙龈炎是三叉神经痛的潜在原因，但无论保守治疗还是根治术都鲜有效用。由于不是对照研究，不能令人信服，这种观点逐渐无人问津。然而，人们想知道的是：牙龈感染是否可以在血管压迫三叉神经的早期阶段通过基线情况的改变（比方说，通过电阻重置）触发疼痛，来判断是否有罹患三叉神经痛的倾向？这些都是纯推测，但是对于神经源性疼痛，对任何病理生理学概念的讨论保持一个开放的态度是很重要的。

神经内科和神经外科医生常常指责牙科医生，因为牙科医生在执业的过程中，常常不能辨认或快速诊断三叉神经痛。但这种指责是不公平的，因为除了神经内科、外科医生以外，其他内科医生也不会做得比牙科医生更好。有一组三叉神经痛的患者，在到我的诊室做出正确诊断之前，平均看过 3 个牙科医生，这听起来很糟糕，但是在诊断之前，他们同时也平均看过 2 个内科医生。

大家会认为，如果一个医生因为疾病不在其专业范畴内而误诊，那么他是没有责任的。这听起来是合理的，但作为一个从业多年的神经外科医生，我的个人观点是：如果一个神经外科的住院医生能够准确无误、非常出色地对一个神经外科患者完成评估、诊断和治疗，无论该疾病常见还是罕见，均是应该做到的，没有什么值得吹嘘。另外，如果相同阶段的神经外科医生对于非神经系统的疾病的理解超过了相应专业的医生，那么这个住院医生绝对是一颗耀眼的星星。

今天，对于年轻医生，相对于过去而言，拥有宽广而全面的其他医学专业知识更难了，获取更多经验的机会越来越少了，视野越来越窄了，信息越来越复杂以致越来越难以寻找。这可能是医学上一个漫长的、明显退化的时期，当然这可能会随着将来技术的发展，尤其是计算机和因特网技术的发展而得到改善。

突然遭受 1 次或多次三叉神经痛袭击的患者常常很确定地认为某颗牙齿是"罪魁祸首"，就诊于牙科医生，牙科医生仔细检查了这个患者，拍了 X 线平片，发现没有异常，然后告知患者。或者如果这个牙科医生没有意识到三叉神经痛、非典型三叉神经痛或者中间神经痛，就有可能将牙齿拔除或者对该患者进行根管治疗。

有的患者在被告知没有发现牙齿病变后，会一直就诊于其他牙科医生直到有人为他们拔除牙齿，所以不一定都是牙科医生的责任。我看到过很多患者被拔除了多颗甚至全部牙齿，却对三叉神经痛没有任何帮助。

所以，牙科医生必须做什么？首先，进一步了解三叉神经痛及其变化，这是简单而又必要的事。这一诊断技巧可能是最重要的技巧，甚至在排除牙部和咀嚼区的普通因素之前就能完成，所有牙科医生都可以简单地做到和做好。（第 3 章很好地涵盖了三叉神经痛的诊断谱。）

在筛查三叉神经痛时，要注意聆听患者关于突发的严重单侧面部疼痛的主诉："这是我到目前为止经历过的最严重的疼痛，这种疼痛无法忍受。"三叉神经痛突然发作、突然消失，这种疼痛被描述为刺痛，"像电击一样，像有人拿电钻戳我的脸"，通常是一种重复的电击样疼痛但可以更持续。疼痛有时是短暂的单次电击样痛，有时是持续几秒或几分钟的多重电击样痛。疼痛很少超过 30min，通常会持续更短的时间。第一次发作常常非常严重，几乎总让患者刻骨铭心，甚至多年以后仍然记得疼痛细节。进一步的发作可能自发或由说话、咀嚼、刷牙、化妆、剃须、接触冷空气或凉水以及空调等多种因素诱发。在早期，疼痛常由体位的变化诱发，恢复之前的体位后症状缓解。这种疼痛很少会使患者从睡眠中惊醒，如果发生这样的情况，患者通常是患侧朝下（有的患者根本不能平躺，但是可以在躺椅上把头和脚抬高睡觉）。

三叉神经痛最常见于中老年妇女，女性和男性比例为 3∶2，右侧疼痛与左侧疼痛的比例也为 3∶2，双侧发生率是 5%，5% 的患者有家族遗传史。

年龄呈正态分布。儿童也可以患三叉神经痛，尽管被明确诊断可能需要很长时间。诊治的年龄最小的患者是 7 个月的婴儿，在 22

个月的时候给他做了手术。其次是一个 13 个月大的女孩，她有一个知识渊博且非常聪明的牙医父亲，明确诊断后在孩子 5 岁时带她过来找我们。儿童三叉神经痛通常存在多重静脉，因为静脉侧支循环再次形成，我们不得不对 5 岁的孩子做了第二次手术。她现在已经 20 多年没有疼痛了。

体格检查

疼痛急性发作间期，体格检查可能是完全正常的。三叉神经痛最初称为痛性抽搐（痛苦的抽搐），因为患者疼痛时，尤其是在疼痛的同侧面部会有痛苦表情。在描述疼痛部位时，患者不会触摸疼痛区域，而是将示指远离疼痛区域。他可能通过摇晃手指来形象描述电击样疼痛。约有 1 / 3 的患者会有感觉改变，可能非常轻微，但可重复出现，通常集中在疼痛的中间区域。这种情况多见于处于严重发作期并且疼痛病史很长的患者。V1 的疼痛也可表现为客观和主观的上半部分角膜反射的降低；V2 的疼痛可表现为下半部分角膜反射的降低。可以用棉签撵出来的细丝检测轻触角膜而不是巩膜来检测角膜反射。V2 或 V3 的疼痛在以鼻唇沟为中心的区域可能会出现轻微的痛觉减退和 / 或触觉减退。从感觉不典型的区域，到感觉典型的区域的神经病学特征都必须仔细观察，以评估感觉的变化。

非典型三叉神经痛呈局灶性，发作时间长，只有轻微甚至没有电击样疼痛，而且是反复发作的。随着时间的推移，典型三叉神经痛可转变为时间更长的非电击样的非典型三叉神经痛。这种非典型或混合性三叉神经痛可通过药物和手术治疗。其中的一些鉴别诊断在最近的一篇牙科文献中有涉及（Horowitz 等，2004），这篇文献用了我们的患者队列，很好地阐明了三叉神经痛的症状，主要是典型三叉神经痛。

内科治疗在第 4、第 6 和第 14 章节会讲到，在这里仅做简单叙述。加巴喷丁，以 100mg 的小剂量开始，每日 2 次，每 48 ~ 72h 按 100mg/d

增加剂量直到足量。除了嗜睡，没有严重的不良反应。卡马西平是一个更好的药物，但有一些潜在的不良反应。如果医生要治疗三叉神经痛，则必须理解这些风险并知晓如何预防。加巴喷丁导致的嗜睡症状通常随时间延长而减少。卡马西平，在早期可能导致嗜睡、记忆力障碍、血液恶液质、严重和危险的皮炎（Stevens–Johnson 综合征），如果长时间使用会致肝损伤，这些药物必须在监控下使用。

　　牙科操作在三叉神经痛的治疗方面是无益的，而且可能引起持久的痛苦。

　　除非有禁忌证，三叉神经痛的首选治疗应是卡马西平，或其他药物治疗。如果药物治疗有效（特别是卡马西平），那么不仅患者感觉会更好一些，而且三叉神经痛的诊断也更加可靠。

　　中间神经痛（膝状神经痛）可能跟三叉神经痛相混淆。中间神经痛的疼痛部位更深，使用药物反应不好（如果有的话），往往伴随严重的耳深部疼痛。丛集性头痛及其变异是中间神经神经痛的最终转归，丛集性头痛在男性比女性更常见，典型的患者会有同侧脸部疼痛 / 颞部头痛，伴随同侧的巩膜发红、流泪和流涕。止痛剂，包括阿片类，可能有助于缓解中间神经痛和丛集性头痛。

魏鹏虎　译

REFERENCES

André N. *Traite sur les maladies de l'urethre*. Paris: Delaguette, 1756.
Horowitz M, Horowitz M, Ochs M, et al. Trigeminal neuralgia and glossopharyngeal neuralgia: Two orofacial pain syndromes encountered by dentists. *J Am Dent Assoc* 2004;135:1427–1433.

第 5 章
面部疼痛的一线诊疗

David Halpert

我被一家医院邀请去会诊，患者为女性、47岁，以"双颞侧顽固性剧烈头痛1周"入院。仔细询问病史，发现了两个相互独立的问题：患者存在1周的双侧颞枕部顽固性头痛（既往无相关病史），并且无任何诱因。促使她就诊的原因是在发病第5天，症状突然加重，出现了持续全天的每5min发作1次的阵发性右侧颞部剧痛，每次持续30秒，疼痛性质为枪击样或针刺样，并且伴随V1分布区的麻木。影像学检查结果未发现异常。

我的初始治疗方案是将加巴喷丁逐渐增量至早、中、晚分别为300、300、500mg/d，此方案可使患者在几天或几周有部分好转，保证其正常工作。6周之后，由于持续、频繁且剧烈的顽固性头痛（不再每天出现）以及偶发的视物模糊，我增加10mg的阿米替林。由于加巴喷丁与阿米替林的作用，尽管患者处于轻度的镇静状态且有轻微的疲劳感，但已无疼痛症状。数月后，加巴喷丁逐渐减量，当减至300mg每晚1次，并持续1个月后，予以停药。

停药后4~5周，该患者顽固性剧烈头痛以及右颞部发作性枪击样疼痛症状再次复发，患者描述这种疼痛就像牙医在未打普鲁卡因时钻孔的神经刺痛。当小剂量的加巴喷丁无法控制疼痛时，我立即将药量再次逐步增加至早、中、晚分别为300、300、500mg/d。再一轮的治疗过后，患者的头痛及神经痛症状得到缓解，才得以将剂量降至早、晚分别为300、500mg/d。在这样的加巴喷丁联合阿米替林的治疗方案下，患者已经持续 6 个月无头痛症状，并且未产生不良反应，效果令人满意。本病例说明，尽管三叉神经痛的临床表现多种多样，甚至合并一些复杂的非特异性表现，比如原发的肌肉相关性头痛。然而详细了解病史仍会帮助你很容易鉴别出三叉神经痛的特征性表现，并开始有针对性的治疗。

三叉神经痛临床表现的多样性

第三级诊疗中心所描述的三叉神经痛与我在临床一线工作 20 年所见到的有所不同。终极诊疗中心更多关注严重、顽固或逐渐加重的神经痛患者。然而，在一个普通的神经诊疗机构，因患者未经筛选，一名医生不仅会遇到典型的、剧烈的三叉神经痛，还会遇到很多简单的变异型疼痛，而且不会把他们转诊至上级诊疗中心。这可能是由于症状较轻或症状短期内即有所缓解（可能是患者接受早期对症的药物干预所致）。在普通的神经诊疗机构，基于面部神经痛的情况，制订鉴别与治疗神经痛的方案是有非常有价值的。

在我的临床实践中，神经性疼痛是一种相对常见的症状。通常，患者描述的典型三叉神经痛症状为三叉神经分布区域短暂、尖锐的刺痛，并且常有逐步加重趋势。一些患者为偶发的神经痛，1 周或 1 个月出现 1 次，一些患者为持续数天至数周的间歇性剧烈疼痛。

急诊科医生，基层医生以及牙科医生经常漏诊三叉神经痛，因为患者只会讲述他们持续数小时或数天的剧烈疼痛，而不会详细说明在整个疼痛期间，疼痛单元是短暂（持续数秒）而反复发作的。除针刺样疼痛外，在剧烈锐痛的间歇，颞区还常有持续性的钝痛。接诊人员需要针对发病过程中的具体细节询问特定问题，比如疼痛是否为刺痛，是否存在诱因等。通常神经性疼痛通过详细询问病史便会比较容易地做出诊断。

有时，三叉神经痛的诱因常会干扰诊断。我见到过许多曾接受多种牙科治疗（包括拔牙）后来治疗面部疼痛的患者，他们的面部疼痛由咀嚼引发或牙科操作所致，但最终确诊为单纯的神经性疼痛。在这些病例中，这种牙科治疗不仅不必要并且会延误诊断，还可能导致病情加重。另外，一些明确的牙科问题，比如脓肿和蛀牙，也是神经性疼痛的原因，这是需要鉴别与治疗的。那么作为一名神经科医生，我建议只有在明确证据的前提下，才能对神经痛的患者进行牙科操作，并且不能把缓解疼痛作为执行这种操作的唯一标准。

在一些病例中，三叉神经痛的诊断也会被并发疾病所迷惑。我曾遇到过 2 例伴随贝尔麻痹（特发性面瘫）的三叉神经痛。更常见的是在一些早期的病例中，有很多存在偏头痛（或不常见的肌肉痛）的患者合并有三叉神经痛。根据我的经验，这类患者常见于中年或者较年轻的人群，并且药物治疗会得到很好的疗效，尽管偶尔会复发。

我接诊的患者大多在 50 ~ 70 岁，但这些症状同样会出现在儿童中。10 岁以下的病例非常罕见但确实存在，不过在青少年中则并不罕见。这些儿科病例大都痊愈，但仍有少数的患者持续存在重度的神经疼痛。所以，年龄不能作为排除三叉神经痛诊断的标准。

在接诊时，我会让患者接受核磁共振检查，查看是否存在血管压迫三叉神经，然而很少发现明确的病灶。目前只遇到过 2 例多发性硬化合并三叉神经痛的患者，但还是在多发性硬化已经确诊之后才表现出的三叉神经痛症状。还有 1 例丘脑血管畸形的患者，表现为面部的烧灼样疼痛。尽管这位患者是以神经痛转诊到我们中心的，但我认为这种持续性的烧灼样疼痛是一种非典型的面部疼痛。

三叉神经痛患者的管理

管理三叉神经痛患者最重要的是对每一例患者的严重程度进行临床评估。一些存在疼痛频发、剧烈且逐步加重的患者，需要大剂量药物治疗，并且这类患者往往最终需要外科手术干预。另一些临床表现较轻的患者则大多可以痊愈。当神经性疼痛加剧并变得过于频繁，以致患者极度痛苦时，大剂量药物治疗就变得极为重要。一旦疼痛变得持续且剧烈，预后往往会比较差。

根据我的经验，三叉神经痛会长期存在。换而言之，一个部位的三叉神经痛是触发更多部位三叉神经痛的最主要诱因。比如患者的疼痛可能起源于诸如创伤之类的外部因素，但是一旦神经纤维被触发，便会开始出现一连串的疼痛。同样，在三叉神经痛加剧的过程中，一系列的疼痛还很可能会激发出更多的疼痛。我认为这种临床症状上的关联可能是因为三叉神经节发生了病理生理学的改变：轴突损伤和脱髓鞘病变导致处于敏感状态的神经节异常放电，有时会形成神经环路，并可能导致进一步的损伤。

如果患者数周出现 1~2 次神经痛，不需要接受药物治疗。但是，嘱咐患者避免接触导致疼痛的诱因和在病情加重时及时就诊是极为重要的。相反的是，如果患者每天反复疼痛，那么就需要接受治疗了。根据我的经验，对于同一位患者，如果延误就诊导致疼痛更加剧烈，相较于早期来说更难治疗。这种剧烈的疼痛需要更大剂量的药物以及更长的服药时间。对于既往曾有三叉神经痛复发病史的患者而言，给予持续小剂量的抗癫痫药来减少疼痛发作频率是明智之举，当疼痛复发可能较大时，则需要加大剂量。

具体的治疗细节将会在本书的其他章节讲解。简言之，如果患者存在难以忍受的疼痛，我的方法是静脉应用苯妥英钠（狄兰汀），这样会使抗癫痫药迅速起效，从而缓解疼痛。长期控制疼痛时，我会用一些其他抗癫痫药物。我倾向于应用加巴喷丁，因为它与其他抗癫痫药物效果相同，但拥有更宽的治疗窗，迅速调高剂量的不良反应也比较小。

另一条治疗注意事项为三叉神经痛的伴随症状。有时，服用一种药物能兼顾治疗三叉神经痛及其伴随症状，这对于达到最佳疗效是很必要的。另外，可能需要针对不同症状给予不同的治疗。例如，如果一位患者头痛伴失眠，那么小剂量的阿米替林就会很好地兼治两种疾病。我的一些患者既往并无焦虑病史，但由于担心他们受神经性疼痛的影响从而变得焦虑，有时这些焦虑是需要接受治疗的。还有偏头痛和其他一些头部疾病可能也需要单独治疗。最后，对于慢性疼痛的患者而言，存在一定的药物依赖或成瘾风险，这种风险需要在患者用药的早期进行告知，服药过程中如果出现应及时处理。

根据我的三叉神经痛患者的用药回馈，发现其遵循着一种有实际意义的模式，前面描述的47岁患者的治疗过程就符合这种模式。通过观察，我发现对于急性疼痛患者，需要达到一个确切的治疗起始量（相对较高）来压制三叉神经急剧加重的疼痛。一旦成功抑制，疼痛便不再剧烈并只需小剂量的药物治疗，甚至不需要药物治疗。然而，无论是外界因素触发还是用药剂量过小，一旦三叉神经再次被触发而开始疼痛，那么即使应用大剂量的药物也有可能无法抑制疼痛。

当药物治疗无效时，就要考虑侵袭性的治疗方式了。当然，当患者疼痛难以忍受时，及时给予大剂量的药物治疗也是必要的。在新发三叉神经痛患者治疗的前几周，对药物敏感的患者预后会较好。但是当连续更换了两三种药物仍未很好地控制疼痛时，便需要建议患者去三级诊疗中心接受侵袭性的治疗。患者到第三级诊疗中心接受治疗通常需要数周时间，并会被评估是否结束第三种药物治疗。

结　论

三叉神经痛的自然病史尚不明了。一些患者可能存在自身神经性疼痛循环加重的倾向，详细询问面部疼痛部位及病史有利于快速精确地诊断。迅速给予大剂量药物治疗会很好地控制患者急性疼痛症状，并且，个人认为此方法还可能降低将来疼痛发作的频率及严重程度。三叉神经痛患者的三叉神经对于痛觉放电似乎存在记忆，医生的工作便是让神经忘掉这种记忆。

孙力泳　译

第 6 章
目前的药物治疗

Jeffrey Cohen

药物治疗是三叉神经痛新发患者的一线治疗手段。对许多慢性或复发的三叉神经痛患者，药物也是主要的治疗手段。药物同样应用于手术后疼痛复发的患者。

三叉神经痛的药物治疗

治疗三叉神经痛的药物可分为抗癫痫药物（AEDs）和非抗癫痫药物（Non-AEDs）。应用 AEDs 治疗三叉神经痛源自 Trouseau（1853）的观察。他发现阵发性疼痛可能与三叉神经系统阵发性放电有关，并且进一步假设这种类型的异常电活动可能类似于癫痫发作。继而，许多 AEDs 以及 Non-AEDs，除中枢神经系统（CNS）兴奋药物之外，均被尝试应用于治疗三叉神经痛。因为缺乏临床随机对照研究，临床医生在选择药物时，主要依靠临床经验。目前文献包括几项小型临床试验、病例系列或个案报道。甚至目前正在使用的一些药物，没有相关的文献报道。三叉神经痛相对较低的发病率，缺乏统一的定义和试验设计，以及在临床随机对照试验时代之前即存在的治疗方式造成了目前的状况，很难对药物客观评价和进行疗效比较。

抗癫痫药物

第一代抗癫痫药物

抗癫痫药物的年代分类取决于进入美国市场的时间是在 1993 年之前还是之后。一般来说，第一代 AEDs 代谢更复杂，并且常常是强效的 P450 酶激动剂或抑制剂，治疗谱相对较窄，并且很多药物有慢性不良事件的记录。尽管如此，这些药物仍然用于治疗三叉神经痛。

苯妥英钠（Phenytoin） 1938 年进入市场，苯妥英钠（5，5- 二苯基乙内酰脲）是文献报道（1942 年的法文文献）对三叉神经痛有效的第一个 AED（Bergouignan，1942）。1958 年一项小宗病例系列报道（Iannone、Baker 和 Morrell，1958）巩固了其应用地位。苯妥英钠对三叉神经痛的治疗效果没有临床试验，据估计其初始有效率为70%，但只有约 25% 可获得持续缓解（Braham 和 Saia 1960）。苯妥英钠是电压依赖性钠离子通道阻滞剂，其治疗遵循零级药代动力学，并且与多种药物有相互作用（作为 P450 酶诱导剂），因此确定剂量时比较棘手。众所周知该药有剂量依赖性不良反应（镇静，共济失调，复视，肝功能异常），以及远期效应（牙龈增生、骨质疏松、颅骨厚度增加、周围神经病变）。除个别病例外（见下文），目前不再作为一线治疗。

卡马西平（Carbamazepine） 卡马西平（5H- 二苯并（b，f）氮杂卓 –5- 甲酰胺）于 1974 年经美国食品和药品监督管理局（FDA）批准用于三叉神经痛治疗，现仍是唯一获其批准的药物，许多医师仍视其为一线药物。其作用机制据推断是电压依赖性钠离子通道阻滞剂。4 项临床随机试验显示其效果良好（初始有效率超过 70%），有证据显示患者疼痛的严重程度减轻和发作次数减少（Campbell、Graham 和 Zilkha，1966；Killian、Fromm，1968；Nicol，1969；Rockliff、Davis，1966）。该药是 P450 酶诱导剂，有自诱导作用（诱导肝酶影响本身的代谢），并且有明显的药物间相互作用。它可以通过 SIADH

导致低钠血症，并很有可能导致再生障碍性贫血、粒细胞缺乏症及严重皮肤反应，尤其是携带 HLA–B*1502 等位基因的亚洲人群。

丙戊酸钠（Valproate）　在一项非盲的丙戊酸钠与苯妥英钠的比较研究中，针对各种存在枪击样疼痛的患者，其中包括小部分三叉神经痛患者，发现丙戊酸钠有效（Swerdlow，1980）。在一项纳入 20 例三叉神经痛患者（新发以及难治性三叉神经痛）的非对照研究中，丙戊酸钠治疗剂量最大 1200mg/d，结果在 6 个月后 20 例患者中 9 例没有疼痛发作或疼痛频率 / 严重程度减少 50%（Peiris、Perera、Devendra 和 Lionel，1980）。

第二代抗癫痫药物

这类药物是指 1993 年之后在美国上市的 AEDs。其中有些药物是已有 AEDs 的"改良"版（如奥卡西平），另一些则是真正的新药（如托吡酯）。新一代 AEDs 的主要优点是药代动力学更简单，安全性和耐受性更好，但几乎没有证据显示其对疼痛缓解更有效。

奥卡西平（Oxcarbazepine）　奥卡西平（10，11- 二氢 -10- 氧代 – 卡马西平）是卡马西平的酮类似物。它是持续、高频、电压依赖性钠动作电位反复触发的抑制剂。一项包括 13 例典型三叉神经痛患者的非盲研究显示：使用奥卡西平治疗（这些患者此前应用卡马西平无效），有效率为 73%（Farago，1987）。另外一项非盲试验中 6 例卡马西平无效的患者使用奥卡西平治疗，效果良好（Zakrzewska 和 Patsalos，1989）。在一项非盲试验中随访 11 个月发现，11 例其他药物无效的患者，服用奥卡西平（中位剂量 1650mg/d）的有效率为 91%（Cohen，2002）。另一项前瞻性非盲试验中，36 例加巴喷丁无效的三叉神经痛患者，经奥卡西平治疗 60% 有良好至极好的疼痛缓解（Royal 等，2001）。三项随机、双盲研究比较了奥卡西平和卡马西平对新发诊断和顽固性三叉神经痛患者的作用：共纳入 132 例患者，治疗 24 周，有效率没有差异（大约 70%），无痛率也没有差异（大约 38%）（Beydoun、Schmidt 和 D'Souza，2002）。而与卡马西平相比，奥卡西平不良反应更少。奥卡西平最常见的不良反应存在剂量依赖性，影响中枢神经系统和胃肠系统。低钠血症也是奥卡西平的特征性不良反应，其机制可能是肾脏水排泄受损（Sachdeo 等，2002）。与卡马西平相比，其药物之间的相互作用更少，部分原因是因为奥卡西平主要是通过还原而非 P450 氧化来代谢的。

加巴喷丁（Gabapentin）　加巴喷丁在结构上与中枢神经系统主要的抑制性神经递质 γ-氨基丁酸（GABA）有关。虽然是为了增强 GABA 活性而设计，但没有明确的证据表明其在临床有效剂量时是通过该机制起作用的。相反，加巴喷丁可能通过钙离子（Ca^{2+}）通道的 $\alpha 2 \delta$ 亚基起作用。据报道加巴喷丁对多发性硬化（MS）患者的顽固性三叉神经痛治疗有效（Khan，1998）。另外两项使用加巴喷丁治疗 MS 患者三叉神经痛的非盲研究证实了这一作用（Solaro 等，1998、2000）。一项包括 92 例三叉神经痛患者接受加巴喷丁治疗的回顾性分析发现，其中 43 例（47%）疼痛减轻（Cheshire，2002），平均有效剂量为 930mg/d。在大多数情况下，加巴喷丁有相当好的耐受性，常见的不良反应包括镇静、恶心、外周水肿及体重增加。加巴喷丁没有活性代谢物，不影响 P450 系统，与蛋白无高度结合。该药目前没有任何已知的明显的药物相互作用。

拉莫三嗪（Lamotrigine）　拉莫三嗪（3，5-二氨基-6-（2，3-二氯苯基）-1，2，4-三吖嗪）也是一种电压依赖性钠通道阻滞剂，但其作用于缓慢的非激活状态。一项将拉莫三嗪用于辅助治疗难治性三叉神经痛（14 例患者，治疗 2 周）的研究显示，以综合指标评估，疼痛有效缓解（Zakrzewska 等，1997）。一项纳入 20 例难治性特发性或症状性三叉神经痛患者的非盲前瞻性试验研究显示，15 例受试者使用拉莫三嗪单药治疗疼痛完全缓解（100~400 mg/d）（Lunardi 等，1997）。一般而言，拉莫三嗪耐受性良好。然而，有一项严重皮疹的黑框警告（如 Stevens-Johnson 综合征）。滴定速度非常缓慢（4~6 周）时，皮疹的可能性大大减少，但滴定速度缓慢限制了其临床疗效。拉莫三嗪经过葡萄糖醛酸反应代谢，蛋白结合率相对较低（55%），药物之间的相互作用相对较少。但是与口服避孕药之间存在显著的药物相互作用：口服避孕药降低拉莫三嗪的水平，但拉莫三嗪似乎并不影响激素水平。

托吡酯（Topiramate） 托吡酯（2，3：4，5- 双 -O-（1- 甲基亚乙基）-B-D 吡喃果糖氨基磺酸酯）有多种可能的作用机制：电压依赖性钠通道阻滞作用；对某些 GABA，A 受体亚型作用增强 GABA 活性；拮抗谷氨酸受体的 L-α- 氨基 -3- 羟基 -5- 甲基 -4- 异恶唑丙酸（AMPA）/ 红藻氨酸亚型以及抑制碳酸酐酶。一项小宗（$n = 3$）针对托吡酯用于三叉神经痛的随机、安慰剂对照、多交叉预试验显示，所有 3 例患者疼痛明显减轻（剂量 75 ~ 600mg/d），尽管确证性研究未能显示出阳性结果（Gilron、Booher、Rowan 和 Max，2001）。另一项小宗试验也提示其有效性（Solaro 等，2001）。Siniscalchi 等（2006）报道了一例 MS 相关三叉神经痛，卡马西平和加巴喷丁均无效，对托吡酯单药治疗（200mg/d）反应良好，随访 14 个月无复发。

非氨酯（Felbamate） 非氨酯（2- 苯基 -1，3- 丙二醇二氨基甲酸酯）通过阻断 N- 甲基 -D- 天冬氨酸（NMDA）诱发的电流以及促进 GABA 反应起效。据报道（Cheshire，1995）3 例其他药物无效的三叉神经痛患者服用非氨酯后有效缓解疼痛。然而，临床使用非氨酯仍然受限，这是由于其可能导致再生障碍性贫血和可致命的肝毒性。消除这些风险的非氨酯改良版药物正在研发中。

左乙拉西坦（Levetiracetam） 左乙拉西坦（（-）-（S）-α- 乙基 -2- 氧代 -1- 吡咯烷乙酰胺）作用机制独特：它与突触前突触囊泡蛋白 SV2A 结合，可能调节钙依赖性突触囊泡的胞外分泌。该药如何减轻神经性疼痛仍不清楚。在一项单中心、非盲、前瞻性的预试验中用于 10 例三叉神经痛患者，左乙拉西坦（单药治疗）治疗的患者 40% 有反应（Jorns、Johnston 和 Zakrewska，2009）。有治疗反应的平均剂量为每天 60.25mg/kg，分 2 次给药。左乙拉西坦一般耐受性良好。

普瑞巴林（Pregabalin） 普瑞巴林（（3S）-3-（氨甲基）-5- 甲基己酸）与中枢神经系统组织中的 α2δ 位点（电压门控钙通道的一个辅助亚单位）具有高亲和性。体外实验中，普瑞巴林可减少一些神经递质的钙依赖性释放，可能具有镇痛效应。在一项包括 65 例患者、治疗 12 周的非盲、多中心、前瞻性观察研究中，普瑞巴林可减轻疼痛，且符合家庭医疗模式的卫生经济学（Perez 等，2009a；2009b）。其中单药治疗应用于 55% 的患者。剂量由医生掌握，在单药治疗中使用 196mg + 105mg，联合药物治疗中为 234mg + 107mg。先前的一项非盲前瞻性研究表明，针对三叉神经痛患者的混合人群，普瑞巴林平均剂量 269.8mg/d，8 周后评价发现可减轻 74% 患者的疼痛（Obermann 等，2008）。两项研究均非双盲，还需要进一步的数据来证实这些结果。

其他新一代抗癫痫药物

噻加宾、拉科酰胺、卢非酰胺、氨己烯酸和唑尼沙胺的数据或缺乏或不存在。尽管如此，医生有时会尝试将它们用于治疗三叉神经痛疼痛，其结果多种多样。

其他药物

巴氯芬（Baclofen） 巴氯芬（4- 氨基 -3（4- 氯苯）- 丁酸）是一种中枢神经系统肌肉松弛剂，可能可以减少三叉神经脊束核的兴奋性突触传递（Fromm、Terrence、Chattha 和 Glass，1980）。一项小宗双盲交叉研究表明，巴氯芬可减少 70% 三叉神经痛发作次数，而安慰剂组为 10%（Fromm、Terrence 和 Chattha，1984）。在后续的交叉双盲研究中，针对难治性三叉神经痛的混合人群患者，通过发作次数统计，L- 巴氯芬在 9 / 15 例患者中比外消旋巴氯芬更有效。部分患者也服用 AEDs（Fromm、Terrence，1987）。外消旋药物中的 D-巴氯芬抵消了 L- 巴氯芬的效果。尽管缓解疼痛有效，但是常见的剂量依赖性镇静作用限制了其有效性，常见的不良反应包括胃肠不适。

巴氯芬半衰期较短，通常每天至少服用三次，通过肾脏排泄。

氯硝西泮（Clonazepam）　氯硝西泮（6-（2- 氯苯基）- 9- 硝基 -2，5- 二氮杂（（5.4.0）十一烷 -5，8，10，12- 四烯 -3- 酮）和苯二氮）受体结合，从而产生对 CNS 的抑制作用。两项小宗非盲研究表明其对三叉神经痛有部分效用（每项研究中的有效率大概为 64%），镇静作用是其使用限制因素（Court、Kase，1976；Smirne 和 Scarlato，1977）。

氯丙咪嗪（Clomipramine）　氯丙咪嗪（3-（9- 氯 -5，6- 二苯并（b）（1）氮杂卓 -11- 氢）- N，N- 二甲基丙胺）与阿米替林（3 -（10，11- 二氢 -5H- 二苯并（（a，d））环庚三烯 -5- 亚基）- N，N- 二甲基 -1- 丙胺）通过一项针对神经性疼痛的早期研究进行比较，纳入了 17 例三叉神经痛患者（Carasso、Yehuda 和 Streifler，1979）。采用单盲法，分别用 20 ~ 75mg/ 天的氯丙咪嗪与 30 ~ 110mg/ 天的阿米替林。氯丙咪嗪治疗组，疼痛中度至明显缓解的比例更大。主要不良反应包括躁动和口干。

舒马曲坦（Sumatriptan）　舒马曲坦（3 -（2 -（二甲胺基）乙基）-N- 甲基 - 吲哚 -5- 甲基磺酰胺琥珀酸）是一种血管 5 - 羟色胺受体亚型激动剂（可能是 5 -HT1D），已被批准用于治疗偏头痛。其应用于三叉神经痛的基本原理假定与其 1D 受体亚型激动作用有关，该受体高浓度存在于三叉神经系统中（Kanai、Suzuki 和 Hoka，2006b）。其应用于三叉神经痛的治疗效果在两个小宗临床试验中被评估：在一项包括 15 例特发性三叉神经痛患者的初步研究中，部分患者继续服用卡马西平，对照组注射生理盐水作为安慰剂，实验组皮下注射 3mg 舒马曲坦，然后口服舒马曲坦 50mg，一天两次，持续 1 周（Kanai、Suzuki、Osawa 和 Hoka，2006b）。使用视觉模拟量表（VAS），休息状态下、触摸及进食时进行疼痛评估，由一个研究者盲法完成评估。舒马曲坦治疗组 VAS 明显降低，持续时间达到 2 周。第二项研究将特发性三叉神经痛交叉随机分为舒马曲坦 3mg 皮下注射治疗组或安慰剂两组（Kanai、Saito 和 Hoka，2006a）。使用研究药物之前停止其他三叉神经痛药物。研究采用盲法进行，疼痛评估为在注射 30min 后进行 VAS 评分。50% 接受舒马曲坦的受试者疼痛消失。与安慰剂组比较，舒马曲坦组受试者疼痛缓解的比例有显著的统计学差异。效果的持续时间为 7.9h。两项研究中舒马曲坦的不良反应包括轻度血压升高、恶心、胸部不适少见。虽然有应用前景，但不良反应限制其在普通三叉神经痛人群中的应用。高龄，存在合并症，都是应用舒马曲坦的禁忌证。长期有效性尚欠缺评估。最近，有报道在 3 例患者中经鼻使用舒马曲坦辅助治疗难治性三叉神经痛，提示这种方式有效（Shimohata 等，2009）。

鼻内利多卡因（Intranasal Lidocaine） 利多卡因（2-（二乙氨基）-n-（2，6-二甲苯基））是一种常见的局部麻醉剂，可通过抑制冲动启动和传导所需的离子流来稳定神经膜。利多卡因已用于多种类型的神经阻滞。因为三叉神经的第二支穿过蝶腭神经节，此处可经鼻腔到达，有研究将鼻内利多卡因（IL）应用于 V2 分布区疼痛的三叉神经痛患者（Kanai 等，2006c）。25 例典型三叉神经痛患者随机分配到 8%IL 或安慰剂两组。在治疗前、治疗后 15 和 30min，通过 VAS 评估刺激诱发的阵发性疼痛。在给予利多卡因前停用其他三叉神经痛药物。结果显示经 IL 治疗者 VAS 显著降低，而安慰剂治疗者则不然。40% 的 IL 受试者疼痛完全缓解。疼痛持续时间平均为 4.3h。不良反应包括局部刺激、苦味感和咽部麻木。

辣椒素（Capsaicin） 辣椒素（8-甲基-N-香草基-反式-6-壬烯酰胺）选择性阻断可能具有致痛作用的初级感觉神经元。在一项包括 12 例患者的非盲研究中，将 1 克辣椒素（0.05%）应用于疼痛区域表面，每日 3 次持续 1 年（Fusco、Alessandri，1992）。10/12 患者部分或完全缓解疼痛，但其中 4 例复发（Epstein、Marco，1994）。

妥卡尼（Tocainide） 妥卡尼（2-氨基-N-2；6-（二甲苯基）丙酰胺）是一种 1 类抗心律失常药物和钠离子通道阻滞剂，在一项包括

12 例患者的双盲交叉研究中与卡马西平对照（Lindstrom、Lindblom，1987），每种药物的治疗时间是 2 周。两组疼痛评分均改善；没有发现两种药物之间的区别。然而，因为无法接受的不良反应，如严重的血液问题，该药在美国不再销售，目前并不作为治疗选择。

匹莫齐特（Pimozide）　匹莫齐特（1-（1-（4，4- 二（4- 氟苯基）丁基）-4- 哌啶）-1，3- 二氢 - 苯并咪唑 -2- 酮）是一种抗精神病药物，一项多中心双盲交叉试验评估对比其与卡马西平单药治疗的效果（Lechin 等，1989）。每个治疗周期是 8 周，包括 48 例存在 V1 或 V2 分布区疼痛的三叉神经痛患者，纳入研究前多种三叉神经痛药物治疗无效。匹莫齐特治疗组的患者均有疼痛缓解，而卡马西平治疗组则为 58%。匹莫齐特治疗的疼痛评分下降了 78%，而卡马西平治疗组则下降了 50%（$P < 0.01$）。83% 的匹莫齐特治疗组患者出现不良反应，虽然没有患者选择退出。尽管如此，由于其不可接受的不良反应，如锥体外系不良反应和潜在致命的长 Q-T 综合征，对三叉神经痛而言，匹莫齐特并不是切实可行的选择。

肉毒杆菌毒素（Botulinum Toxin）　肉毒杆菌毒素 -A（BTX-A）已经广泛应用于医学和美容领域。其通过阻断神经肌肉接头释放乙酰胆碱发挥作用。在两项非盲试验中对其用于三叉神经痛进行了研究。第一项试验中 8 例特发性三叉神经痛患者注射 100U BTX-A：患侧 50U 颧弓上，50U 颧弓下（Turk、Ilhan、Alp 和 Sur，2005），接受注射后停用其他药物。VAS 评分和疼痛频率分析表明 BTX-A 治疗后 1 周、2 个月和 6 个月均下降，差异有统计学意义。第二项试验中的 13 例特发性三叉神经痛患者在面部疼痛区域皮下注射 BTX-A（Piovesan 等，2015），BTX-A 的用量在 6.45 ~ 9.11U 不等。患者同时接受三叉神经痛药物治疗，如果疼痛缓解可减量或停用药物；注射治疗后 10 天、20 天、30 天和 60 天后，疼痛面积的减少有统计学意义；VAS 评分降低与疼痛面积减少相关；疼痛缓解在 60 天时仍然存在，但没有后续的随访。一些患者可以停用或减量同时使用的其他药物。虽然疼痛缓解的机制不明，但一般认为与谷氨酸及 P 物质释放受抑制有关。两项研究虽然得出阳性结果，但仍应视为初步研究，评估 BTX-A 对三叉神经痛治疗有效性的随机双盲临床试验正在进行。

顺势疗法的药物（Homeopathic Agents）　一项单中心非对照观察性研究纳入 15 例三叉神经痛患者，评估个体化顺势疗法减轻疼痛的潜在作用（Mojaver，2007）。2 名顺势疗法医师访视每一位患者，并且必须达成具体的个性化顺势疗法来控制三叉神经痛。白头翁花（Pulsatilla）和乌头（Aconite）分别是对女性和男性最常用的处方，但也有其他药物可以应用。在研究过程中经医师慎重判断可以更换。用于治疗三叉神经痛的药物在顺势疗法治疗前逐渐减少。VAS 用于评估疼痛强度，结果显示 4 个月观察期内疼痛程度在统计学上有显著性下降。方法学的争议点包括三叉神经痛的定义、研究过程中的个性化和治疗变更、缺乏参照或对照组以及非盲观察。虽然该观察很有趣，但需要纳入更多患者并改进试验设计以重新试验评估该治疗方法。

对三叉神经痛临床试验呈阴性的药物

局部普鲁卡因（Topical Proparacaine）　普鲁卡因（2-（二乙氨基）2- 氨 4- 苯甲酸乙酯）用于治疗三叉神经痛是基于偶然的观察，即眼科检查局部使用普鲁卡因时三叉神经痛可以缓解。一项随机双盲试验中对 47 例三叉神经痛患者单纯局部应用 0.5% 普鲁卡因（与安慰剂对比）（Kondziolka 等，1994），患者仍继续服用以前的药物。在注射后 3 天、10 天、30 天使用几种评估手段评估，与安慰剂组相比，治疗组没有发现疼痛改善。有趣的是，没有数据表明普鲁卡因能使三叉神经痛短期缓解（< 1 天）或使刺激诱发的疼痛缓解。

替扎尼定（Tizanidine）　替扎尼定（4- 氯 - 氮 -（4，5- 二羟 -1 氢 - 咪唑啉 -2 基）-8 硫胺 -7，9- 二氮杂二环（4，4，0）九烷 -2，

4，6，9- 四烯 -5- 胺）是中枢性 α2 肾上腺素受体激动剂。在一项小样本（$n = 12$）随机、双盲平行组别设计中，对比其（最大剂量18mg/d）与卡马西平（最大剂量 900mg/d）的作用（Vilming、Lyberg 和 Lataste，1986）没有发现明显的疼痛减轻。在一项单中心交叉双盲研究中纳入 11 例三叉神经痛患者，一部分患者继续服用其他止痛药，替扎尼定（4mg，每天 3 次）作为辅助治疗与安慰剂相比，治疗周期为 8 天，接着是非盲的延长期观察（Fromm，Aumentado 和Terrence1993）。在最好的情况下，可见疼痛中度缓解，并且存在耐受性问题。

美西律（Mexiletine） 美西律（1-（2，6- 二甲基苯氧基）丙胺 -2- 胺）是 1B 类抗心律失常药物。它通过缩短复极化相来降低动作电位。在 4 例特发性三叉神经痛患者中研究发现，以 10mg/kg/d的剂量治疗至少 1 周，没有明显的疼痛改善（Pascual 和 Berciano，1989）。

右美沙芬（Dextromethorphan） 右美沙芬（（＋)-3- 甲氧基 -17-甲基 -（9α，13α，14α）- 吗啡喃）是 NMDA 谷氨酸受体拮抗剂。一项针对右美沙芬的随机双盲交叉对照试验纳入面部疼痛患者，其中包括 3 例三叉神经痛患者（Gilron，2000）。这项研究没有发现右美沙芬在任一类型的面部疼痛患者中有作用。考虑到仅有 3 例三叉神经痛患者，该结论具有不确定性。

其他药物

一些个案报道或小宗病例系列报道了以下药物的阳性结果，尽管没有一项可以作为证据表明这些药物确实对三叉神经痛有作用。1 例三叉神经痛患者服用卡马西平后出现肝损伤后使用米那普仑（（1R，2R）-2-（氨基甲基）-N，N- 二乙基 -1- 苯基环丙烷 -1-甲酰胺）治疗，作为一种 5- 羟色胺和去甲肾上腺素再摄取抑制剂（50mg/kg）治疗 2 月，三叉神经痛缓解（Ito 2007）。米索前列醇（甲

基 –7–（3– 羟—（E）–4– 羟甲基 –1– 基）–5– 氧环戊基）庚酸）是长效前列腺素 E_1 类似物。在一项非盲研究中，难治性三叉神经痛患者合并多发性硬化，7 例受试者中 6 例有效（Reder、Arnason，1995）。

目前药物治疗中的特殊问题

三叉神经痛急性加重

极少数三叉神经痛患者出现极度严重的情况，口服药物不能缓解疼痛以保障其基本生活。与此同时，高剂量的基础药物治疗会引起明显的不良事件，几乎没有如何处理这些情况的指南。这些患者可能到急诊室（ER）就诊，尤其是在晚上或周末。通常情况下，急诊值班人员并不熟悉三叉神经痛，或者可能会质疑诊断。ER 人员可能不知道如何治疗三叉神经痛，并且有时会给吗啡或其同等药物，这不一定会缓解疼痛，并可能导致药物中毒。

对此类患者预先制订单独的治疗计划是一种选择，这有助于避免他们到急诊室就诊。这种计划可能不适于每天治疗，但对于偶尔的恶化可能是有帮助的。如皮下应用舒马曲坦，鼻内用利多卡因或以前医师们同意的滴定计划来增加维持药物。

如果这种方法可行性差或不能控制疼痛，患者可能在 ER 接受治疗。为患者提供医生的特别标注——诊断和首选的急性治疗措施——通常可以确保更好和更快地缓解疼痛。静脉注射（IV）生理盐水溶解的苯妥英钠（3～5mg/kg），速度不快于（最好是慢于）50mg/min，配备心脏监测及血压测定，在一项小宗病例系列中据报道中是有效的（Albert，1978；Jensen，1954；Kugelberg、Lindblom，1959），疼痛迅速缓解，并且可以持续 4 天。常见的剂量相关性不良反应包括镇静、共济失调、心动过缓和低血压。

以 40% 丙二醇和 10% 乙醇配制苯妥英钠混悬液，由氢氧化钠调整至 pH12（从而导致前文提到的不良反应），该制剂的缺点以及静脉输液外渗可能引起的严重皮肤过敏，导致了对药物前体苯妥英磷酸盐的研发。苯妥英磷酸盐是苯妥英的前体药物，在三羟甲基氨基甲烷缓冲液中的 pH 为 8。尽管注射时也需要心脏监测，但给药时速度可更快（可达 150 mgPE /min）且毒性更小。磷酸盐的分解可能导致瘙痒，常在生殖器官区。在一项小宗三叉神经痛患者疼痛急性严重的病例系列中，14mg/kg 的负荷量可缓解疼痛达 2 天（Cheshire，2001）。

其他 AED 静脉剂型，如丙戊酸钠和左乙拉西坦，在治疗急性三叉神经痛严重时的作用还未被评估。

妊娠女性及育龄期女性三叉神经痛患者的管理

尽管三叉神经痛倾向于累及育龄期以后的女性，但仍有少数三叉神经痛患者为育龄期女性。所有上述讨论的药物都至少归于孕期 C 类范畴，没有一种是 B 类的。因此，对孕期三叉神经痛患者应用药物时对每一位患者都需要风险 – 获益分析。

关于孕期 AEDs 使用的数据，各种 AEDs 妊娠登记已报道。北美抗癫痫药物妊娠登记已报告主要的先天畸形（MCMs）发病率在应用丙戊酸钠后增加 10.7%（Wyszynski 等，2005），而在一般人群约为 2%。拉莫三嗪与非综合征型唇腭裂风险升高相关 [（8.9/1000），尽管 MCMs 的整体发生率只有 2.7%（Holmes 等，2006）]。使用不同的方法学，国际拉莫三嗪妊娠注册报告妊娠前期使用拉莫三嗪单药治疗的 MCMs 发生率为 2.6%（LTG 妊娠中期报告，2007 年 7 月）。

对于卡马西平单药治疗，其他妊娠注册研究报告 MCMs 的发生率 在 2.2% ~ 8.2%（Meador 等，2006；Morrow 等，2006；Vajda 等，2006）。

其他更常用于三叉神经痛的 AEDs 的妊娠数据或者因样本太少没有意义，或者缺乏。所有的三叉神经痛育龄期女性患者，一旦妊娠，应该服用叶酸，有助于降低神经管缺陷的可能性。尽管对于妊娠期三叉神经痛没有可推荐的药物选择，根据已有数据，从安全角度来看拉莫三嗪更优。

多发性硬化患者的三叉神经痛治疗

多发性硬化（Multiple Sclerosis，MS）患者三叉神经痛的发病率据估计为 1.9%（Hooge、Redekop，1995），高于一般人群。理解这些患者与普通三叉神经痛患者药物治疗之间的异同是有意义的。在 MS 患者中，三叉神经痛往往是双侧的（14%），比典型的三叉神经痛患者（$x = 38$ 岁）发病年龄更小。MS 患者的三叉神经痛往往归因于出现在三叉神经入脑桥处或脑桥内涉及三叉神经纤维和核团区域的 MS 斑块（Gass 等，1997）。

应用卡马西平或奥卡西平治疗 MS 患者的三叉神经痛，尚没有正式的研究，尽管有个别报道其在部分患者中有效。据报道加巴喷丁对 MS 患者难治性三叉神经痛有效，为小宗非盲病例系列研究，单药或联合用药治疗，剂量 1200mg/d（Khan 等，1998；Solaro 等，1998，2000，2001）。在一项报告中，2 例难治性三叉神经痛 MS 患者使用托吡酯 200mg/d 成功治愈（Solaro 等，2001）。

米索前列醇在两项非盲试验中针对 MS 患者合并难治性三叉神经痛，据报道是有效的（Reder 等，1995；Evers 等，2003）。

对药物不良反应敏感的患者

治疗中的一个难题是三叉神经痛患者无法耐受口服药物治疗。有时患者确实无法服用所需的足量药物来减轻疼痛（药物基因组学、肝或肾并发症）。其他一些患者因为惧怕潜在的不良反应而不用药物。通常有关药物治疗的附加教育可能是有益的。除此以外的其他方法包括使用非口服药物（商品化或复合型的贴剂、霜剂、经鼻或经皮下的药品）。这一类患者与可以耐受药物治疗的患者相比，更倾向于及早寻求手术治疗。

对比研究：哪种药物更好？

奥卡西平与卡马西平对比的荟萃分析显示两者没有区别（Beydoun 等，2002）。卡马西平比替扎尼定更有效（Vilming 等，1986）。虽然巴氯芬比卡马西平更有效，从不良反应角度来看卡马西平更安全（Parekh、Shah、Kotdawalla 和 Gandhi，1986）。氯丙咪嗪比阿米替林更有效（Carasso 等，1979）。匹莫齐特比卡马西平更有效，尽管不实用（Lechin 等，1989）。

品牌药物与一般药物

许多用于三叉神经痛的药物已经作为一般药物使用多年。在过去的几年和不久的将来，许多更新的三叉神经痛药物将成为非专利药。尽管 FDA 认为治疗是等效的，一般药物可能对特定的患者带来治疗问题。对于等效的一般药物，曲线下平均面积必须有 90% 的可信区间，以及 C_{max} 在 80% ~ 125%（Lu、Davit，2007）。可想而知，患者疼痛不能缓解或不良事件可能发生在从品牌药物更换为一般药物时，或在一般药物之间进行更换时。在加拿大，发现从一般药物切换回品牌药物的比率，AEDs 高于其他类型的药物（Andermann、Duh、Gosselin 和 Paradis，2007）。

单一药物与联合用药

单一药物往往是首选，因为单一药物可能是有效的，往往不良反应更少，而且花费更低。尽管联合用药常试用于难治性三叉神经痛患者，然而尚无研究表明哪几种药联合最好。许多非盲研究在基本药物的基础上添加新的药物，并报道有效。有一项研究表明在卡马西平基础上加用巴氯芬有协同作用（Parekh 等，1986）。

手术治疗前要多少药物治疗？

很遗憾，现有文献没有直接回答这个问题：在外科治疗前应推荐尝试使用多少药物？一方面，很多新诊断的三叉神经痛患者对于一线药物治疗至少在短期内反应良好。但是也有一部分新诊断的三叉神经痛患者在初始药物治疗后部分缓解，接着需要增加剂量以完全缓解疼痛，而出现不可接受的不良反应；另一方面，一些新诊断三叉神经痛患者从未真正缓解。这些患者常常从一种药物换到另一种药物，有时是联合用药，达到部分缓解，但仍存在不良反应及偶尔的发作。数月后，许多药物试验性治疗失败或仅部分有效后，这些患者选择外科手术。

有建议，一些外科手术如显微血管减压（MVD），在三叉神经痛诊断后 7 年内进行更有效。因此，等待尝试多种药物可能并不是最有效的策略。一项小宗研究中 15 例难治性三叉神经痛患者使用奥卡西平治疗并长期随访。12 例患者需要手术，据报道大多数手术治疗患者比使用奥卡西平改善更好（Zakrzewska 和 Patsalos，2002）。针对 156 例三叉神经痛患者利用决策分析 / 时间权衡方法分析，在改善生活质量上手术治疗优于药物治疗（Spatz、Zakrezewska 和 Kay，2007）。

药物何时减量？

关于治疗三叉神经痛的药物何时减量缺乏规范的指导。对于真正进入缓解期的患者，药物可以在 1 个月以上的时间内逐渐减量。然而，对疼痛明显缓解但仍然存在轻度疼痛（残余痛）的患者，仍倾向于维持低剂量的有效药物。

药物治疗流程

药物治疗的建议如图 6.1 所示。对于大多数患者，考虑到两者初始治疗成功率较高，首选奥卡西平或卡马西平是合理的。加巴喷丁是合理的二线选择，尽管它可能在某些患者中作为首选使用。除此之外，进一步的选择取决于药物治疗失败是疼痛控制不佳还是因

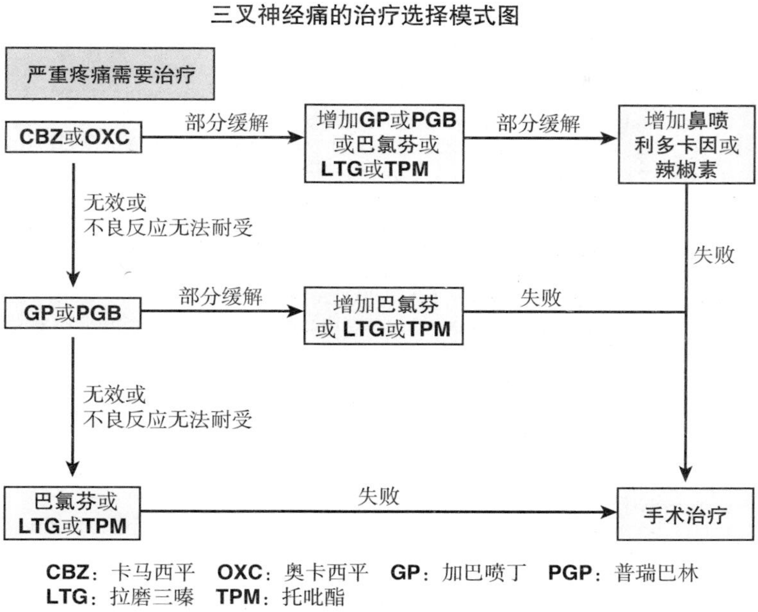

三叉神经痛的治疗选择模式图

图 6.1　加强版多药随机撤换（EERW）设计

为不良反应。不同作用机制的药物可以联合应用，其他选择包括联合口服和非口服辅助药物（鼻内利多卡因，皮下舒马曲坦）。

齐　猛　译

REFERENCES

Albert HH. Infusionsbehandlung der akuten trigeminusneuralgie mit phenytoin i.v. *Munchener Medizinische Wochenschrift* 1978;120:529–530.

Andermann F, Duh MS, Gosselin A, Paradis PE. Compulsory generic switching of antiepileptic drugs: high switchback rates to branded compounds compared with other drug classes. *Epilepsia* 2007;48:464–469.

Bergouignan M. Cures hereuses de nevralgies faciales essentielles par le diphenyl–hydantoinate de soude. *Rev Laryng Otol Rhinol* 1942;63:34.

Beydoun A, Schmidt D, D'Souza J. Oxcarbazepine versus carbamazepine in trigeminal neuralgia: a meta-analysis of three double blind comparative trials.

Neurology 2002;58(Suppl 2).

Braham J, Saia A. Phenytoin in the treatment of trigeminal and other neuralgias. *Lancet* 1960;2:893–893.

Campbell FG, Graham JG, Zilkha KJ. Clinical trial of carbamazepine (Tegretol) in trigeminal neuralgia. *J Neurol Neurosurg Psych* 1966;29:265–267.

Carasso RL, Yehuda S, Streifler M. Clomipramine and amitriptyline in the treatment of severe pain. *Int J Neurosci* 1979;9:191–194.

Cheshire WP, Jr. Felbamate relieved trigeminal neuralgia. *Clin J Pain* 1995;11:139–142.

Cheshire WP, Jr. Fosphenytoin: an intravenous option for the management of acute trigeminal neuralgia crisis. *J Pain Sympt Mgmt* 2001;21:506–510.

Cheshire WP, Jr. Defining the role of gabapentin in the treatment of trigeminal neuralgia: a retrospective study. *J Pain* 2002;3:137–142.

Cohen J. Postmarketing experience with oxcarbazepine in the treatment of trigeminal neuralgia, 2002 (abst).

Court JE, Kase CS. Treatment of tic douloureux with a new anticonvulsant (clonazepam). *J Neurol Neurosurg Psych* 1976;39:297–299.

Epstein JB, Marco JH. Topical application of capsaicin for treatment of oral neuropathic pain and trigeminal neuralgia. *Oral Surg Oral Med Oral Pathol* 1994;77:135–140.

Evers S, DMKG Study Group. Misoprostol in the treatment of trigeminal neuralgia associated with multiple sclerosis. *J Neurol* 2003;250:542–545.

Farago F. Trigeminal neuralgia: its treatment with two new carbamazepine analogues. *Eur Neurol* 1987;26:73–83.

Fromm GH, Aumentado D, Terrence CF. A clinical and experimental investigation of the effects of tizanidine in trigeminal neuralgia. *Pain* 1993;53:265–271.

Fromm GH, Terrence CF, Chattha AS, Glass JD. Baclofen in trigeminal neuralgia: its effect on the spinal trigeminal nucleus: a pilot study. *Arch Neurol* 1980;37:768–771.

Fromm GH, Terrence CF, Chattha AS. Baclofen in the treatment of trigeminal neuralgia: double blind study and long-term follow up. *Ann Neurol* 1984;15:240–244.

Fromm GH, Terrence CF. Comparison of L-baclofen and racemic baclofen in trigeminal neuralgia. *Neurology* 1987;37:1725–1728.

Fusco BM, Alessandri M. Analgesic effect of capsaicin in idiopathic trigeminal neuralgia. *Anesth Analg* 1992;74:375–377.

Galleli L, Scornaienghi D, Mancuso F, De Sarro G. Topiramate therapy for symptomatic trigeminal neuralgia. *Clin Drug Invest* 2006;26:113–115.

Gass A, Kitchen N, MacManus DCR, et al. Trigeminal neuralgia in patients with multiple sclerosis: lesion localization with magnetic resonance imaging. *Neurology* 1997;49:1142–1144.

Gilron I, Booher SL, Rowan JS, et al. A randomized, controlled trial of high-dose dextromethorphan in facial neuralgias. *Neurology* 2000;55:964–971.

Gilron I, Booher SL, Rowan JS, Max MB. Topiramate in trigeminal neuralgia: a randomized placebo-controlled multiple crossover pilot study. *Clin Pharmacol* 2001;24:109–112.

Holmes LB, Wyszynski DF, Baldwin EJ, et al. Increased risk for non-syndromic cleft palate among infants exposed to lamotrigine during pregnancy. *Birth Defects Res (Part A)* 2006;76:5.

Hooge JP, Redekop WK. Trigeminal neuralgia in multiple sclerosis. *Neurology* 1995;45:1294–1296.

Iannone A, Baker AB, Morrell F. Dilantin in the treatment of trigeminal neuralgia. *Neurology* 1958;8:126–128.

International Lamotrigine Pregnancy Registry, interim report, issued July 2007.

Ito M, Yoshida K, Kimura H, et al. Successful treatment of trigeminal neuralgia with milnacipran. *Clin Neuropharm* 2007;30:183–185.

Jensen H. Die Behandlung der trigeminusneuralgie mit diphenylhydantoin. *Arztliche Wochenschrift* 1954;9:105–108.

Jorns TP, Johnston A, Zakrewska JM. Pilot study to evaluate the efficacy and tolerability of levetiracetam (Keppra[R]) in treatment of patients with trigeminal neuralgia. *Eur J Neurol* 2009;16:740–744.

Kanai A, Saito M, Hoka S. Subcutaneous sumatriptan for refractory trigeminal neuralgia. *Headache* 2006a;46:577–582.

Kanai A, Suzuki A, Kobayashi M, Hoka S. Intranasal lidocaine 8% spray for second-division trigeminal neuralgia. *Brit J Anesth* 2006c;97:559–563.

Kanai A, Suzuki A, Osawa S, Hoka S. Sumatriptan alleviates pain in patients with trigeminal neuralgia. *Clin J Pain* 2006b;22:677–680.

Khan OA. Gabapentin relieves trigeminal neuralgia in multiple sclerosis patients. *Neurology* 1998;51:611–614.

Killian JM, Fromm GH. Carbamazepine in the treatment of neuralgia. *Arch Neurol* 1968;19:129–136.

Kondziolka D, Lemley T, Kestle JR, et al. The effect of single-application topical ophthalmic anesthesia in patients with trigeminal neuralgia. *J Neurosurg* 1994;80:993–997.

Kugelberg E, Lindblom U. The mechanism of the pain in trigeminal neuralgia. *J Neurol Neurosurg Psychiat* 1959;22:36–43.

Lechin F, van der Dijs B, Lechin ME, et al. Pimozide therapy for trigeminal neuralgia. *Arch Neurol* 1989;46:960–963.

Lindstrom P, Lindblom U. The analgesic effect of tocainide in trigeminal neuralgia. *Pain* 1987;28:45–50.

Lu SK, Davit BM. Bioequivalence testing in the US for generic drug products, 2007. Accessed March 17, 2008. Available at http://www.fda.gov/cder/audiences/iact/forum/200704_lu.pdf.

Lunardi G, Leandri M, Albano C, et al. Clinical effectiveness of lamotrigine and plasma levels in essential and symptomatic trigeminal neuralgia. *Neurology* 1997;48:1714–1717.

Meador KJ, Baker GA, Finnell RH, et al. In utero antiepileptic drug exposure. *Neurology* 2006;67:407–412.

Mojaver YN, Mosavi F, Mazaherinezhad A, et al. Individualized homeopathic treatment of trigeminal neuralgia. *Homeopathy* 2007;96: 82–86.

Morrow J, Russell A, Guthrie E, et al. Malformation risks of antiepileptic drugs in pregnancy: a prospective study from the UK epilepsy and pregnancy registry. *J Neurol Neurosurg Psychiatry* 2006;77:193–198.

Nicol CF. A four year double-blind study of Tegretol in facial pain. *Headache* 1969;9:54–57.

Obermann M, Yoon MS, Sensen K, et al. Efficacy of pregabalin in the treatment of trigeminal neuralgia. *Cephalgia* 2008;28:174–181.

Parekh S, Shah K, Kotdawalla H, Gandhi I. Baclofen in carbamazepine resistant trigeminal neuralgia: a double blind clinical trial. *Cephalgia* 1989;9:392–393.

Pascual J, Berciano J. Failure of mexiletine to control trigeminal neuralgia. *Headache* 1989;29:517–518.

Peiris JB, Perera GLS, Devendra SV, Lionel NDW. Sodium valproate in trigeminal neuralgia. *Med J Australia* 1980;2:278.

Perez C, Navarro A, Saldana MT, et al. Patient-reported outcomes in subjects with painful trigeminal neuralgia receiving pregabalin: evidence from medical practice in primary care settings. *Cephaligia* 2009a;29:781–790.

Perez C, Saldana MT, Navarro A, et al. Trigeminal neuralgia treated with pregabalin in family medicine settings: its effet on pain alleviation and cost reduction. *J Clin Pharmacol* 2009b;49:582–590.

Piovesan EJ, Teive HG, Kowacs PA, et al. An open study of botulinum-A toxin treatment of trigeminal neuralgia. *Neurology* 2005;65:1306–1308.

Reder AT, Arnason BG. Trigeminal neuralgia in multiple sclerosis relieved by a prostaglandin E analogue. *Neurology* 1995;45:1097–1100.

Rockliff BW, Davis EH. Controlled sequential trials of carbamazepine in trigeminal neuralgia. *Arch Neurol* 1966;15:129–136.

Royal M, Wienecke G, Movva V, et al. Open label trial of oxcarbazepine in neuropathic pain. *Pain Medicine* 2001;2:250–251.

Sachdeo RC, Rajesh C, Wasserstein A, et al. Effects of oxcarbazepine on sodium concentration and water handling. *Ann Neurol* 2002;51:613–620.

Shimohata K, Shimohata T, Motegi R, et al. Nasal sumatriptan as adjunctive therapy for idiopathic trigeminal neuralgia: report of three cases. *Headache* 2009;49: 768–770.

Siniscalchi A, Gallelli L, Scornaienghi D, et al. Topiramate therapy for symptomatic trigeminal neuralgia. *Clinical Drug Investigation* 2006;26(2):113–5, 2006.

Smirne S, Scarlato G. Clonazepam in cranial neuralgias. *Med J Australia* 1977;1:93–94.

Solaro C, Lunardi GL, Capello E, et al. An open-label trial of gabapentin treatment of paroxysmal symptoms in multiple sclerosis patients. *Neurology* 1998;51: 609–611.

Solaro C, Messmen Uccelli M, Ucelli A, et al. Low dose gabapentin combined with either lamotrigine or carbamazepine can be useful therapies for trigeminal neuralgia in multiple sclerosis. *Eur Neurol* 2000;44:45–48.

Solaro C, Uccelli MM, Brichetto G, et al. Topiramate relieves idiopathic and symptomatic trigeminal neuralgia. *J Pain Sympt Mgmt* 2001;21:367–368.

Spatz AL, Zakrzewska JM, Kay EJ. Decision analysis of medical and surgical treatments for trigeminal neuralgia: How patient evaluations of benefits and risks affect the utility of treatment decisions. *Pain* 2007;131:302–310.

Swerdlow M. The treatment of "shooting" pain. *Postgrad Med J* 1980;56:159–161.

Trousseau A. De la neuralgie epileptiforme. *Arch Gen Med* 1853;1:33.

Turk U, Ilhan S, Alp R, Sur H. Botulinum toxin and intractable trigeminal neuralgia. *Clin Neuropharmacol* 2005;28:161–162.

Vajda FJE, Hitchcock A, Graham J, et al. Foetal malformations and seizure control: 52 months data of the Australian pregnancy registry. *Eur J Neurol* 2006;13:645–654.

Vilming ST, Lyberg T, Lataste X. Tizanidine in the management of trigeminal neuralgia. *Cephalgia* 1986;6:181–182.

Wyszynski DF, Nambisan M, Surve T, et al. Increased rate of major malformations in offspring exposed to valproate during pregnancy. *Neurology* 2005;64:961–965.

Zakrzewska JM, Chaudry Z, Nurmikko TJ, et al. Lamotrigine (Lamictal) in refractory trigeminal neuralgia: results from a double-blind placebo controlled crossover trial. *Pain* 1997;73:223–230.

Zakrzewska JM, Patsalos PN. Long-term cohort study comparing medical (oxcarbazepine) and surgical management of intractable trigeminal neuralgia. *Pain* 2002;95:259–266.

Zakrzewska JM, Patsalos PT. Oxcarbazepine: a new drug in the management of intractable trigeminal neuralgia. *JNNP* 1989;52:472–476.

第 7 章
鉴别诊断，相似疾病，非典型三叉神经痛

Mark E. Linskey， *Peter J. Jannetta*

三叉神经，即第 5 对颅神经，支配面部感觉。源于神经的疼痛称为神经痛。因此，所有涉及面部的疼痛通常被认为是"三叉神经痛"，从而忽略了真正的三叉神经痛是一种独特、定义明确的综合征。实际上，面部疼痛包括其他许多疾病，三叉神经痛仅仅是面部疼痛综合征其中的一个亚种，用于治疗三叉神经痛的药物或者手术并不能缓解其他类型面部疼痛。内科医生和牙科医生常常混淆三叉神经痛和其他面部疼痛疾病，患者更是如此。近年来互联网信息的泛滥使患者对三叉神经痛的概念更加混淆，患者可以找到互联网上的奇闻轶事或感谢信，与自己的症状做对比，从而通过相似的症状和经历，导致误诊。有趣的是，互联网的本意是通过对一些网站的科学支持以及良好维护，例如 TNA- 面部疼痛联合会网站（http：//www.endthepain.org），向患者提供诊疗支持，避免错误诊断，找到最佳的治疗方案。

目前存在两个同等重要的问题。第一是避免"漏诊"：漏诊使三叉神经痛患者在药物治疗失败后错过手术治疗机会。第二是避免"误诊"：将其他面部疼痛疾病误诊为三叉神经痛进行治疗，导致疗效不佳。因此，我们首先要做的就是鉴别诊断面部疼痛或三叉神经痛，将三叉神经痛和其他"相似"面部疼痛综合征加以区分。这章主要阐述三叉神经痛的鉴别诊断。

三叉神经痛漏诊

根据我们的经验，至少存在 3 个错误概念，使得医生漏诊三叉神经痛，而将其诊断为本章将要讨论的其他面部疼痛综合征。漏诊对患者会有严重影响，延长患者的痛苦，不能用最佳药物治疗三叉神经痛，甚至不能指导那些药物治疗无效的三叉神经痛患者去寻求有效手术治疗帮助。这 3 个错误概念我们将逐个分析。

错误概念 1：存在面部感觉障碍者不是三叉神经痛

很遗憾，国际头痛协会（IHS）在头痛与相关疾病的国际分类（ICHD-II）中将三叉神经痛定义为无面部感觉异常（表 7.1）（Olesen 等，2004）。因此，有医生就漏诊一部分三叉神经痛亚型的患者，致使他们没有得到有效治疗。显然，许多经历过三叉神经毁损治疗，例如射频热凝术、甘油神经毁损术、经皮球囊压迫或者立体定向放射治疗的患者，术后都会出现毁损相关的面部感觉丧失，即便治疗失败，三叉神经痛仍持续存在或者复发，这种感觉障碍也会存在。除此之外，这个论断也是有疑问的，因为有些从来没有经历过姑息性毁损治疗的三叉神经痛患者也存在面部感觉异常。

表 7.1　典型三叉神经痛诊断标准

•阵发性，每次持续时间 1s 至 2min; 范围：三叉神经 1 支或多支
•疼痛特点至少具有以下 1 项：
剧烈，尖锐，浅表，或针扎样
有扳机点
•每个患者有刻板的发作模式
•神经系统查体无异常
•非继发性三叉神经痛

来源于国际头痛协会（IHS），头痛与相关疾病的国际分类，第 2 版（ICHD-II）（Olesen，2004）。

大量事实证明一部分三叉神经痛患者存在轻微面部感觉障碍，这可以通过仔细详尽的神经系统查体（Bowsher 等，1997；Nurmikko,

1991；Sinay、Bonamico 和 Dubrovsky，2003），或者三叉神经感觉诱发电位（Bennett 和 Jannetta，1983；Mursch 等，2002）发现。根据我们的经验，存在面部感觉障碍的三叉神经痛患者约占 30%，疼痛主要位于 V2，其次为 V3。同理，仔细检查角膜反射能发现 V1 疼痛的患者存在上部角膜反射减退，V2 疼痛的患者存在下部角膜反射减退。有趣的是，面部感觉减退一般出现在病史比较长的患者身上，这一现象支持了三叉神经痛患者三叉神经根部会进行性损害的假说。我们也发现面部感觉减退更易出现在以典型三叉神经痛为主的患者（＞70% 的疼痛发作形式），但这些患者也会出现非典型三叉神经痛（＜30% 的疼痛发作形式）表现，例如在疼痛发作间期出现持续钝痛，或者烧灼样疼痛。这一现象似乎支持了由 Jannetta 首先注意，后被 Burchiel 提出的假说，即三叉神经痛 1 型可随着病史的延长转变为 2 型（Burchiel 和 Slavin，2000）。

　　错误概念 2：初次使用抗癫痫药物无效者不是三叉神经痛

　　确实，大多数三叉神经痛患者在第一次使用治疗三叉神经痛常用的抗癫痫药物（AEDs）（卡马西平、奥卡西平、加巴喷丁、苯妥英等）进行试验性治疗时会有效。可是，不少医生将这种试验性治疗作为三叉神经痛的诊断标准，认为如果患者服用一种或两种这类药物而无效，就不应诊断为三叉神经痛；如果 AEDs 可显著缓解患者的疼痛，医生将确信三叉神经痛的诊断正确。AEDs 对患者有无疗效并不能作为一条诊断性标准：如果患者具有完全典型的三叉神经痛（短暂、尖锐、电击、针刺样疼痛；有扳机点；发作间期没有疼痛）表现，即便 AEDs 无效，仍极有可能是三叉神经痛。根据我们的经验，高达 5% 手术治疗有效的三叉神经痛患者，AEDs 药物治疗从未起效。

　　错误概念 3：双侧面部疼痛者不是三叉神经痛

　　双侧三叉神经痛多见于多发硬化（MS）相关的三叉神经痛，而非多发性硬化相关双侧三叉神经痛（non-MS TN）非常少见，在我们的患者中其比例约为 2%～4%。但是，我们也必须充分评估以排除多发硬化（MS）相关的三叉神经痛。就我们而言，除了行核磁共振（MR）检查以辨认和除外脱髓鞘斑块，也需要行脑脊液（CSF）化验以评估髓鞘碱性蛋白的含量并排除寡克隆带。当患者双侧都为典型三叉神经痛时，两侧起病通常一前一后，并非同时出现，中间通常间隔数年。

鉴别诊断

当问诊、查体以及评估一个可能是三叉神经痛的患者时，必须避免将典型三叉神经痛和"相似"或者有重叠症状和体征的疾病相混淆。在鉴别他们时，我们发现将其他面部疼痛综合征分为两类非常有效：一类疼痛特点与典型三叉神经痛完全一样，另一类疼痛特点仅与典型三叉神经痛部分相符。

与典型三叉神经痛症状完全相符的面部疼痛疾病

典型三叉神经痛基本临床特点在图 7.1 中一一列举（Zakrzewska 和 Linskey，2009）。其中最重要的特点是疼痛程度（疼痛发作时患者停止任何活动，并且常感到恐慌），疼痛特点（针刺样、电击样），疼痛时长（疼痛持续数秒至数分钟，丛集性反复发作者除外），在疼痛发作间期无疼痛，在三叉神经分布区存在扳机点（Mathews 等，

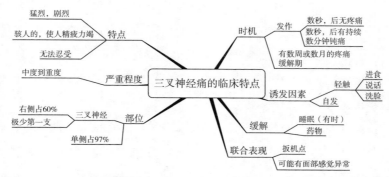

图 7.1　三叉神经痛主要临床特点（Zakrzewska 和 Linskey，2009）

Youmans，in press；Zakrzewska 和 Linskey，2008、2009）。尽管具备以上特点的患者超过 95% 是特发性三叉神经痛，我们仍会发现其中部分患者是脑内或脑外病变引起的三叉神经痛（表 7.2）。

　　HIS ICHD-II 将这种亚型定义为"症状性三叉神经痛"（Olesen 等，2004）。这个定义具有误导性，因为所有三叉神经痛都是症状性的。我们通过特殊的影像学检查，通常形式是薄扫、多维、核磁（MRI）平扫和 / 或增强，来辨别这种亚型。对于 MS 相关三叉神经痛，还需通过腰椎穿刺获得脑脊液进行化验。

　　鉴别经典或典型（有时称为特发性）三叉神经痛与其他亚型的重要性，主要体现在以下两点。首先，对于脑外病变引起的三叉神经痛，消除原发病变后三叉神经痛症状通常也会随之消失。其次，对特发性三叉神经痛有效的手术治疗方式对由脑内病变引起的三叉神经痛无效。在这种情况下，只有经过谨慎仔细的术前评估，才会推荐手术治疗。

表 7.2　鉴别与典型三叉神经痛症状完全相符的面部疼痛疾病：
症状性三叉神经痛与特发性三叉神经痛

特发三叉神经痛
原因可能是血管压迫三叉神经根部
症状性三叉神经痛
脑内病变
多发硬化 ※
腔隙性脑梗死
三叉神经鞘瘤
脑外病变
脑桥小脑角区和 / 或岩尖囊肿（表皮样囊肿，皮样囊肿）†
脑桥小脑角区蛛网膜囊肿 †
脑桥小脑角区肿瘤（脑膜瘤，其他颅神经鞘瘤等）†
动脉瘤 †
动静脉畸形 †

　　注：※ 通常与血管压迫相关；† 几乎总与血管压迫相关。

与典型三叉神经痛症状部分相符的面部疼痛疾病

鉴别部分症状与三叉神经痛相符的面部疼痛更加困难。有时候，不论对于患者还是医生来说，都是令人感到挫败和困难的事情。对于这类病症我们通常将其分为非典型三叉神经痛和"相似"综合征。区分这两种疾病的关键点在于典型三叉神经痛和非典型三叉神经痛间存在明显的症状重合，而"相似综合征"的临床表现与典型三叉神经痛常常有显著的不同。后者常常没有有效的手术治疗方式，因此我们必须要强调多学科协作评估和治疗面部疼痛患者的必要性和急迫性，以期达到最佳治疗效果。

非典型三叉神经痛

非典型三叉神经痛表现为疼痛发作间期在三叉神经分布区仍有持续性疼痛存在。发作时疼痛呈典型表现，即在持续存在的钝痛基础上出现针刺样或电击样疼痛。短暂的疼痛发作期可能与典型三叉神经痛一样，但是非典型三叉神经痛患者每次疼痛时间可能更长，持续数分钟至数小时。尽管非典型三叉神经痛有时可能表现为短暂且频繁的发作，但每一次疼痛持续的时间越长，与典型三叉神经痛的区别就越大。患者通常描述在发作间期持续存在的慢性疼痛为钝痛，烧灼样疼痛，表明三叉神经存在某种程度的传导阻滞。这种慢性疼痛可能会超出三叉神经分布区而扩散至头部，耳部，或者耳后区域。

在评估非典型三叉神经痛患者时，辨别慢性疼痛中是否有短暂、阵发性疼痛发作非常重要。Burchiel 将三叉神经痛分为两类，非典型三叉神经痛成分少于 50% 为三叉神经痛 1 型，超过 50% 为三叉神经痛 2 型（Burchiel，2003；Eller、Raslan 和 Burchiel，2005；Limonadi、McCartney 和 Burchiel，2006）。患者将此项分类用于自我评估和自我分类，简单易行。可是，在这项分类中，三叉神经痛 1 型患者包括典型三叉神经痛患者（完全典型表现），具有极少部分非典型三叉神经痛表现的患者（＜30% 非典型三叉神经痛成分）和具有明显非典型三叉神经痛表现的患者（30%～50% 非典型三叉神经痛成分）。这种分类导致的异质性忽略了这 3 组患者在自然病史、治疗效果等方面的差异性。的确，非典型和典型三叉神经痛的所占比例不同，代表了神经不同病变程度、自然病史的变化以及预后的差异。因此人为地将三叉神经痛分为三叉神经痛 1 和三叉神经痛 2 过于武断。

鉴别典型三叉神经痛和非典型三叉神经痛及其成分比例的主要原因在于典型三叉神经痛的比例越高，手术治疗效果越好（Miller、Acar 和 Burchiel，2009；Miller、Magill、Acar 和 Burchiel，2009）。相反，如果非典型三叉神经痛的比例越高，手术治疗效果越差。这不仅适用于疼痛的不同类型，也适用于疼痛的不同比例。根据我们的经验，对于非典型三叉神经痛成分超过 50% 的患者我们通常不推荐显微血管减压术（MVD）作为一线治疗方案，而对于非典型三叉神经痛成分占 1%～50% 的患者，我们将向患者详细交代手术治疗很可能仅缓解典型疼痛成分，而极少甚至不能缓解非典型疼痛成分。这已经成为我们的执行标准。然而，随着我们对中间神经痛的了解越来越多，掌握了其治疗方式，治疗效果也越来越好，我们降低了标准。患者必须明白医生能够做什么，不能做什么，同时医生必须要超越标准三叉神经痛 MVD 术式。

其他"相似"面部疼痛综合征

其他症状相类似的疾病见表 7.3。尽管医生和其他患者确信某人所患的是三叉神经痛，但认识"相似"面部疼痛综合征非常重要，因为它们的自然史、治疗方式及预后完全不同。表中所列的疾病并不具体，也并非是全部，因为新的综合征时常出现，并且人们时常将许多疼痛治疗相关学科内已有的综合征重新命名组合。

表 7.3　鉴别其他"相似"面部疼痛综合征

其他颅神经或周围神经痛
　　舌咽神经痛
　　膝状神经痛 / 中间神经痛
　　面肌痉挛
　　枕大神经痛
三叉神经自主性头痛（TACs）
　　发作性丛集性头痛
　　慢性丛集性头痛
　　单侧短暂神经痛性头痛伴发结膜充血和流泪（SUNCT）
　　散发发作性偏头痛
　　慢性发作性偏头痛
其他头痛综合征
　　眼型偏头痛
　　肌紧张性头痛
牙痛 / 口腔颌面部疾病
　　非典型性牙痛
　　颞下颌关节综合征
　　神经痛引发的空化骨坏死（NICO）
　　灼口综合征
耳鼻喉疾病
　　鼻窦炎
　　外周三叉神经卡压症
　　外周三叉神经瘤
感染或炎症
　　带状疱疹病毒感染
　　巨细胞动脉炎
肌肉骨骼疾病
　　面部肌腱炎
　　肌筋膜痛综合征
　　纤维肌痛
三叉神经传入阻滞 / 神经病理性疼痛综合征
　　带状疱疹后遗神经痛
　　痛性感觉缺失
持续性原发性面部疼痛（FIFP，非典型面部疼痛综合征）

其他颅神经疼痛

三叉神经不是支配头颈部感觉的唯一感觉神经。有时候，头颈部的疼痛综合征之间疼痛部位可能存在重叠，持续或者剧烈的面肌痉挛也可能出现疼痛症状，多种颅神经综合征可能同时存在。舌咽神经痛与典型三叉神经痛具有类似的疼痛程度、特点、病程、扳机点，但是区别在于前者会累及咽后壁和耳部。膝状神经痛通常为耳深部疼痛。当患者无法准确定位疼痛部位或者三叉神经痛伴有耳痛时，我们就无法确定诊断。后者存在的原因在于耳部的感觉支配非常复杂，不同部位由来源不同的神经分支支配，这些神经包括部分三叉神经、面神经的（中间神经）感觉纤维以及舌咽神经和迷走神经。

当既有耳部疼痛又有头部疼痛时，还需要除外枕神经痛。枕神经痛的疼痛部位位于耳后，涉及后颈部和颅顶后部。面肌痉挛患者严重或持续的肌肉收缩（强直现象）也会导致面部肌源性疼痛，但是这种疼痛并不会与三叉神经痛混淆。少数情况下，患者可同时患有三叉神经痛和面肌痉挛，这种综合征称为痛性抽搐（Cook 和 Jannetta，1984；Cushing，1920），罕见情况下，甚至可同时患有三叉神经痛、面肌痉挛和舌咽神经痛这 3 种疾病（Kempe 和 Smith，1969；Kobata、Kondo、Iwaski 和 Nishioka，1998）。

三叉神经自主性头痛

国际头痛协会将三叉神经自主性头痛分为发作性和慢性丛集性头痛以及发作性偏头痛（Radford 和 Kitimolmard，2009）。丛集性头痛指单侧周期性阵发性头痛综合征，倾向于累及三叉神经第一支分布区，尤其是眶内和眶周。发作时通常伴有面部潮红，血管运动性鼻炎，同侧流泪，小瞳孔和球结膜充血，表明存在同侧副交感神经兴奋。其与极其少见的单独 V1 型三叉神经痛存在症状重叠，但是通过副交感神经兴奋的表现通常可与其鉴别。偏头痛也常表现为周期性发作，但主要涉及头颅后部 V1 与 C2 皮肤支配分界区，并且可通过偏头痛的其他特点（畏光，恶心，持续刺痛，偏头痛治疗药物有效，与饮食相关，有或无先兆）鉴别。

牙痛／口腔颌面部疾病

三叉神经痛最常累及三叉神经的 V2 支和 V3 支（单独或同时累及），而这两支也支配牙齿及牙龈的感觉，因此初次出现三叉神经痛的患者常去看牙医并不令人意外。牙科医生需要鉴别三叉神经痛和牙病及口腔颌面部疾病，例如局部牙病引起的牙痛（牙隐裂、龋齿、牙髓炎、神经炎、脓肿、牙周炎、干槽症等）和其他不常见的牙病（Vickers 和 Zakrzewska，2009）。通常牙科检查和 X 线平片可以确诊牙痛和其病因。当无法确定牙痛病因时，诊断面临困境。颞下颌关节征患者，疼痛常位于面部和颞部，颞下颌关节触诊和运动可诱发疼痛出现，有捻发音，颞下颌关节运动受限，并且颞下颌关节 X 线平片常有异常（Forsell 和 Ohrbach，2009）。

神经痛引发的空化骨坏死（NICO）是一种严重的疼痛病症，伴有下颌骨或上颌骨骨坏死，X 线平片通常可以显示。灼口综合征是一种以口腔黏膜烧灼感、味觉异常、口腔干燥为特点的异常综合征（Woda 和 Grushka，2009）。通常通过这些症状以及双侧受累表现可以鉴别灼口综合征和三叉神经痛。

耳鼻咽喉疾病

鼻窦炎可引起剧烈疼痛。虽然鼻窦炎引起的疼痛常与头痛相混淆，上颌窦或者额窦疼痛可以导致三叉神经局限性 V1 支或 V2 支疼痛。但是，这种疼痛通常较局限并且与压力相关，触诊或者叩诊可以加重疼痛。鼻窦炎患者通常具有炎症相关的躯体症状，实验室检查异常，例如鼻部有分泌物，透视和 X 线平片检查通常可以诊断。其他少见但更难与三叉神经痛鉴别诊断的耳鼻喉科疾病包括外周三叉神经卡压症或外周三叉神经纤维瘤。医生必须详细询问患者有无头部或面部外伤史或者面部或鼻窦手术史（包括面部除皱术），因为这些可能导致三叉神经分支出颅骨孔附近隐形骨折或者骨孔处神经受到牵拉。如出现上述情况，通常累及三叉神经一个终末分支，而不是整个分支，引起该终末分支支配区感觉丧失，可能出现触诊痛或叩诊痛。薄层 CT 扫描和抑脂相 MRI 可用于观察外伤后或术后面部骨孔，以评估有无陈旧性骨折或神经瘤。

感染或炎症

带状疱疹病毒常常侵犯三叉神经。大多数人在孩童时期都会感染带状疱疹病毒而不产生症状，病毒潜伏于三叉神经节。当带状疱疹病毒重新生长繁殖或当成年人首次感染时，患者会出现剧烈的神经痛。当涉及三叉神经 V1 支时疼痛尤其剧烈，可以导致角膜去上皮化以及角膜疼痛。带状疱疹病毒引起的疼痛通常为周期性发作的剧烈疼痛，局限于三叉神经分布区。疼痛通常在典型疱疹形成不久之后出现。当感染控制后，疼痛也随之缓解，但是有些患者的三叉神经受到病毒的严重破坏，出现慢性传入神经阻滞疼痛综合征，即带状疱疹后遗神经痛。

巨细胞动脉炎可以导致 V1 支疼痛出现，然而，疼痛常伴随风湿性多肌痛，触诊颞浅动脉或梳头时颞区疼痛，实验室检查显示炎症反应，例如红细胞沉降率加快。颞浅动脉活检可以确诊。

肌肉骨骼疾病

肌肉骨骼疾病包括面部肌腱炎、肌筋膜痛综合征及纤维肌痛。面部肌腱炎疼痛局限于面部，为双侧，肌腱活动及触诊肌腱时会引起疼痛，而自发性疼痛并不常见。肌筋膜痛综合征和纤维肌痛的疼痛不局限在三叉神经分布区，常常扩散至颈部，肌肉活动及触诊肌肉时会引起疼痛，通常有肌筋膜"扳机点"，这些特点可与三叉神经痛相区别。

三叉神经传入阻滞 / 神经病理性疼痛综合征

　　任何原因导致的神经损伤都可以导致神经传入阻滞性疼痛。神经损伤可以是完全性损伤或者部分性损伤、创伤性损伤、感染性损伤（例如带状疱疹后遗神经痛），甚至毁损性治疗方式导致的医源性损伤，例如射频热凝术、甘油神经毁损术、经皮球囊压迫、立体定向放射治疗。

　　当外周感觉传入神经感觉冲动传导受阻后，大脑皮层的主要感觉区有时会出现兴奋现象。有时为了弥补这种传入冲动缺失，大脑会自发产生异常活动。这一现象的经典例子是一些截肢患者会有幻肢痛，尽管感到疼痛的肢体其实已经被截除。面部痛性感觉缺失其实是一种类似现象，只不过受累区域是位于三叉神经支配区。

　　三叉神经传入阻滞疼痛综合征通常有疼痛区域严重的感觉缺失（常为感觉丧失）。与三叉神经痛不同，其特点为持续存在、无缓解的烧灼样疼痛，药物治疗效果很差，因此与三叉神经痛不易混淆。然而，其疼痛所在区域为三叉神经分布区，几种疼痛综合征可以同时存在，尤其是一些患者起初的症状是三叉神经痛，经过多次三叉神经毁损性治疗后会出现痛性感觉缺失。

　　带状疱疹后遗神经痛可表现为在持续性神经传入阻滞性疼痛的基础上出现周期阵发性疼痛。美国 FDA 已经认证了加巴喷丁、普瑞巴林、5% 利多卡因贴用于带状疱疹后遗神经痛治疗。然而，这些药物主要用于缓解带状疱疹后遗神经痛的周期发作性的疼痛成分，对持续性神经传入阻滞性疼痛成分无效。

非典型面部疼痛综合征

　　过去，国际头痛协会定义"非典型面部疼痛综合征"为持续性原发性面部疼痛（PIFP）。PIFP 表现为非典型三叉神经痛中持续存在的疼痛成分，而没有周期性发作的疼痛成分。这种疼痛持续存在，单侧，位于三叉神经支配区，常为钝痛、刺痛或烧灼样疼痛，但是没有感觉丧失（List 和 Feinmann，2009）。人们对 PIFP 的确切病因和病理生理并不了解，它有可能是不同疾病的组合表现形式。在口腔科，PIFP 需要与非典型牙痛相鉴别。另外一些患者，PIFP 需要与纤维肌痛、肌筋膜疼痛综合征、慢性疲劳综合征等肌肉骨骼疾病相鉴别。抗抑郁药物治疗及认知行为治疗可能在 PIFP 患者的治疗中有效（List 和 Feinmann，2009）。

结　论

对于三叉神经痛患者而言，诊断正确是使患者有信心取得满意治疗效果的第一步。不论是药物治疗还是手术治疗，准确诊断能使患者感觉自己掌控着当下和未来，能够充满信心地、自由地寻求治疗。尽快确诊可以减少患者在评估阶段的煎熬，尽快获得疼痛缓解。患者确诊后可在需要手术治疗前就主动了解手术治疗的相关情况，避免在疼痛难忍、手术时间紧迫、AEDs 药物引起认知方面的不良反应时才去考虑手术治疗的优缺点。

对于非三叉神经痛患者或者其他类似面部疼痛患者而言，正确诊断能够预防从一开始就发生错误和避免患者产生不切合实际的期望，减少对患者采取仅对典型三叉神经痛有效的药物或者手术治疗措施，有助于寻求与实际病情相符的最专业的医生和最有效的治疗方法。就医学而言，正确诊断是治疗前提。

李子轶　译

REFERENCES

Bennett MH, Jannetta PJ. Evoked potentials in trigeminal neuralgia. *Neurosurgery* 1983;13(3):242–247.

Bowsher D, Miles JB, Haggett CE, et al. Trigeminal neuralgia: a quantitative sensory perception threshold study in patients who had not undergone previous invasive procedures. *J Neurosurg* 1997;86(2):190–192.

Burchiel KJ. A new classification for facial pain. *Neurosurgery* 2003;53(5):1164–1166.

Burchiel KJ, Slavin KV. On the natural history of trigeminal neuralgia. *Neurosurgery* 2000;46(1):152–154;discussion 154–155.

Cook BR, Jannetta PJ. Tic convulsif: Results in 11 cases treated with microvascular decompression of the fifth and seventh cranial nerves. *J Neurosurg* 1984;61: 949–951.

Cushing H. The major trigeminal neuralgias and their surgical treatment based on experiences with 332 gasserian operations. *Am J Med Sci* 1920;160:157–184.

Eller JL, Raslan AM, Burchiel KJ. Trigeminal neuralgia: definition and classification. *Neurosurg Focus* 2005;18(5):E3.

Forsell H, Ohrbach R. Temporomandibular disorders (TMD). In Zakrzewska JM, ed. *Orofacial pain*. New York: Oxford University Press, 2009;105–118.

Kempe LG, Smith DR. Trigeminal neuralgia, facial spasm, intermedius and glossopharyngeal neuralgia with persistent carotid basilar anastomosis. *J Neurosurg* 1969;31:445–451.

Kobata H, Kondo A, Iwaski K, Nishioka T. Combined hyperactivity dysfunction syndrome of the cranial nerves: trigeminal neuralgia, hemifacial spasm, and glossopharyngeal neuralgia: 11-year experience and review. *Neurosurgery* 1998;43:1351–1561.

Limonadi FM, McCartney S, Burchiel KJ. Design of an artificial neural network for diagnosis of facial pain syndromes. *Stereotact Funct Neurosurg* 2006;84(5–6):212–220.

List T, Feinmann C. Persistent idiopathic facial pain (atypical facial pain). In Zakrzewska JM, ed. *Orofacial pain*. New York: Oxford University Press, 2009;93–104.

Mathews MS, Binder DK, Linskey ME. Trigeminal neuralgia: Diagnosis and nonoperative management. In Winn HR, ed. *Youmans textbook of neurological surgery*, 6th ed. Philadelphia: Saunders (In Press).

Miller JP, Acar F, Burchiel KJ. Classification of trigeminal neuralgia: clinical, therapeutic, and prognostic implications in a series of 144 patients undergoing microvascular decompression. *J Neurosurg* 2009 Apr 24. [Epub ahead of print.]

Miller JP, Magill ST, Acar F, Burchiel KJ. Predictors of long-term success after microvascular decompression for trigeminal neuralgia. *J Neurosurg* 2009;110(4):620–626.

Mursch K, Schafer M, Steinhoff BJ, et al. Trigeminal evoked potentials and sensory deficits in atypical facial pain–a comparison with results in trigeminal neuralgia. *Funct Neurol* 2002;17:133–136.

Nurmikko TJ. Altered cutaneous sensation in trigeminal neuralgia. *Arch Neurol* 1991;48(5):523–527.

Olesen J, Bousser MG, Diener HC, et al. The international classification of headache disorders, 2nd edition. *Cephalalgia* 2004;24(Suppl 1):24–150.

Radford SG, Kitimolmard S. Trigeminal autonomic cephalgias. In Zakrzewska JM, ed. *Orofacial pain*. New York: Oxford University Press, 2009;157–172.

Sinay VJ, Bonamico LH, Dubrovsky A. Subclinical sensory abnormalities in trigeminal neuralgia. *Cephalalgia* 2003;23(7):541–544.

TNA–Facial Pain Association website. Accessed 6/26/09. Available at http://www.endthepain.org.

Vickers ER, Zakrzewska JM. Dental causes of orofacial pain. In Zakrzewska JM, ed. *Orofacial pain*. New York: Oxford University Press, 2009;69–82.

Weigel G, Casey KF. *Striking back. The trigeminal neuralgia and face pain handbook.* Gainesville FL: The Trigeminal Neuralgia Association, 2004.

Woda A, Grushka M. Burning mouth syndrome (BMS). In Zakrzewska JM, ed. *Orofacial pain.* New York: Oxford University Press, 2009;83–92.

Zakrzewska JM. Insight: facts and stories behind trigeminal neuralgia. Gainesville FL: The Trigeminal Neuralgia Association, 2006;1–403.

Zakrzewska JM, Linskey M. Trigeminal neuralgia. *BMJ Clin Evid* 2008;2(1207):1–9.

Zakrzewska JM, Linskey M. Trigeminal neuralgia. In Zakrzewska JM, ed. *Orofacial pain.* New York: Oxford University Press, 2009;119–134.

第 8 章
术前评估

Raymond F. Sekula，*Peter J. Jannetta*

在本中心，如果药物治疗失败或出现药物所致的身体虚弱等不良反应后，对于可以耐受微血管减压术（MVD）的三叉神经痛患者，不论年龄或三叉神经痛亚型，我们都将 MVD 作为一线的治疗措施。因为 MVD 可获得最高的成功率（疼痛完全缓解，不再需要药物治疗）、最佳的生活质量（无麻木），以及最低的远期复发率。手术之前，为每位患者行个体化的风险 – 受益评估，在优化医疗中至关重要。有鉴于此，本章目的是对拟行 MVD 的三叉神经痛患者进行术前评估，包括适当的辅助检查。

三叉神经痛的诊断基于病史。在大多数情况下，通过电话就可以诊断三叉神经痛。三叉神经痛，或痛性抽搐，是一种综合征，其特征是阵发性发作的面部疼痛。患者以为疼痛起源于牙齿，常常首诊于牙医，因此，牙医通常有机会首先对三叉神经痛作出正确诊断。尽管三叉神经痛很容易通过病史作出诊断，但三叉神经痛误诊在医学领域也是司空见惯的。在我们超过 3000 例接受 MVD 的三叉神经痛患者中，80% 的患者由牙医首次诊疗，常进行拔牙和现在更常见的根管治疗，以及进一步的牙科治疗，包括下颌矫正、植入物和牙周治疗等，结果全部无效。尽管许多牙医知道如何诊断三叉神经痛，不必要的牙科手术仍然持续存在。部分原因是由于患者可能一直看牙医，直到进行牙科手术为止。在此我们将力图阐明三叉神经痛及其各种变异的症状和体征，为决策药物治疗和外科治疗提供帮助。

临床特征

流行病学

三叉神经痛的发病率随年龄增长而升高，为 4/100 000 ~ 20/100 000（Katusic、Beard、Bergstralh 和 Kurland，1990；Katusic 等，1991），女性比男性患者更多见（3∶2）。在略多于 5% 的三叉神经痛患者中，在同一家庭中有 2 人或 2 人以上发病。疼痛虽然更常见于中老年患者，但低龄儿童及少年也可以受累。我们所见发病最小的患者只有 7 个月大，在 22 个月时进行了手术。

病　史

大多数三叉神经痛患者发病突然、急性起病、记忆极其深刻："我人生所经历的最严重的疼痛"。疼痛被描述为 "电击样""闪电般""一把碎冰锥一遍又一遍的锥我" 等。医生形容这种疼痛为刺痛。我们见到过一些患者，许多年后（如 30 年或 40 年），还可以回忆起三叉神经痛第一次发作时的精确细节。一小部分患者可能出现隐隐发作的轻微疼痛或面部感觉异常等前驱症状，在此区域最终发生三叉神经痛，可能会持续数月。疼痛可能仅限于一颗牙齿、下颌或面颊区域的皮肤。对于这些患者，必须通过询问病史、体格检查和放射学检查，排除其他原因所致的面部疼痛（如龋齿、肌筋膜疼痛、下颌关节功能障碍或肿瘤）。

典型的三叉神经痛突发突止，"就像一个开关打开后关上"。疼痛可能会持续不足 1 秒或更长时间，通常不会超过 30 分钟；疼痛常自行发作，少部分患者在疼痛出现前会经历一个非常短暂的预兆，这种预兆可能包含有一种不祥的预感，一个可怕的瞬间，或一种世界末日的感觉；疼痛由刺激或 "触发" 面部和唇部区域引起或加重，这些触发因素包括接触冷气、冷水、洗脸、刷牙、咀嚼食物、洗澡、化妆、亲吻或轻触脸部。扳机点通常但并非总是位于疼痛的分布区，最常见于鼻和唇的位置，这一区域有丰富的神经末梢，完全由三叉神经支配，与其他颅神经不重叠。扳机点在位置和分布上通常是暂时的和变化不定的。擦脸或深压不太可能引起发作，而轻触会引起发作。

右侧三叉神经痛较左侧更常见（3∶2），中下部（V3，V2，V2～V3）比上部（V1 分布区）更常见（Barker 等，1996）。双侧三叉神经痛仅出现在略多于 5% 的患者中，几乎总是先后不对称发作，通常一侧要比另一侧早一段时间。头部、颈部和身体的位置变化可能加剧或缓解疼痛，加重或减轻的体位包括头部向某一特定方向转动，或身体前倾，或者卧位（左侧卧、仰卧位或右侧卧）。偶尔，患者在疼痛发作后会有一个短暂的不应期，在此期间通常的疼痛诱发因素不会诱发疼痛。患者会利用这段时间去做因疼痛常不能做的事情，如快速吃饭、说话、刷牙等。

随着病程的延长，在突发突止的三叉神经痛之前可能会出现持续烧灼感，或持续非刺痛的疼痛。小于最佳剂量的卡马西平也会出现类似的情况，而增加剂量可以缓解疼痛。Apfelbaum 已经证实病程达 10 年以上的三叉神经痛与 MVD 有效率下降有关，表明三叉神经可能被反复的血管脉冲损伤，并且修复能力减低（Apfelbaum，1977）。

分　类

尽管面部疼痛有各种分类方法，但没有一种分类被大家都完全接受。大多数医生继续将三叉神经痛分为典型（即痛性抽搐）和不典型两种类型，或使用 Burchiel 分类法（Burchiel，2003；Sweet，1969）。近来，有学者提出过渡型三叉神经痛这一概念（Tyler-Kabara 等，2002）。尽管很多三叉神经痛病例是从严格的典型三叉神经痛转变为非典型三叉神经痛的（Burchiel，2003），但仍有一些病例以持续疼痛（通常为"烧灼感"）起病，或逐渐加重或全天疼痛兼有刺痛间断发作，这一类患者不适合归入所谓的过渡型三叉神经痛。最近，出于对 Heros 的回应，Burchiel 写道："2 型三叉神经痛很可能是一种复合类型，包含 1 个或多个其他诊断，我们的研究结果倾向于支持这一点，或许将 2 型三叉神经痛分为两个亚型更有意义：有刺痛病史者（2a 型）和无刺痛病史者（2b 型）"（Miller、Magill、Acar 和 Burchiel，2009 b）。与此类似，我们小组曾将既有典型三叉神经痛又有非典型三叉神经痛两种类型的三叉神经痛称之为"混合型"。将来我们可能需要对 2 型三叉神经痛（TN2）进一步分为多个亚型，尽管到时候会出现其他额外的复杂性。

为了使用 Burchiel 分类法对三叉神经痛分类，我们正在对所有面部疼痛的患者进行一份详细的问卷调查（改良自 Miller 等，2009b）。阵发性疼痛或刺痛占 50% 以上并且有记忆深刻的面部疼痛发作、有扳机点、有缓解期，并且对抗癫痫药物（AEDs）有反应，这一类患者为 1 型三叉神经痛（TN1）。而持续钝痛超过 50% 以上并且有隐匿的面部疼痛发作、没有扳机点、没有缓解期且对 AEDs 无反应，这一类患者为 2 型三叉神经痛（TN2）。2 型患者进一步分为 2 组：TN2a 患者至少时有阵发性疼痛史；TN2b 为严格意义上的持续疼痛，没有阵发性疼痛或刺痛病史（Heros，2009；Miller、Acar 和 Burchiel，2009a）。

体格检查

体格检查时，下颌运动可能不自如且不对称，感觉改变常见但易漏诊。我们的病例中，有 1/3 患者存在轻度感觉减退，这并不是新的发现，1938 年，Lewy 和 Grant（Lewy 和 Grant，1938）就通过 von Frei 毛发测试发现 25% 的三叉神经痛患者存在轻度感觉减退。感觉减退更容易发生在以下两种情况：第一，病程长（5 年以上）；第二，疼痛加重时。

感觉减退遵循一个相对标准的模式（图 8.1）。它几乎总是发生在疼痛区域。V2 和 V3 疼痛的感觉减退区位于鼻唇沟附近。V2 疼痛可伴随下半部分角膜反射减退；V1 疼痛则为上半部分角膜反射减退（Vonderahe 1928，由 J. Keller 提供）。只有仔细检查才能发现这些变化。首先，必须按照从异常到正常的顺序检查，使用棉花丝及大头针，方法是与皮肤接触但非拖动。使用棉花丝检查角膜反射时，应比较角膜上下、左右两侧、主观客观的感觉和反应。Bennett 和同事发现三叉神经痛患者中，86% 三叉神经诱发电位异常，MVD 术后83% 的诱发电位可恢复正常（Bennett 和 Jannetta，1980）。

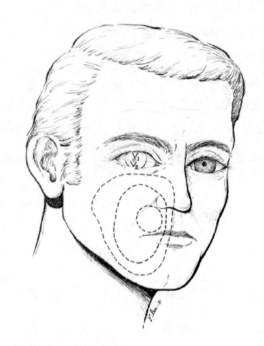

图 8.1　三叉神经痛病人的感觉异常分布

V2 和 / 或 V3 区域疼痛的感觉减退可集中在鼻唇沟出现。使用棉花丝和大头针轻轻触碰皮肤，遵循从异常到正常的检查顺序来发现异常。V2 区疼痛可有下半部分角膜反射减退；V1 区疼痛则为上半部分角膜反射减退。使用棉花丝进行角膜反射检查，仅仅接触（而非拖动经过）角膜。

辅助检查

影像学检查

对于核磁共振成像（MRI）能否预测患者从 MVD 中获益，临床医生看法不一。导致这种困惑的部分原因在于：MRI 发现血管压迫三叉神经的能力以及 MRI 发现血管压迫三叉神经的意义的许多报道互相矛盾。偶尔，患者没有被推荐接受 MVD 治疗的原因在于：阅片的放射科医师、神经科医师或神经外科医师没有发现三叉神经的血管压迫。然而，没有发现明显的神经血管压迫，可以归因于 MR 序列的技术不足，或者说即使最先进的 MR 序列也不能发现某些神经血管异常（如许多压迫的责任血管是小血管或是静脉）。我们常在 MRI 上注意到神经血管的明显压迫，而术中却发现责任血管是另一支血管和 / 或多个血管与神经接触。随着 MR 技术的发展，许多学者已经证实了三叉神经的血管压迫（即三叉神经痛公认的原因）（Jannetta，1967）可以由 MRI 可视化成像。Naidich 等（Yousry 等，2004）通过使用三维（3D）傅里叶转换稳态构成干扰（CISS）序列和时间飞跃法（TOF）序列，首先证实了血管与三叉神经的运动根和感觉根接触。在其研究中，对 33 例患者和 7 例尸体标本（共 80 侧）进行了研究。所有受试患者均无三叉神经痛。在所有检侧中，至少 1 支运动根能被识别：识别出 1 支运动根者占 51%，2 支者占 37%，3 支者占 11%。三叉神经感觉根在所有患者的 66 侧和尸体的 14 侧均被识别。在其研究中，与三叉神经感觉根接触的血管包括小脑前下动脉（4.5%），小脑上动脉（45.5%）和不同静脉（54.5%）。然而，作者强调，在所有病例中均未发现神经根存在扭曲或压痕。但是最近，采用 γ 刀治疗（GKS）前制订计划的 MRI 检测技术发现，在接受 MVD 或射频治疗前，24% ~ 96% 的三叉神经痛患者存在影像学可显示的三叉神经萎缩（Devor、Govrin-Lippmann 和 Rappaport，2002；Erbay 等，2006；Lorenzoni 等，2008；Park 等，2009）。尽管已有上述的研究结果，但仍无法确定某些动脉或静脉是否会被 MRI "漏诊"，也无法确定在 MRI 扫描过程中患者体位（即仰卧位、侧卧位与直立位）对神经血管关系的检测结果是否会有影响。Haines 等（1980）研究指出，在无面部疼痛的20例尸检中，35% 的三叉神经近端毗邻动脉，但只有 10% 的神经存在"压痕或变形"征象。该研究的证据表明，大多数没有面部疼痛者没有三叉神经的血管压迫。在另一项研究中，Miller 等（2008）报道的结果是，18 例患者均具有典型三叉神经痛症状和体征，18 例患者 MVD 术前均接受 MRI 检查——高分辨平衡快速梯度回波（BFFE）三维重建图像与 3D–TOF–MR 血管成像以及钆（Gd）剂强化三维扰相梯度回波序列相融合的影像检查，预测其中 15 例患者患侧存在神经血管的压迫（9 例动脉压迫，6 例静脉压迫）。术中证实该 15 例患者均存在位置、结构与术前预测吻合的血管压迫。预测没有压迫的 3 例患者，因症状表现典型，接受了手术；其中 2 例患者经探查未发现责任血管，另一例患者有一个小静脉嵌入到三叉神经中，超出了三维 Gd 增强成像的分辨率。

综上所述，这些研究表明，通过适当的 MR 序列经常可以发现三叉神经被血管压迫，但某些血管，尤其静脉，即使最先进的 MR 序列也可能漏诊。我们的经验是，MRI 对于三叉神经痛患者的术前评估是必要的，来排除结构性病变［如肿瘤、动静脉畸形（AVMs）、动脉瘤、Chiari 畸形 1 型］或脱髓鞘疾病（如多发性硬化），但在当前技术条件下，将其应用于术前制订治疗计划以及预测哪些血管需要减压还不太可能。

电生理和其他检查

每例患者的术前检查包括听力测定（纯音测听和语言分辨率）、中耳听觉反射和脑干听觉诱发电位（BAEPs）。术前测试听力的目的是获得基线，以定量判断听觉功能恶化或改善。此外，术前 BAEPs 为临床神经电生理团队提供基线信息，以便他们可以在术中提醒术者听觉诱发电位监测中出现的任何变化。

患者选择

在考虑采用 MVD 治疗三叉神经痛时，区分不同亚型三叉神经痛的意义越来越大。Tyler-Kabara 等（2002）回顾 Jannetta 既往 24 年的病例资料表明，MVD 对典型三叉神经痛患者效果远远优于非典型三叉神经痛患者。Li 等（2004）提出典型三叉神经痛患者病程越短，MVD 术后效果越好；而 Sindou 等（2006）报道的病例组宣称，典型三叉神经痛和非典型三叉神经痛的 MVD 成功率相当。然而，仔细研究 Sindou 病例组的纳入和排除标准有助于理解他们的结果：尽管有 2232 例患者接受 MVD 手术评估，但仅 362 例被"随机"分配到 MVD 组，1680 例被"随机"分配到射频热凝组。事实上，接受 MVD 手术的仅仅是典型或非典型三叉神经痛患者中表现为"阵发性疼痛（至少在疾病初发时），随后伴有持续深部疼痛或烧灼样疼痛"的患者。此外，所有患者，至少在最初，抗癫痫药物有效（Sindou 等，2006）。事实上，Sindou 等报道的结果仅限于一些高度选择的典型或所谓的过渡型三叉神经痛患者群体。鉴于这种选择性，我们不能由此推论得出，典型三叉神经痛和非典型三叉神经痛（大多数临床医师的分类方法）接受 MVD 后疗效相当。但从 Sindou 的报道，我们也许可以得出这样的结论，即典型和过渡型三叉神经痛接受 MVD 后疗效相当。最近 Sandell 和 Eide（2008）发现 MVD 对不同程度的持续性疼痛患者与没有持续性疼痛的三叉神经痛患者疗效相当，与 Sindou（2006）一样，他们纳入的持续性疼痛患者三叉神经痛起病为单纯的阵发性疼痛（即 TN1 型或典型 TN 和过渡型 TN）。最近，Burchiel 等（2003）提供了更多的证据表明，三叉神经痛 1 型或典型三叉神经痛患者 MVD 效果更好，并认为进一步区分三叉神经痛 2 型或非典型患者可能是有益的（Miller 等，2009b）。对于大多数病例，MVD 治疗三叉神经痛的效果似乎与排除标准、分类标准和预后标准密切相关。

显微血管减压术前医疗评估

术前医疗评估的最终目标是减少与手术相关并发症，提高围手术期的诊疗质量并降低成本，使患者快速恢复到理想的机能状态。数年前，在决策哪些患者可以安全接受所需外科手术时，医生主要依赖于病史采集和体格检查，辅以精心选择的实验室检查，以帮助临床决策。如今，随着可供医生选择的诊断性检查越来越多，医疗法律越来越多以及财政压力越来越大，神经外科医生常常无权对MVD 患者进行医疗评估，转而交由内科医师和医学亚专科医师进行，或者只是根据医院制订的全身麻醉指南（通常是基于年龄）来评估。尽管这样做在某些情况下是有意义的，但所有的患者可以从神经外科医生对其全身系统进行的全面检查中获益。这种情况下，更多的患者在接受 MVD 时，需要仔细评估。根据美国麻醉医师协会评分（Dripps，1963），接受手术的患者常规为 1 级 ~ 4 级。

尽管 MVD 导致脑卒中比较罕见，但却是 MVD 手术最担心的并发症之一，其发生原因可能是多种多样的。尽管 MVD 术后发生卒中的危险因素尚不明确，但围手术期卒中的一般危险因素包括高龄、女性、高血压、糖尿病 / 肾功能不全、吸烟、慢性阻塞性肺病、周围血管疾病、心脏疾病、既往卒中史或短暂性脑缺血发作（TIA）史、颈动脉狭窄和术前的抗栓治疗突然停药（Selim，2007）。围手术期卒中导致术后住院时间延长，致残率以及死亡率增加（McKhann 等，2006）。

出血性卒中和缺血性卒中在 MVD 术后均可能发生。出血性卒中可能是静脉性或更少见的动脉性，一种常见原因是在显露三叉神经时有意牺牲静脉（如岩静脉复合体）后静脉性梗死转化为出血。尽管大多数人认为在显露三叉神经时，牺牲岩上静脉是安全的，但至少有一个研究小组报道，一位老年患者牺牲岩上静脉后出现了出血性静脉梗死（Ryu 等，1999）。此外，显露三叉神经时机械性过度牵拉小脑与出血性静脉梗死有关。两种出血性静脉梗死的机制是一连串级联事件，初始时静脉充血导致间质水肿和细胞坏死，紧接着静脉损伤，最终梗死区出血（Fujita 等，1984）。

　　此外，脑干或小脑梗死在长时间缺血或有栓子时也可能发生。栓塞性梗死的问题在老年患者或有粥样硬化斑块的易感患者（如吸烟者）中尤其令人担忧，在处理颅内血管时斑块可能脱落，并上行移位（Sekula 等，2008）。阿司匹林已经应用于颈动脉内膜剥脱手术围手术期（Taylor 等，1999）以减少栓塞性事件，但 MVD 围手术期是否应用阿司匹林尚不明确，而考虑到 MVD 相关的栓塞性梗死少见，进行相关的研究也很困难。此外，MVD 围手术期服用阿司匹林的安全性评估体系仍未建立。一般建议，至少低剂量阿司匹林可以在进展性栓塞性卒中时减轻血小板聚集效应。目前，我们嘱患者术前 10 天停用阿司匹林，术后第 5 天恢复使用。

老年三叉神经痛患者

　　因为三叉神经痛多累及中老年人（Amador 和 Pollock，2008；Katusic 等，1990、1991），因此制订适合老年三叉神经痛患者的治疗流程至关重要。2007 年，美国有 4215 例三叉神经痛患者接受住院治疗。4215 例患者中，65 岁或以上占 46%（医疗研究和质量管理处 2003）。在刚刚过去的几十年中，神经外科领域已经开始放宽接受开颅手术患者的"年龄限制"（O'Brien、Nagaria 和 Rawluk，1996），而在过去十年中，许多团队发表了 MVD 治疗高龄三叉神经痛患者的经验：60 岁以上（Ashkan 和 Marsh，2004），65 岁以上（Ferroli 等，2009；Gunther 等，2009；Jodicke 等，1999；Ogungbo 等，2000），70 岁以上（Javadpour 等，2003）和 75 岁以上（Ryu 等，1999；Sekula 等，2008）。每个团队都试图通过对比高龄组与相对低龄组的各项指标来评价老年三叉神经痛患者接受 MVD 的有效性和安全性。这些研究证实，经过适当选择的高龄三叉神经痛患者接受 MVD 可以取得相当好的效果（不需服用药物且无疼痛）。然而，对于高龄三叉神经痛患者 MVD 的安全性仍然存在相当大的争论。争论的主要焦点是研究设计的不足（如回顾性研究、小样本、误导性的或不恰当的统计方法，以及患者选择偏倚）。更恰当地讲，老年患者接受 MVD 手术的安全性仍存在争议。

三叉神经痛的外科治疗流程

一旦确诊为三叉神经痛，可以采取多种措施来减轻患者的疼痛。药物治疗失败后，5 种手术方案可供选择：经皮甘油神经毁损术（PGR）、经皮射频热凝术（RFR）、经皮球囊压迫（PBC）、立体定向放射治疗（SRS）和 MVD。前 4 种措施，虽然"侵袭性更小"，但都属于"破坏性"手术，都会对三叉神经产生不同程度的损伤，而显微血管减压是一种保留神经的非破坏性治疗措施。尽管大多数有 MVD 经验的神经外科医生倾向于将 MVD 作为三叉神经痛患者的一线治疗，仍有很多医生在使用 MVD 时设定"年龄限制"（Apfelbaum，1988）。因为推测全麻和 MVD 手术会增加死亡率和致残率，老年患者更多地被推荐接受神经毁损术来治疗三叉神经痛。此外，一些神经外科医生，尤其是缺乏 MVD 经验的医生，相信一些毁损疗法，尤其是 SRS，是治疗三叉神经痛的一线选择，甚至对更年轻患者也是如此。

与其他毁损技术相比，放射外科神经毁损术（如使用 Leksell 伽马刀®，GKS）后三叉神经感觉功能障碍发生率较低。对于因安全考虑不适合于 MVD 而支持采用其他毁损方法、且能接受 GKS 起效延迟的患者，Lunsford 等在三叉神经痛外科治疗流程中，推荐采用 GKS（Lunsford、Niranjan 和 Kondziolka，2007）。然而，"与其他毁损技术相比，GKS 术后三叉神经感觉障碍发生率较低"的观点，在仅有的一项包括 GKS 在内的三叉神经毁损术系统回顾中并没有得到证据支持（Lopez、Hamlyn 和 Zakrzewska，2004）。在此文中，作者发现所有的神经毁损术均可导致面部感觉减退，以致影响生活质量的发生率，射频热凝术（RF）是 GKS、甘油神经切断术（GR）和球囊压迫（BC）的 2 倍。可以得出这样的结论：RF，继之为 GR/BC，治疗三叉神经痛初始缓解率最高（GKS 初始缓解率最低）。射频热凝术（RF）的疼痛远期完全缓解率最高，随访 1 ～ 3 年，GKS、BC 和 GR 的远期疼痛缓解率相似（远期反应 GKS 可能略优于 GR 和 BC）。然而，射频热凝的总体并发症发生率最高（Han 等，2009；Henson 等，2005；Kang 等，2008；Linskey、Ratanatharathorn 和 Penagaricano，2008；Lopez 等，2004；Pollock，2005；Taha 和 Tew，1996）。目前，80 Gy 是 GKS 治疗三叉神经痛的最佳剂量，最大剂量 80 Gy 或更少的一项病例系列回顾显示，GKS 治疗三叉神经痛的麻木风险率在 6% ～ 19%（Dhople 等，2007、2009；Han 等，2009；Rogers 等，2000）。MVD 伴发的某些极其严重的风险（如卒中、小脑血肿、死亡），尽管发生率极低，但对于包括 GKS 在内的神经毁损术却不会发生（Barker 等，1996；Linskey 等，2008；Sindou、Leston、Decullier 和 Chapuis，2007）。此外，GKS 治疗三叉神经痛常被推荐用于 MVD 治疗失败后或 MVD 效果不持久时。就随访时的无痛状态而言，已有文献认为 MVD 而非 GKS 是更优越的治疗措施（Amador 和 Pollock，2008；Cho 等，1994；Jannetta 和 Bissonette，1985；Lee 等，2000；Little 等，2009；Longhi 等，2007；Maesawa 等，2001）。尽管任何一种神经毁损术都不会发生 MVD 的严重并发症，但这些毁损术治疗效果的有效期中位数为 1 ～ 3 年，再次治疗后三叉神经相关的并发症发生率将会增加。

非典型或三叉神经痛 2 型的特殊考虑

根据已有结论，与典型三叉神经痛患者相比，许多非典型三叉神经痛患者由于效果欠佳而排除在 MVD 之外。尽管远期疗效还不得而知（Maesawa 等 ，2001；Regis 等，2006；Sheehan、Pan、Stroila 和 Steiner，2005），但随着立体定向放射外科神经根毁损术逐渐增多并作为一线治疗方案，一些医师对非典型三叉神经痛首先推荐神经毁损治疗（即球囊压迫术，甘油神经毁损术，射频热凝术或放射外科神经根毁损术）。虽然在总体上，任何治疗方式对典型或三叉神经痛 1 型患者比对非典型或三叉神经痛 2 型患者效果要好，但非典型或三叉神经痛 2 型患者的亚组人群对 MVD 反应更好，如孤立型 V2 三叉神经痛患者（Sekula 等，2009）。此外，没有证据表明在缓解非典型或三叉神经痛 2 型疼痛方面，神经毁损治疗比 MVD 效果更好。最重要的是，三叉神经相关的不良后果，神经毁损治疗的风险远远高于 MVD（Apfelbaum，1977）。

结　论

在本中心，如果药物治疗失败或出现药物所致的身体虚弱等不良反应后，对于可以耐受 MVD 的三叉神经痛患者，不论年龄或三叉神经痛亚型，我们将 MVD 作为一线的治疗措施，因为 MVD 可获得最高的成功（疼痛完全缓解、不再需要药物治疗）率、最佳的生活质量（无麻木），以及最低的远期复发率。手术之前，为每个患者行个体化的风险－受益评估，在优化医疗中至关重要。

齐　猛　译

REFERENCES

Agency for Healthcare Research and Quality: HCUP Quality Control Procedures. Healthcare Cost and Utilization Project (HCUP). Agency for Healthcare Research and Quality, 2003.

Amador N, Pollock BE. Repeat posterior fossa exploration for patients with persistent or recurrent idiopathic trigeminal neuralgia. *J Neurosurg* 2008;108: 916–920.

Apfelbaum RI. A comparision of percutaneous radiofrequency trigeminal neurolysis and microvascular decompression of the trigeminal nerve for the treatment of tic douloureux. *Neurosurgery* 1977;1(1):16–21.

Apfelbaum RI. Neurovascular decompression, the procedure of Choice. *Clin Neurosurg* 2000;46:473–498.

Apfelbaum R. Comments. *Neurosurgery* 1988;22:352.

Ashkan K, Marsh H. Microvascular decompression for trigeminal neuralgia in the elderly: a review of the safety and efficacy. *Neurosurgery* 2004;55:840–848; discussion 848–850.

Barker FG, 2nd, Jannetta PJ, Bissonette DJ, et al. The long-term outcome of microvascular decompression for trigeminal neuralgia. *N Engl J Med* 1996;334: 1077–1083.

Bennett MH, Jannetta PJ. Trigeminal evoked potentials in humans. *Electroencephalogr Clin Neurophysiol* 1980;48:517–526.

Burchiel KJ. A new classification for facial pain. *Neurosurgery* 2003;53:1164–1167.

Cho DY, Chang CG, Wang YC, et al. Repeat operations in failed microvascular decompression for trigeminal neuralgia. *Neurosurgery* 1994;35:665–669; discussion 669–670.

Devor M, Govrin-Lippmann R, Rappaport ZH. Mechanism of trigeminal neuralgia: an ultrastructural analysis of trigeminal root specimens obtained during microvascular decompression surgery. *J Neurosurg* 2002;96:532–543.

Dhople A, Kwok Y, Chin L, et al. Efficacy and quality of life outcomes in patients with atypical trigeminal neuralgia treated with gamma-knife radiosurgery. *Int J Radiat Oncol Biol Phys* 2007;69:397–403.

Dhople AA, Adams JR, Maggio WW, et al. Long-term outcomes of gamma knife radiosurgery for classic trigeminal neuralgia: implications of treatment and critical review of the literature. *J Neurosurg* 2009;111:351–358.

Dripps R. New classification of physical status. *Anesthesiology* 1963;24:111.

Erbay SH, Bhadelia RA, O'Callaghan M, et al. Nerve atrophy in severe trigeminal neuralgia: noninvasive confirmation at MR imaging: initial experience. *Radiology* 2006;238:689–692.

Ferroli P, Acerbi F, Tomei M, et al. Advanced age as a contraindication to microvascular decompression for drug-resistant trigeminal neuralgia: evidence of prejudice? *Neurol Sci* 2009;31(1):23–28.

Fujita K, Kojima N, Matsumoto S. [Experimental model of venous hemorrhagic infarction by cerebral sinus occlusion]. *No Shinkei Geka* 1984;12:1061–1067.

Gunther T, Gerganov VM, Stieglitz L, et al. Microvascular decompression for trigeminal neuralgia in the elderly: long-term treatment outcome and comparison with younger patients. *Neurosurgery* 2009;65:477–482; discussion 482.

Haines SJ, Jannetta PJ, Zorub DS. Microvascular relations of the trigeminal nerve. An anatomical study with clinical correlation. *J Neurosurg* 1980;52:381–386.

Han JH, Kim DG, Chung HT, et al. Long-term outcome of gamma knife radiosurgery for treatment of typical trigeminal neuralgia. *Int J Radiat Oncol Biol Phys* 2009;75(3):822–827.

Henson CF, Goldman HW, Rosenwasser RH, et al. Glycerol rhizotomy versus gamma knife radiosurgery for the treatment of trigeminal neuralgia: an analysis of patients treated at one institution. *Int J Radiat Oncol Biol Phys* 2005;63:82–90.

Heros RC. Results of microvascular decompression for trigeminal neuralgia. *J Neurosurg* 2009;110:617–618; author reply 618–619.

Jannetta PJ. Arterial compression of the trigeminal nerve at the pons in patients with trigeminal neuralgia. *J Neurosurg* 1967;26(Suppl):159–162.

Jannetta PJ, Bissonette DJ. Management of the failed patient with trigeminal neuralgia. *Clin Neurosurg* 1985;32:334–347.

Javadpour M, Eldridge PR, Varma TR, et al. Microvascular decompression for trigeminal neuralgia in patients over 70 years of age. *Neurology* 2003;60:520.

Jodicke A, Winking M, Deinsberger W, Boker DK. Microvascular decompression as treatment of trigeminal neuralgia in the elderly patient. *Minim Invasive Neurosurg* 1999;42:92–96.

Kang JH, Yoon YS, Kang DW, et al. Gamma knife radiosurgery for medically refractory idiopathic trigeminal neuralgia. *Acta Neurochir Suppl* 2008;101:35–38.

Katusic S, Beard CM, Bergstralh E, Kurland LT. Incidence and clinical features of trigeminal neuralgia, Rochester, Minnesota, 1945–1984. *Ann Neurol* 1990;27: 89–95.

Katusic S, Williams DB, Beard CM, et al. Epidemiology and clinical features of idiopathic trigeminal neuralgia and glossopharyngeal neuralgia: similarities and differences, Rochester, Minnesota, 1945–1984. *Neuroepidemiology* 1991;10: 276–281.

Lee SH, Levy EI, Scarrow AM., et al. Recurrent trigeminal neuralgia attributable to veins after microvascular decompression. *Neurosurgery* 2000;46:356–361; discussion 361–362.

Lewy FH, Grant FC. Physiologic and pathoanatomic aspects of major trigeminal neuralgia. *Arch Neurol & Psychiat* 1938;40:1126.

Li ST, Pan Q, Liu N, et al. Trigeminal neuralgia: what are the important factors for good operative outcomes with microvascular decompression. *Surg Neurol* 2004;62:400–404; discussion 404–405.

Linskey ME, Ratanatharathorn V, Penagaricano J. A prospective cohort study of microvascular decompression and gamma knife surgery in patients with trigeminal neuralgia. *J Neurosurg* 2008;109(Suppl):160–172.

Little AS, Shetter AG, Shetter ME, et al. Salvage gamma knife stereotactic radiosurgery for surgically refractory trigeminal neuralgia. *Int J Radiat Oncol Biol Phys* 2009;74:522–527.

Longhi M, Rizzo P, Nicolato A, et al. Gamma knife radiosurgery for trigeminal neuralgia: results and potentially predictive parameters—part I: Idiopathic trigeminal neuralgia. *Neurosurgery* 2007;61:1254–1260; discussion 1260–1261.

Lopez BC, Hamlyn PJ, Zakrzewska JM. Systematic review of ablative neurosurgical techniques for the treatment of trigeminal neuralgia. *Neurosurgery,* 2004;54:973–982; discussion 982–923.

Lorenzoni JG, Massager N, David P, et al. Neurovascular compression anatomy and pain outcome in patients with classic trigeminal neuralgia treated by radiosurgery. *Neurosurgery* 2008;62:368–375; discussion 375–376.

Lunsford LD, Niranjan A, Kondziolka D. Surgical management options for trigeminal neuralgia. *J Korean Neurosurg Soc,* 2007;41:359–366.

Maesawa S, Salame C, Flickinger JC, et al. Clinical outcomes after stereotactic radiosurgery for idiopathic trigeminal neuralgia. *J Neurosurg* 2001;94:14–20.

McKhann GM, Grega MA, Borowicz LM, Jr., et al. Stroke and encephalopathy after cardiac surgery: an update. *Stroke* 2006;37:562–571.

Miller J, Acar F, Hamilton B, Burchiel K. Preoperative visualization of neurovascular anatomy in trigeminal neuralgia. *J Neurosurg* 2008;108:477–482.

Miller JP, Acar F, Burchiel KJ. Classification of trigeminal neuralgia: clinical, therapeutic, and prognostic implications in a series of 144 patients undergoing microvascular decompression. *J Neurosurg* 2009a;111(6):1231–1234.

Miller JP, Magill ST, Acar F, Burchiel K J. Predictors of long-term success after microvascular decompression for trigeminal neuralgia. *J Neurosurg* 2009b;110:620–626.

O'Brien DP, Nagaria J, Rawluk D. Neurosurgery for the elderly: facts and figures. *Gerontology* 1996;42:1–6.

Ogungbo BI, Kelly P, Kane PJ, Nath FP. Microvascular decompression for trigeminal neuralgia: report of outcome in patients over 65 years of age. *Br J Neurosurg* 2000;14:23–27.

Park SH, Hwang SK, Lee SH, et al. Nerve atrophy and a small cerebellopontine angle cistern in patients with trigeminal neuralgia. *J Neurosurg* 2009;110:633–647.

Pollock BE. Percutaneous retrogasserian glycerol rhizotomy for patients with idiopathic trigeminal neuralgia: a prospective analysis of factors related to pain relief. *J Neurosurg* 2005;102:223–228.

Regis J, Metellus P, Hayashi M, et al. Prospective controlled trial of gamma knife surgery for essential trigeminal neuralgia. *J Neurosurg* 2006;104:913–924.

Rogers CL, Shetter AG, Fiedler JA, et al. Gamma knife radiosurgery for trigeminal neuralgia: the initial experience of The Barrow Neurological Institute. *Int J Radiat Oncol Biol Phys* 2000;47:1013–1019.

Ryu H, Yamamoto S, Sugiyama K, et al. Neurovascular decompression for trigeminal neuralgia in elderly patients. *Neurol Med Chir (Tokyo)* 1999;39:226–229; discussion 229–230.

Sandell T, Eide PK. Effect of microvascular decompression in trigeminal neuralgia patients with or without constant pain. *Neurosurgery* 2008;63:93–99; discussion 99–100.

Sekula RF, Frederickson AM, Jannetta PJ, et al. Microvascular decompression in patients with isolated maxillary division trigeminal neuralgia, with particular attention to venous pathology. *Neurosurg Focus* 2009;27:E10.

Sekula RF, Marchan EM, Fletcher LH, et al. Microvascular decompression for trigeminal neuralgia in elderly patients. *J Neurosurg* 2008;108:689–691.

Selim M. Perioperative stroke. *N Engl J Med* 2007;356:706–713.

Sheehan J, Pan HC, Stroila M, Steiner L. Gamma knife surgery for trigeminal neuralgia: outcomes and prognostic factors. *J Neurosurg* 2005;102:434–441.

Sindou M, Leston J, Decullier E, Chapuis F. Microvascular decompression for primary trigeminal neuralgia: long-term effectiveness and prognostic factors in a series of 362 consecutive patients with clear-cut neurovascular conflicts who underwent pure decompression. *J Neurosurg* 2007;107:1144–1153.

Sindou M, Leston J, Howeidy T, et al. Micro-vascular decompression for primary Trigeminal Neuralgia (typical or atypical). Long-term effectiveness on pain; prospective study with survival analysis in a consecutive series of 362 patients. *Acta Neurochir (Wien)* 2006;148:1235–1245; discussion 1245.

Sweet W. Atypical facial neuralgia. In White J, Sweet W, eds. *Pain and the neurosurgeon.* Springfield, IL: Charles C. Thomas, 1969.

Taha JM, Tew JM, Jr. Comparison of surgical treatments for trigeminal neuralgia: reevaluation of radiofrequency rhizotomy. *Neurosurgery*, 1996;38:865–871.

Taylor DW, Barnett HJ, Haynes RB, et al. Low-dose and high-dose acetylsalicylic acid for patients undergoing carotid endarterectomy: a randomised controlled trial. *ASA and Carotid Endarterectomy (ACE) Trial Collaborators. Lancet* 1999;353:2179–2184.

Tyler-Kabara EC, Kassam AB, Horowitz MH, et al. Predictors of outcome in surgically managed patients with typical and atypical trigeminal neuralgia: comparison of results following microvascular decompression. *J Neurosurg* 2002;96:527–531.

Vonderahe A. Corneal and scleral anesthesia of the lower half of the eye in a case of trauma of the superior maxillary nerve. *Arch Neurol Psychiatry* 1928;20:836–837.

Yousry I, Moriggl B, Holtmannspoetter M, et al. Detailed anatomy of the motor and sensory roots of the trigeminal nerve and their neurovascular relationships: a magnetic resonance imaging study. *J Neurosurg* 2004;101:427–434.

第9章
当前的手术治疗概观

Toba Niazi， *Paul A. House*， *Ronald I. Apfelbaum*

三叉神经痛（TN）应根据疼痛的严重程度选择治疗，但不应不治疗（即带痛生活）。三叉神经痛首选药物治疗，大约75%的患者疼痛会减轻或消失（Brown、McDaniel 和 Weaver，1993；Pollock 和 Ecker，2005）。遗憾的是，随着时间的延长，药物的疗效会减弱，甚至对多种药物产生耐药。药物治疗也可能出现药物不耐受或不良反应，如平衡障碍、低钠血症、认知障碍，这会限制药物的使用剂量从而影响疗效（Baker、Taylor 和 Lilly，1985；Campbell、Graham 和 Zilkha，1966；Rockliff 和 Davis，1966；Zakrzewska 和 Patsalos，2002）。与年轻患者相比，老年患者更容易出现这些不良反应。对于以下患者应推荐手术治疗：药物治疗无效，患者遭受难治性疼痛或不能耐受药物不良反应的患者。

手术治疗可分为三叉神经减压术、三叉神经部分毁损术和姑息性手术。三叉神经减压术可通过后颅窝开颅，移位压迫神经的结构（通常为血管）。毁损性手术包括经皮射频热凝术、经皮甘油毁损术、球囊压迫术、三叉神经根切断术和立体定向放射外科治疗（SRS）。姑息性手术可能会对那些经其他所有方法治疗均无效的慢性疼痛患者有帮助，包括导水管周围和脑室周围灰质刺激和运动皮层刺激。

医生应权衡多种因素然后决定选择哪一种治疗方法，如患者的年龄、疼痛位置、伴随疾病以及患者为缓解疼痛所能承受的治疗风险。三叉神经毁损性手术通常能有效缓解疼痛，但是不能对三叉神经痛进行病因治疗，因此，疼痛在一段时间后可能会复发。这种手术方法也可能产生三叉神经分布区的感觉障碍，可能会出现感觉迟钝，甚至会导致感觉缺失或麻木性疼痛，这种症状可能比术前的发作性疼痛更加痛苦（Sweet，1986；Taha 和 Tew，1996；Tatli、Satici、Kanpolat 和 Sindou，2008），但是，毁损性手术与三叉神经减压术相比创伤比较小。保留神经的显微血管减压术（MVD）虽然损伤较大，但属于对因治疗，因此，治疗是治愈性的，且不会造成患者感觉障碍。

毁损性手术

显微血管减压术为开颅手术，可能会产生一定的并发症。鉴于此，经皮三叉神经毁损术应运而生。对一些患者而言，这些治疗方法是合适的选择。这些技术会部分性地毁损三叉神经节前纤维或者神经节本身以减轻疼痛，同时还尽量能够保留一些感觉功能。由于这些手术破坏了神经，因此会导致患者出现程度不等的面部麻木，从轻微的、局部性的面部麻木，到更加弥散和严重的麻木。另外，患者也可能会出现轻到重度的感觉障碍，导致感觉缺失或麻木性疼痛。患者也可能会发生角膜感觉缺失，从而导致神经麻痹性角膜炎。因为这些治疗仅着眼于缓解症状，并没有解除导致疼痛的原因，所以疼痛复发的可能性很高，尽管有许多患者持续数年仍没有复发（Arias，1986；Laghmari 等，2007；Lopez、Hamlyn 和 Zakrzewska，2004；Lunsford，1982；Nugent 和 Berry，1974；Nugent，1982）。复发后也可以继续通过这些方法治疗，但是面部麻木和感觉迟钝的风险也会相应增加（Arias，1986；Laghmari 等，2007；Lopez 等，2004；Lunsford，1982；Nugent 和 Berry，1974；Nugent，1982）。鉴于这种疗法的微创特点，绝大多数患者能耐受这一治疗，尤其是对于合并多种内科疾病的老年患者更加适合。老年患者预期寿命比较低，因此，与年轻患者相比，需要反复进行治疗的机会比较少。

经皮射频热凝术

Sweet 和 Wepsic（1974）在 1974 年开始使用经皮射频热凝术治疗三叉神经痛。这种治疗方法是基于早期使用的单极电凝：虽能有效减轻疼痛，但因会导致完全麻木和频繁的痛性麻木，后来被抛弃（Kirschner，1931）。之后他们两人将这种技术进行了改良：术中用短效的麻醉药物以便能够对患者临床评估，局部电刺激定位半月神经节，通过可靠的射频电流局部毁损病灶，用温度探测器监测电极温度以控制对神经根的破坏程度。这一技术的基本原理，以及其他直接作用在三叉神经节前纤维或神经根本身的毁损术，是基于 Letcher 和 Goldring（1968）在猫动物模型上的实验发现：相对于传导触觉的粗大有髓纤维（Aα 和 Aβ）而言，传导痛觉的纤维（少髓纤维和无髓纤维 Aδ 和 C）其混合动作电位在较低温度下即可被阻断。尽管观察到上述现象，但在动物模型上损伤三叉神经节的组织学研究证实是全部神经纤维受损，而非只选择性损伤痛觉神经，而触觉纤维保留（Letcher 和 Goldring，1968）。但是，人们认为这一技术有助于总体上减少感觉传入，以及可能减少从脱髓鞘纤维到痛觉纤维传导的异常冲动。

根据术者的偏好和不同机构的不同情况，这一治疗可以在手术室或有麻醉医生协助的放射检查室里进行。术前监测心率、血压、呼吸以及氧饱和度。整个治疗过程中应当静脉给予短效的麻醉剂。在透视检查室中，患者为仰卧位，颈部过伸，并且向对侧旋转 15°。在手术室中，可以通过调整 C 型臂的方位来获得理想的透照体位。手术开始时，肌肉注射 0.4mg 阿托品，以减少口腔分泌物，并防止心率过缓（Taha、Tew 和 Buncher，1995）。使用 Hartel 技术（Hartel，1914）和解剖标记，采用带针芯的 100mm 长的 18 号穿刺针，穿刺点位于口角外侧大约 2.5cm 处，内侧定位点位于瞳孔内侧，外侧定位点位于外眦和外耳道连线的中外 1/3 处（图 9.1）。从这两个定位点垂直于皮肤画两条假想的相互垂直的直线，这两条直线的交点就

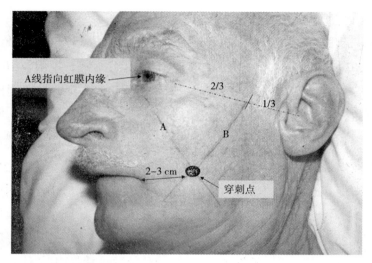

图 9.1　Hartel 技术卵圆孔穿刺，进针点为嘴角外侧 2.5cm。画两条线，线 A 为眼睛中立位时虹膜内侧与进针点的连线，线 B 为外耳道和眼外眦连线中外 1/3 点与进针点连线，穿刺针指向沿垂直于皮肤的假想平面走行的两条线的相交点，在 X 线透视下确定最终位置，戴无菌手套后将手指置于在嘴里防止穿刺过程中穿刺针刺入口腔黏膜

是卵圆孔的位置，穿刺针从穿刺点进入，指向上述交点进针，在透视引导下最终的位置应穿过卵圆孔内侧。一旦针穿过卵圆孔，探针撤出，此时应有脑脊液（CSF）流出。在一些患者中，多次治疗后由于瘢痕组织生长导致 CSF 不能流出。

当穿刺针到位后，再通过穿刺针置入电极，对于局部毁损常使用两种不同的技术（Laghmari 等，2007；Lopez 等，2004；Taha 等，1995）。第一种为放置柔顺的弯头电极，既能进行刺激又有感温作用，弯头有助于更加准确地定位毁损靶点，一旦电极置于三叉神经节内，则可以对罹患疼痛的三叉神经分支进行刺激定位。起始给予 0.1～0.4V，50 Hz，2.5ms 连续脉冲序列，患者在刺激神经相应的感觉分布区通常会有振动感觉或异常感觉。在给予损伤之前，电极的深度和方向需要通过对分支给予最低的刺激阈值以进行定位。然后进行静脉麻醉诱导，通过电极释放射频电流，缓慢提高温度至理想高度，并在预设的时间内维持这一温度，从而局灶性破坏三叉神经节前纤维。患者麻醉清醒后，临床评估三叉神经有无残余痛以及感觉变化情况。

Nugent 和 Berry（1974）描述了另一种治疗方法，使用较细的电极丝，暴露头端 2.5mm，但是没有温度监测装置。穿刺针以同样方式放置，电极通过刺激定位于最佳位置。在此技术中，毁损是通过小幅度增加射频电流的持续时间完成的，如果有必要增加强度，还需要对患者进行反复的临床评估。起始时给予 50～100mA 持续 10 秒，然后增加 3～5 秒。为了便于对患者反复检查，需要使用神经安定麻醉技术。Tew（1996）强调术中临床检查过程中，使原疼痛分布区保持痛觉减退而非痛觉丧失是非常重要的，因为，在痛觉减退与痛觉丧失的病例中，尽管长期随访，其疼痛复发率相似，但是痛觉减退患者中，出现感觉障碍的风险将降低一半（Taha 等，1995；Taha 和 Tew，1997；Tew，1996）。

经皮射频热凝术通常适用于老龄患者和合并有多种内科疾病的患者，在一项经皮射频热凝术治疗的 154 例三叉神经痛患者的前瞻性研究中（Taha 等，1995），99% 的患者经过 1 次治疗后疼痛缓解，15 年后 33 例患者疼痛复发（21.4%），这 33 例患者中，10 例通过药物可以很好地控制疼痛，23 例则需要再次手术治疗来控制疼痛（Taha 和 Tew，1997）。

Taha 等认为成功缓解疼痛的代价是出现明显的麻木感，在他们的病例中 46% 会出现痛觉丧失，42% 的患者会出现感觉减退。另外，15% 的患者会出现轻度的感觉障碍，5% 的患者会出现中度感觉障碍，3% 患者会出现重度感觉障碍。尽管对多数患者而言，感觉障碍的影响没有痛性麻木那么严重，但术后出现严重的感觉障碍，如频繁发作或持续的蚁走感、烧灼感和瘙痒感，令一些患者备受困扰，对有些人而言，可能与初始疼痛症状一样难以忍受。不幸的是，这些症状是难治性的。如果术中对三叉神经 V1 支进行热凝，则有角膜感觉缺失的风险，之后可能会导致神经性角膜炎，长时间会导致失明（Taha 等 1995，Taha 和 Tew，1997）。因此，在毁损病灶时，对患者进行临床查体是非常重要的，以将面部麻木控制在患者可以忍受的范围内，且角膜反射没有消失。患者必须了解手术本身的风险，能够妥善应对并接受面部感觉的变化。虽然脑膜炎的风险很小，但也必须告知患者，如果果术后几天内，患者出现明显高热、头痛、颈部强直或畏光，需要考虑是否发生了这一并发症。

甘油化学毁损术

甘油化学毁损术是由 Håkanson（1981）于 1981 年首次应用的。甘油作为神经毁损剂被意外发现。在 Leksell 伽马刀应用早期，Leksell 医生尝试照射半月神经节来治疗三叉神经痛（Leksell，1971），他将钽粉溶于作为溶媒的甘油中并注射至 Meckel 氏腔内，作为影像标记物，为进一步治疗提供可见目标（Linderoth 和 Håkanson，1989）；但是，许多患者注射这种混合物后，在放射治疗之前，他们的阵发性疼痛就完全缓解了。尽管甘油具有高渗性的特点，可以依次损伤细小、无髓和有髓纤维，但是对于甘油作用的准确机制并不了解（Linderoth 和 Håkanson，1989）。Sweet 等（1981）注意到，甘油注射于半月神经节后，对三叉神经痛患者面颊进行电刺激时，记录到的三叉神经诱发电位提示，痛觉纤维（Aδ 和 C）传导疼痛的程度减低了。然而，Fruhstorfer 和 Hensel（1973）使用定量感觉检查发现，甘油的作用主要集中于大的有髓纤维或触觉纤维。由于三叉神经有髓纤维局部被动脉或静脉压迫，导致脱髓鞘，而甘油作用在这些脱髓鞘的纤维上，可以抑制异常冲动传导到痛觉纤维上。甘油在半月神经节内的高渗透压在其化学毁损机制中起主要作用，并且渗透压的改变率对于甘油在痛觉纤维上的作用也至关重要。因此，治疗时需要应用纯化、脱水的甘油（99.5%），而不是稀释后的甘油（Fruhstorfer 和 Hensel，1973）。

甘油化学毁损术通常在放射操作间内由麻醉医生协助完成，但也可以在手术室中完成。术中监测生命体征，患者取仰卧位。通过前述的 Hartel 技术（Hartel，1914），在 X 线成像系统的引导下，将长度为 100mm 的 18 号腰椎穿刺针（含内芯）置入卵圆孔。在穿刺针置入前给予短效的静脉药物，在穿刺针进入三叉神经池时给予短暂的深度麻醉来防止疼痛。当针穿过卵圆孔时，调整患者体位使术者可以通过 X 线透视器看到卵圆孔，通过其向内侧进针即可进入三叉神经池。穿刺针到位后，拔出内芯，这时候应该有脑脊液（CSF）流出（如果患者曾经接受过多种手术治疗，由于瘢痕的形成，CSF 可能不会流出）。然后唤醒患者，操纵手术床使患者体位改为坐位，90°旋转 X 线透视器。通过针管注射碘海醇进行脑池造影，如果穿刺针位置正确，X 线透视下就可以看到造影剂充满 Meckel 氏腔（图 9.2），并随后开始溢入后颅窝。如果穿刺针没有进入三叉神经池，则需要重新定位。在 X 线透视下通过有刻度的注射器注射造影剂，可以定量三叉神经池的容量，然后将患者还原为仰卧位，拔出针芯后，使造影剂从脑池中流出，该过程需要通过 X 线透视确认。如果患者

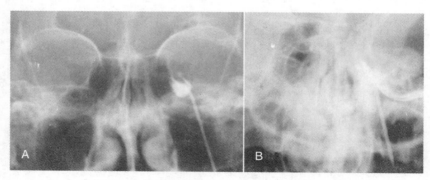

图 9.2 X 线透视下前后位脑池影像，进行正确定位并对三叉神经池大小进行测量

A. 穿刺针准确到位，脑池染色明显；B. 尽管有脑脊液流出，但穿刺针并不在脑池中，颞叶底部蛛网膜下腔染色轮廓，提示穿刺针位置太深或针头太上翘而进入幕上。

CSF 流出不顺畅，可通过注入无菌生理盐水冲出造影剂，以防止甘油不能充分接触三叉神经节前神经。

然后将患者转移到病床上，置于接近 90° 坐位，缓慢注入与三叉神经池容量等量的甘油，坐位可以使甘油潴留于脑池内，然后保持坐位 2 小时。由于甘油可能会诱发三叉神经痛，因此通常在注入甘油前使用静脉镇痛药。

老龄及合并有多种疾病的患者能够很好地耐受甘油注射术。不同的研究证实给予甘油化学毁损术 2 周后，67% ~ 97% 患者三叉神经痛症状能有效缓解（Arias，1986；Cappabianca 等，1995；Henson 等，2005；Laghmari 等，2007；Liu 和 Apfelbaum，2004；Lopez 等，2004；Lunsford，1982；Lunsford 和 Bennett，1984）。Liu 等报道 303 例患者接受该治疗后，90% 的患者 2 周后疼痛显著缓解（Liu 和 Apfelbaum，2004）。类似还有 Cappabianca 等（1995）的报道，他们治疗了 191 例病例，93% 患者术后疼痛立即消失。长期随访显示，10 年后仍有 77% 患者无疼痛发作。如果疼痛复发可再次注射。尽管再次注射的成功率与初始注射的成功率相似，但是止痛效果的持续时间有所下降。Liu（Liu 和 Apfelbaum，2004）报道 303 例患者，其中 181 例接受 1 次注射，83 例接受 2 次注射，19 例接受 3 次注射，20 例接受 4 次或更多次注射治疗。注射 1 次的患者平均复发时间为 21 个月，而注射超过 1 次的患者平均复发时间为 16 个月。但是每次注射，患者都有感觉系统进一步受损的风险，而且也有痛性感觉缺失的风险（尽管发生率很低）。Cappabianca 等（1995）报道，他们的病例中没有痛性感觉缺失发生，但是 46% 的患者有轻度的感觉减退。Liu 等报道仅有 1 例有痛性感觉缺失。三叉神经甘油毁损术与射频热凝术相比（Liu 和 Apfelbaum，2004），术后感觉障碍发生率更低一些。甘油毁损术的其他并发症与其他毁损治疗方式相似。一定要告知患者术后有发生脑膜炎的可能，尽管发生率很低，但这属于非常严重的并发症。众所周知，三叉神经系统经过治疗后单纯性疱疹

病毒的活性可能激活，发生这种良性、自限性疾病并不罕见（Liu 和
Apfelbaum，2004）。

经皮球囊压迫法

Shelden 等（1955）注意到压迫半月神经节能够使三叉神经痛患
者获益。他们本来通过颞下开颅试图对三叉神经节减压，结果发现
对神经节的压迫、机械损伤以及由此导致的感觉障碍，反而能获得
更好的止痛效果。但是由于机械性损伤的程度很难标准化，导致复
发率较高，因此这一治疗方法随着时间推移逐渐被弃用。Mullan 和
Lichtor（1983）通过经皮穿刺利用球囊压迫治疗重新"唤醒"了这
一技术。球囊压迫法因为需要气管插管全麻，所以不同于其他两种
经皮治疗方式，术中需要体外起搏器控制心动过缓。通常认为三叉
神经节压迫能选择性损伤大的有髓纤维，不会影响无髓纤维和参与
角膜反射的感觉纤维，因此，有报道认为由于损伤角膜反射的可能
性降低，针对三叉神经第一支疼痛的治疗是更加安全的（Brown 和
Preul，1988、1989；Brown 等，1993）。

根据术者的喜好，经皮球囊压迫治疗可以在放射操作间或手
术室里进行。如前所述，所有患者均行气管插管麻醉，术中放置
心脏起搏器，与其他手术一样，患者取仰卧位。采用 Hartel 技术
（Hartel，1914），在 X 线透视下先定位卵圆孔，将 14 号 100mm 穿刺
针置于卵圆孔外口，但不要进入卵圆孔。然后将球囊导管穿过该孔
送至 Meckel 氏腔内，根据受累神经分支的不同，可将球囊导管放置
在不同的位置：V1 支受累置于 Meckel 氏腔内侧，第三支受累置于外
侧，V2 支或多支受累则置于 Meckel 氏腔的中间。然后给予 1.3 ~ 1.5
个大气压（1000mmHg）将球囊扩张，扩张过程中应在 X 透视下进
行（Brown 和 Preul，1988、1989；Brown 等，1993）。由于随着压力的
增加，感觉障碍的风险也会增加，因此压迫时间应控制在 1.5 分钟左
右（Brown 和 Preul，1988、1989；Brown 等，1993），术中可能会出现

一过性心动过缓，心脏起搏器可以接收到三叉神经刺激过程中的抑制反应信号，并做出相应的处理。之后再将球囊放气，撤出导管和穿刺针。患者麻醉清醒后，手术当晚全程心电监护。

　　Brown 等（1993）发现接受球囊压迫后的疼痛缓解率为 93%，其中 25% 患者 5 年内疼痛复发，需要再次治疗。68% 的患者二次球囊压迫后疼痛缓解，感觉障碍的发生率与其他经皮穿刺治疗相比略低，但是，这些患者可能会出现咬肌力弱，但这种并发症在射频热凝术中极少出现，在甘油注射治疗中几乎从没出现过。咬肌力弱的现象一般会在 12 个月左右出现缓解（Brown 和 Preul，1989；Brown 等，1993；Brown，2002）。Brown 等报道（1993），他们的病例中没有痛性感觉缺失和角膜感觉缺失患者。尽管这是一种耐受性相对良好的治疗，但是对于合并有多种基础疾病的患者来说，由于需要气管插管全麻，因此这种治疗方法并不是理想的选择。对于有心律失常的患者应当异常小心，因为三叉心脏反射反应可能会加重心脏疾病。

立体定向放射治疗

　　立体定向放射治疗由 Leksell（1971）在 1971 年率先用于三叉神经痛，这是一种使三叉神经节接受大量射线照射的治疗方法。最初治疗的两名三叉神经痛患者，均成功消除了症状，但是应用于更多的患者后，疼痛缓解程度并不一致，因此照射的靶点转移到了三叉神经脑桥端即入脑干处（REZ）。通过磁共振成像（MRI）可以辨认第三个治疗靶点，即三叉神经脑池段靠近 Meckel 氏腔的部分（神经三角丛）（Chavez 等，2005；Cole、Liu 和 Apfelbaum，2005；Haines、Jannetta 和 Zorub，1980；Kondziolka 等，1996a）。随着现代技术的出现，包括神经影像定位技术的改良和立体定向设备的更新，可以选择更多的立体定向技术为患者服务，即伽马刀放射治疗（GKRS）和更新的基于直线加速器（LINAC）的放射治疗。放射治疗缓解三叉神经痛的基本原理是在三叉神经局部治疗靶点处损伤粗大的有髓纤维损伤，就像其他毁损治疗一样，可以抑制异常的神经冲动传至感觉疼痛的 Aδ 和 C 纤维，以预防"扳机点"触发疼痛（Haines 等，1980；Kondziolka 等，1996b；Kondziolka 等，1996a；Kondziolka、Lunsford、Habeck 和 Flickinger，1997）。不论是 GKRS 或 LINAC 系统治疗，放射治疗并不能直接显效，而是在治疗后数天到数周内开始发挥作用，因此，这种治疗方法对于非常严重、难以忍受的疼痛患者并不是最好的治疗手段。本质上讲，高剂量的放射线可能会引起神经系统的迟发性损伤。因抗凝治疗以及麻醉高风险，合并有多种内科疾病的老年患者无法接受其他经皮穿刺治疗，因此对于他们而言，接受放射治疗可能是最佳选择。

GKRS 和 LINAC 均需要立体定向高分辨率 MRI 和计算机断层扫描（CT）检查，然后将影像融合以获得最佳的靶点定位。对于放射治疗来说，高分辨率 MRI 是相当重要的一步，如果无法实现，则不能清楚看到三叉神经和 REZ 区，从而无法准确定位三叉神经（Haines 等，1980；Kondziolka 等，1996b；Kondziolka 等，1996a；Kondziolka 等，1997）。在扫描之前使用经皮螺钉固定头架，然后在技师帮助下开始治疗。理想的治疗靶点尚无定论，但是更倾向于是三叉神经 REZ 和三角丛，而不是半月神经节。当对三角丛进行照射时，对脑干的放射暴露剂量减少，因此，一些术者为了给予高剂量放射线，更喜欢选择在此位置治疗（Chavez 等，2005；Haines 等，1980；Kondziolka 等，1996b；Kondziolka 等，1996a；Kondziolka 等，1997）。由于靶点很小，因此定位准确在放射治疗中最为重要，如果失准可能会导致靶点的治疗失败，放射线照射到其他位置，如脑桥前池或脑干，导致有害的不良反应，而且三叉神经还会持续疼痛（Chavez 等，2005）。

治疗三叉神经痛比较理想的剂量并不明确，但是 Kondziolka 等（1996a）认为 70～90Gy 疗效很好。在灵长类动物模型中剂量大于100Gy 会导致神经元坏死，应当低于这个剂量（Kondziolka 等，

2000）。其他的临床研究也评价了放射线剂量改变后的疗效（Goss等，2003）。

Kondziolka 等（1996a）报道一项非随机多中心研究，共纳入 50 例患者，通过 GKRS 治疗三叉神经近端近脑桥处，靶剂量在60～90Gy，疼痛缓解平均时间为 30 天，最大给予剂量 70Gy 以上的患者疼痛完全缓解率大于小于 70Gy 的患者。Pollock 等（2001）报道了 68 例经 GKRS 治疗 REZ 区的患者，并比较了 70～90Gy 不同剂量的效果，接受 70Gy 剂量的患者 86% 疼痛缓解，接受 90Gy 的患者 93% 疼痛缓解。低剂量的患者疼痛复发率更高（26% vs.15%），但是低剂量的患者中只有 15% 术后出现三叉神经感觉麻木，而高剂量组达 54%。疼痛缓解率无统计学差异，而麻木程度高剂量组更大。Goss 等（2003）回顾了 26 例经 GKRS、90Gy 治疗 REZ 的三叉神经痛患者，76% 患者疼痛显著缓解，24% 患者疼痛缓解良好，32% 患者术后面部感觉异常和麻木，12% 患者角膜感觉下降，每天需要滴眼液治疗。因此，在 70～90Gy 存在一个理想的放射剂量，在保持一定成功率上，必须注意术后可能导致的并发症。

跟其他神经毁损术一样，放射治疗并非针对病因的治疗，而是导致神经迟发性损伤，与其他毁损性治疗一样能引起相同的不良反应。放射治疗并发症最常见的为面部麻木，这困扰着少数患者（Petit 等，2003；Pollock 等，2002；Pollock 和 Ecker，2005）。与其他神经毁损术一样，放射治疗也会导致患者出现痛性感觉缺失和角膜炎。尽管其他的毁损术死亡率很低，但是目前为止，SRS（立体定向放射外科）文献报道中尚未有患者死亡（Kondziolka 等，1996b；Kondziolka 等，1996a；Kondziolka 等，1997；Petit 等，2003；Pollock 等，2002；Pollock 和 Ecker，2005）。

尽管放射治疗三叉神经痛侵袭性很小，90% 以上的患者疼痛缓解，75% 患者疼痛消失，10%～35% 患者疼痛复发，但此治疗方法仍具有争议（Kondziolka 等，1996b；Kondziolka 等，1996a；Kondziolka

等，1997；Petit 等，2003；Pollock 等，2002；Pollock 和 Ecker，2005）。这是一种新的治疗方法，尚没有大宗病例的长期随访结果，许多文献仅仅是通过短期随访有限病例对不同的放射治疗技术进行比较（GKRS *vs.* LINAC）（Villavicencio 等，2008）。另外，许多研究定义"较好（good）"和"显著（excellent）"转归只是基于疼痛程度降低（Rogers 等，2000；Villavicencio 等，2008；Young 等，1997）。在其他的毁损性治疗研究中，疼痛完全缓解且不需要用药定义为"显著"，服用可以耐受剂量的药物后，疼痛消失定义为"较好"（Rogers 等，2000；Villavicencio 等，2008；Young 等，1997）。尽管文献报道的衡量标准不同，使放射治疗技术看上去与其他治疗方法具有可比性，但是这些结果距离最佳治疗还比较遥远。对于进一步的长期研究，需要制订随访计划，考虑安全性、有效性、理想的靶点、最佳剂量、统一的技术标准，只有这样，SRS 真正的治疗作用才能得以明确。目前，我们对那些合并有内科疾病，比如需要抗凝治疗而不能接受其他治疗方式的患者，或不愿接受其他尽管较小但确实存在治疗风险的患者，仍然采用这立体定向技术进行治疗。

减压治疗

显微血管减压术

1934 年，Dandy 描述了三叉神经 REZ 区血管压迫，并认为这一原因导致了三叉神经痛（图 9.3），但是并没有考虑进行减压。在 20 世纪中期，开颅手术得到普遍应用，但主要是包括经后颅窝入路的 Dandy 神经切断术或应用更加广泛的经颞下中颅窝入路神经切断术（Gelber、Gogela 和 Pierson，1989；Hanraets，1954；Peet 和 Schneider，1952；Pinkus，1984；Spiller 和 Frazier，1901）。Jannetta（1967）首先使用显微外科技术暴露三叉神经，清楚显示三叉神经脑干端的病理性血管压迫。他首次倡导将血管从三叉神经 REZ 区移开，而不是将神经切断。该方法对三叉神经痛的治疗具有革命性的影响（Jannetta，1967；

Cook 和 Jannetta，1984）。该方法促进了手术技术的发展，MVD 是经过乳突后入路的开颅显微手术，将责任血管从受影响的神经上移位，然后在血管和神经之间垫以小的植入物（Cook 和 Jannetta，1984；Jannetta，1967）。此手术被广泛应用，植入物通常使用丝状的 Teflon 毡（PTFE 纤维）。

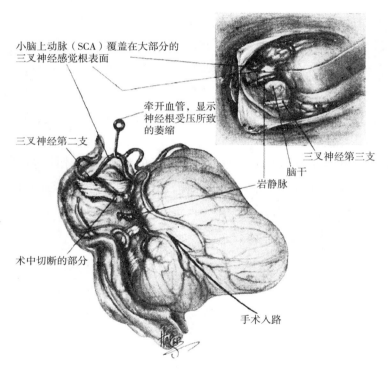

图 9.3　Walter Dandy 图解手术入路

Walter Dandy 评论说："自从我采用枕下入路分离三叉神经感觉根以来，发现 10% 的患者（样本量超过 500 例）其感觉神经根被肿瘤和动脉瘤压迫。在几乎每一个病例中，'小脑前下动脉'的大分支位于感觉神经根的上方或下方，在许多情况下，神经受动脉影响弯曲成角，我相信这是三叉神经痛的病因"（Dandy，1932）。尽管 Dandy 认为是"小脑前下动脉"，但是他的图例中清楚显示为小脑上动脉。图片来自于 Dandy，1932。

与其他治疗方式相比，MVD 的优势在于针对主要病因进行治疗，症状可以完全消失，而神经完整保留，MVD 术后几乎很少有患者复发。由于不破坏神经，因此面部麻木、感觉障碍、角膜感觉缺失等毁损性手术导致的去神经后遗症，完全可以避免。但是，这一治疗方法需要患者能耐受全麻下开颅手术，必须考虑可能影响手术安全性的所有合并症，必须将手术风险告知患者。理想的治疗对象是年轻且只有很少基础疾病的患者，他们对外科手术的耐受性要好于老年患者。对于手术年龄，并没有严格的限制，但是在"健康"患者的筛选中，指南通常将 70 岁作为界限。随着现代麻醉技术的发展，开放性手术的风险显著降低，许多外科医生推荐高龄患者行MVD。Sekula 等（2008）的研究结果也支持这一结论，他们回顾了接受 MVD 的老龄患者，发现经适当病例筛选后，身体健康的老龄患者接受 MVD 手术的术后并发症并不多，而且因为生理性脑萎缩和脑池扩大，到达脑桥小脑角变得更加容易。作者认为年龄本身并不是MVD 的禁忌证，相反更应注重患者整体"健康"状态的评估，以决定是否适合接受神经外科手术干预。

老一辈医生更喜欢坐位手术，但是，侧卧位手术结果也与之相似。虽然坐位手术发生气栓的风险最高，但是侧卧位也有气栓风险，因此建议这两种体位均进行监测。坐位手术的优势在于更便于麻醉医生管理患者，避免患者胸部受压，造成单侧胸部积液，这对于体重大的人来说尤其如此。由于没有静脉充盈所以术野清晰，而且颅内结构也维持了正常的解剖关系。另外，血液和脑脊液能从伤口中流出，因此可以不用吸引器，这样可以降低损伤颅神经或脑干的概率。

采用气管插管全麻、机械通气的神经麻醉技术，确保术者在手术显微镜下对脑干周围结构解剖分离时，患者能保持不动从而避免术野模糊。肌肉松弛可以预防患者发生喘息反射，而喘息反射可以产生少量气栓，积少成多可能会导致大量气栓发生。胸前多普勒超声和呼气末二氧化碳分压监测能发现气栓。气栓一经发现，麻醉医生应当通过增高呼气末正压通气或压迫颈静脉来升高静脉压，以防止空气进一步进入，并能确定空气进入口，从而封堵之。这一技术非常灵敏，因此小的进气口也能发现，从而预防导致严重并发症的更大气栓。术中不需要中心静脉置管，因为许多进气口都很小，无需使用中心静脉导管。

手术体位一经选定，应当采用三钉头架固定头位。选择旁正中、8cm 长直切口，位于乳突切迹内侧 3～5mm，2/3 切口位于切迹上方，1/3 切口位于切迹下方。在横窦下方、乙状窦内侧做枕下乙状窦后开颅。靠近硬膜窦打开硬膜，沿着小脑的上外侧缘到达脑桥小脑角区。轻柔牵开小脑，可以见到岩静脉，为了更清楚看到三叉神经，可以电凝岩静脉，到达神经周围的蛛网膜，但是，我们应尽量保留岩静脉，并在岩静脉周围操作。接受手术治疗的患者，多数情况下能看到冗长的动脉襻压迫三叉神经的 REZ 区，但也可见静脉压迫。将动脉襻完全从神经 REZ 区分离，从而使动脉搏动远离神经。在血管和神经之间垫上聚乙烯材料或丝状的 Teflon 毛毡（PTFE 纤维）以使血管远离神经，将植入物塑形、固定在血管和神经之间，以防止血管再次回到压迫神经的位置（图 9.4）。如果发现是静脉原因压迫 REZ 区，则需要将静脉与神经分离或将其电凝、切断以解除对 REZ 的压迫。

REZ 区解压充分后，水密封合硬膜，逐层缝合伤口，防止术后 CSF 漏和感染。术后，患者应在重症监护室监测 1 晚，以确保没有后颅窝水肿或血肿发生，以及其进而导致的神经功能恶化。术后第 1 天，大多数患者能下地走动，许多接受坐位手术的患者术后诉头痛，给予口服镇痛药物对症处理即可，多数患者术后能很快康复，术后第 3 天可出院。

Barker 等（1996）报道了 1185 例 MVD 患者长期结果，平均随访 6.2 年，发现 75% 患者三叉神经根被小脑上动脉压迫，第二位常

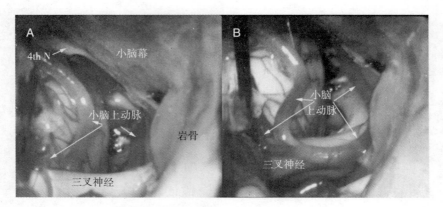

图 9.4　坐位乙状窦后入路开颅术中图片

A. 小脑上动脉（SCA）血管襻位于三叉神经 REZ 区腹侧并交叉压迫；B. 血管襻完全松解游离，并向后移位。责任血管 SCA 从外向内迂曲走行。将 Teflon 毛毡于神经和血管之间，将血管襻垫高移离神经，使血管波动朝向水平面，而不要朝向神经。

见的压迫因素为静脉。术后疼痛立即减轻的占 82%，部分减轻的为 16%，没有缓解的为 2%，MVD 术后 10 年，70% 患者疼痛明显缓解，不需要药物治疗，疼痛不再发作，4% 的患者有偶发性疼痛，不需要长期服药，术后 10 年，每年疼痛复发率小于 1%。

其他医生也得到了相似的结果（Apfelbaum，2000），500 例三叉神经痛患者行 MVD 治疗，疼痛完全缓解率为 91%，部分缓解率为 6%，82% 患者存在 1 支动脉压迫三叉神经根，多数为小脑上动脉。MVD 术后 14 年，81% 患者疼痛明显缓解且无需服药，每年 1% 患者因疼痛复发再次接受治疗。这两个研究（Apfelbaum，2000；Barker 等，1996），均未出现三叉神经毁损性手术所显示的、复发率随时间延长而增加的现象。

尽管 MVD 成功率较高，但手术也并非没有并发症，包括（但不限于）小脑血肿、一过性颅神经麻痹、单侧听力减退、幕上结构和脑干缺血和梗死以及死亡。后者发生率小于 1%（Apfelbaum，2000；Barker 等，1996）。

显微血管减压术是本章讨论的三叉神经痛治疗方式中，疼痛缓解期最长、且针对疼痛病因治疗的一种方式。它不牺牲三叉神经完整性，因此预防了诸如感觉障碍等神经损伤后遗症。患者的选择非常重要，有手术诉求的患者必须乐于承受微创开颅；为了减少术后严重和致命的并发症，术前必须仔细评估患者的健康状态。

三叉神经根切断术

1891 年，Horsley 等（1891）首先报道了经颞下入路于脑干和半月神经节之间的三叉神经根切断术，Spiller 和 Frazier（1901）进一步普及了三叉神经根切断术，他们采用的是经中颅窝底硬膜外入路。1925 年，Dandy 主张经后颅窝乳突后硬膜内入路，在脑桥端切断三叉神经感觉根。随着经验的积累，他只部分切断神经，即只切断三叉神经下部 30% ~ 50% 的神经纤维。经皮神经毁损术出现后，由于经皮穿刺治疗侵袭性小，且能做到对神经相似的毁损来缓解疼痛，因此三叉神经根切断术逐渐不被医生青睐。

然而，三叉神经节后纤维切断术，即切断近脑干端的大部分三叉神经，能获得长期的疼痛缓解，而且能保留大部分触觉和角膜感觉，从而避免神经麻痹性角膜炎（Bederson 和 Wilson，1989；Gelber 等，1989）。目前只有极少数患者接受这种治疗，主要适用于 MVD 过程中没有发现三叉神经根受压迫，或者那些经过经皮穿刺治疗无疼痛缓解的脱髓鞘或神经退行性变的患者（Jensen、Rasmussen 和 Reske-Nielsen，1982），这种治疗也是多种治疗方式无效情况下的最终选择。

手术方法与 MVD 相似，辨认三叉神经后，排除了神经受压迫的因素，将主干下端 30% ~ 50% 切断，离脑干外侧大约 2 ~ 5mm。尽管这一治疗方式为毁损性手术，但是，术后面部麻木比较少见，面部痛觉减退而轻触觉保留是很常见的，尽管术后角膜反射完全丧失很罕见，但是角膜反射减退却不少见（Burchiel 和 Slavin，2000；

Jensen 等，1982）。

Bederson 和 Wilson（1989）报道了 86 例三叉神经根部分感觉根切断术的病例，其中 56 例行 MVD 和三叉神经根切断术，30 例只行神经根切断术。平均随访 5 年，MVD 和感觉神经根部分切断术结果没有统计学差异，75% 的患者疼痛明显缓解。该组患者采用的是大部分切断，即切断 50% 以上的神经根，有 2 例出现痛性感觉缺失，4 例患者出现角膜感觉减退。

Young 和 Wilkins（1993）报道了 83 例接受三叉神经部分感觉神经切断术的病例，平均随访 72 个月，其中 64 例患者没有发现三叉神经根处存在微血管压迫，只行部分三叉神经根切断术，其余 19 例患者由于责任血管不能移位或神经血管接触不明显，则行 MVD 联合三叉神经根部分切断术。只有 48% 的患者疼痛完全缓解且无需服用药物，而 30% 的患者疼痛无缓解或疼痛完全复发，在这组病例中，神经的切断比例小于 50%。

Apfelbaum 报道（Apfelbaum，2002），40 例 MVD 术中没有发现血管压迫或难治性三叉神经痛行三叉神经部分感觉支切断术，切断主干的 30%~50%。在这组病例中，80% 的患者疼痛完全缓解，另外 5% 的患者联合药物治疗疼痛得到控制。

因此，三叉神经部分感觉根切断术作为一种替代治疗手段可以用于能接受 MVD 治疗而术中未发现血管压迫的患者，或解剖上难以安全将血管从神经上移位的患者，该术式可以允许术者为患者从侵袭性治疗中挽救回一些获益。对于先前经皮穿刺治疗无效的、患有脱髓鞘疾病和神经变性患者来说也是合适的治疗方法。疼痛缓解的程度跟三叉神经切断的比例密切相关，切断比例越高则疼痛缓解程度越大，但是感觉障碍和麻木性疼痛的可能性也越大。这种治疗方法不应当作为三叉神经痛患者的一线治疗，如上所述，应当在其他标准治疗无效后再考虑使用。这一技术适合知情、积极、一般健康状况良好的患者，其风险同 MVD 一样，但是由于神经不能完整保留，因此术后会有感觉功能异常。

姑息手术

深部脑刺激

深部脑刺激治疗慢性疼痛是由 Heath（1954）首先进行的，在精神分裂症患者转移癌继发性疼痛时，通过透明隔于室间孔前下方植入临时电极进行治疗。Pool 等（1956）报道了没有任何精神疾病的慢性疼痛患者行透明隔刺激治疗后疼痛缓解，这一结果促成了为缓解疼痛而选择不同靶点的一系列研究（Mazars、Merienne 和 Cioloca，1980；Rasche、Rinaldi、Young 和 Tronnier，2006）。尽管因为脑深部刺激治疗三叉神经痛可用的研究数据很少，尚无法得出明确的结论，但是文献中已有这方面的研究。两个大的多中心研究证实（reviewed by Coffey 2001）在感觉丘脑和导水管周围或脑室周围灰质通过立体定向技术植入精准定位的脑深部刺激器，并没有对各种原因引起的慢性疼痛治疗有效（> 50% 的患者 1 年后疼痛缓解至少 50%）。尽管这些多中心试验表明脑深部刺激能改善神经源性面部疼痛的严重程度，但总体来讲，改善的证据并不足，因为患者有很高的失访率。对于采用其他传统治疗方法没有缓解疼痛的患者来说，在将脑深部刺激作为一种临床治疗方法之前，还需要进一步研究证明。

运动皮层刺激术

运动皮层刺激术是由 Tsubokawa 等在 1991 年为治疗中枢和丘脑疼痛综合征首先引入的（1991a，1991b），从此，大量报道详细描述了该方法对顽固性疼痛综合征的治疗，但是多数是针对卒中后疼痛。据推测，这一技术可用于传统治疗无效的面部神经源性疼痛。几个小型研究报道（Tsubokawa 等，1991a、1991b；Velasco 等，2008）称，该技术良好或完全的疼痛缓解率为 75% ~ 100%。运动皮层刺激对于传统治疗方法无效的患者是一种希望，但是迄今为止只有几个小型研究报道运动皮层刺激是有效的，尚缺乏关于该技术的大型、对照、前瞻、随机研究。

结　论

多种治疗方法为三叉神经痛患者缓解或控制疼痛提供了希望，在进行手术治疗之前，应当选择合适的患者，排除"不典型三叉神经痛"和其他形式的慢性传入神经阻滞性疼痛，因为这些患者治疗的效果很差。对于典型难治性三叉神经痛有许多其他治疗方法可供选择，医生可以根据患者能耐受的风险和期望的获益程度给予患者最好的选择建议。

宋　刚　译

REFERENCES

Apfelbaum RI. Neurovascular decompression: the procedure of choice? *Clin Neurosurg* 2000;46:473–498.

———. Trigeminal rhizotomy. In KJ Burchiel, ed., *Surgical management of pain.* New York: Thieme, 2002;898–902.

Arias MJ. Percutaneous retrogasserian glycerol rhizotomy for trigeminal neuralgia. A prospective study of 100 cases. *J Neurosurg* 1986;65(1):32–36.

Baker KA, Taylor JW, Lilly GE. Treatment of trigeminal neuralgia: use of baclofen in combination with carbamazepine. *Clin Pharm* 1985;4(1):93–96.

Barker FG 2nd, Jannetta PJ, Bissonette DJ, et al. The long-term outcome of microvascular decompression for trigeminal neuralgia. *N Engl J Med* 1996;334(17):1077–1083.

Bederson JB, Wilson CB. Evaluation of microvascular decompression and partial sensory rhizotomy in 252 cases of trigeminal neuralgia. *J Neurosurg* 1989;71(3):359–367.

Brown JA. Trigeminal neuralgia: treatment by percutaneous balloon compression. In KJ Burchiel, ed., *Surgical management of pain.* New York: Thieme, 2002;874–877.

Brown JA, McDaniel MD, Weaver MT. Percutaneous trigeminal nerve compression for treatment of trigeminal neuralgia: results in 50 patients. *Neurosurgery* 1993;32(4):570–573.

Brown JA, Preul MC. Trigeminal depressor response during percutaneous microcompression of the trigeminal ganglion for trigeminal neuralgia. *Neurosurgery* 1988;23(6):745–748.

————. Percutaneous trigeminal ganglion compression for trigeminal neuralgia. Experience in 22 patients and review of the literature. *J Neurosurg* 1989;70(6): 900–904.

Burchiel KJ, Slavin KV. On the natural history of trigeminal neuralgia. *Neurosurgery* 2000;46(1):152–154; discussion 54–55.

Campbell FG, Graham JG, Zilkha KJ. Clinical trial of carbamazepine (Tegretol) in trigeminal neuralgia. *J Neurol Neurosurg Psychiatry* 1966;29(3):265–267.

Cappabianca P, Spaziante R, Graziussi G, et al. (1995) Percutaneous retrogasserian glycerol rhizolysis for treatment of trigeminal neuralgia. Technique and results in 191 patients. *J Neurosurg Sci* 1995;39(1):37–45.

Chavez GD, De Salles AA, Solberg TD, et al. Three-dimensional fast imaging employing steady-state acquisition magnetic resonance imaging for stereotactic radiosurgery of trigeminal neuralgia. *Neurosurgery* 2005;56(3):E628; discussion E28.

Coffey RJ. Deep brain stimulation for chronic pain: results of two multicenter trials and a structured review. *Pain Med* 2001;2(3):183–192.

Cole CD, Liu JK, Apfelbaum RI. Historical perspectives on the diagnosis and treatment of trigeminal neuralgia. *Neurosurg Focus* 2005;18(5):E4.

Cook BR, Jannetta PJ. Tic convulsif: results in 11 cases treated with microvascular decompression of the fifth and seventh cranial nerves. *J Neurosurg* 1984;61(5): 949–951.

Dandy W. Section of the sensory root of the trigeminal nerve at the pons: preliminary report of the operative procedure. *Bull Johns Hopkins Hosp* 1925;36:105–106.

————. Surgery of the brain. In *Lewis' practice of surgery*, vol. 12. Hagerstown, MD: W.F. Prior Co., 1932;1–671.

————. Concerning the cause of trigeminal neuralgia. *Am J Surg* 1934;24:447–455.

Fruhstorfer H, Hensel H. Thermal cutaneous afferents in the trigeminal nucleus of the cat. *Naturwissenschaften* 1973;60(4):209.

Gelber BR, Gogela LJ, Pierson EW. Posterior fossa partial trigeminal rhizotomy: an alternative to microvascular decompression. *Nebr Med J* 1989;74(5):105–108.

Goss BW, Frighetto L, DeSalles AA, et al. Linear accelerator radiosurgery using 90 gray for essential trigeminal neuralgia: results and dose volume histogram analysis. *Neurosurgery* 2003;53(4):823–828; discussion 28–30.

Haines SJ, Jannetta PJ, Zorub DS. Microvascular relations of the trigeminal nerve. An anatomical study with clinical correlation. *J Neurosurg* 1980;52(3):381–386.

Håkanson S. Trigeminal neuralgia treated by the injection of glycerol into the trigeminal cistern. *Neurosurgery*. 1981;9(6):638–646.

Hanraets PR. Trigeminal neuralgia; comparison of the various surgical methods to combat trigeminal neuralgia, especially, the Spiller Frazier and the Dandy method. *Folia Psychiatr Neurol Neurochir Neerl* 1954;57(4–5):382–404.

Hartel F. Uber die intracranialle injektions behandlung der trigeminus neuralgie. *Med Klin* 1914;10:582.

Heath R. Studies in schizophrenia: A multidisciplinary approach to mind-brain relationships. Cambridge, MA: Harvard University Press, 1954.

Henson CF, Goldman HW, Rosenwasser RH, et al. Glycerol rhizotomy versus gamma knife radiosurgery for the treatment of trigeminal neuralgia: an analysis of patients treated at one institution. *Int J Radiat Oncol Biol Phys* 2005;63(1):82–90.

Horsley V, TJ, Colman WS. Remarks on the various surgical procedures devised for the relief or cure of trigeminal neuralgia (tic douloureux). *BMJ* 1891;2:1139–1143, 91–93, 249–252.

Jannetta PJ. Arterial compression of the trigeminal nerve at the pons in patients with trigeminal neuralgia. *J Neurosurg* 1967;26(1 Suppl):159–162.

Jensen TS, Rasmussen P, Reske-Nielsen E. Association of trigeminal neuralgia with multiple sclerosis: clinical and pathological features. *Acta Neurol Scand* 1982;65(3):182–189.

Kirschner M. Zur Elektrichirurgie. *Arch Klin Chir* 1931;167:761–768.

Kondziolka D, Lacomis D, Niranjan A, et al. Histological effects of trigeminal nerve radiosurgery in a primate model: implications for trigeminal neuralgia radiosurgery. *Neurosurgery* 2000;46(4):971–976; discussion 76–77.

Kondziolka D, Lunsford LD, Flickinger JC, et al. Stereotactic radiosurgery for trigeminal neuralgia: a multiinstitutional study using the gamma unit. *J Neurosurg* 1996a;84(6):940–945.

Kondziolka D, Lunsford LD, Habeck M, Flickinger JC. Gamma knife radiosurgery for trigeminal neuralgia. *Neurosurg Clin N Am* 1997;8(1):79–85.

Kondziolka D, Somaza S, Comey C, et al. Radiosurgery and fractionated radiation therapy: comparison of different techniques in an in vivo rat glioma model. *J Neurosurg* 1996b;84(6):1033–1038.

Laghmari M, El Ouahabi A, Arkha Y, et al. Are the destructive neurosurgical techniques as effective as microvascular decompression in the management of trigeminal neuralgia? *Surg Neurol* 2007;68(5):505–512.

Leksell L. Stereotaxic radiosurgery in trigeminal neuralgia. *Acta Chir Scand* 1971; 137(4):311–314.

Letcher FS, Goldring S. The effect of radiofrequency current and heat on peripheral nerve action potential in the cat. *J Neurosurg* 1968;29(1):42–47.

Linderoth B, Håkanson S. Paroxysmal facial pain in disseminated sclerosis treated by retrogasserian glycerol injection. *Acta Neurol Scand* 1989;80(4):341–346.

Liu JK, Apfelbaum RI. Treatment of trigeminal neuralgia. *Neurosurg Clin N Am* 2004;15(3):319–334.

Lopez BC, Hamlyn PJ, Zakrzewska JM. Systematic review of ablative neurosurgical techniques for the treatment of trigeminal neuralgia. *Neurosurgery* 2004;54(4): 973–982;discussion 82–83.

Lunsford LD. Treatment of tic douloureux by percutaneous retrogasserian glycerol injection. *JAMA* 1982;248(4):449–453.

Lunsford LD, Bennett MH. Percutaneous retrogasserian glycerol rhizotomy for tic douloureux: Part 1. Technique and results in 112 patients. *Neurosurgery* 1984;14(4):424–430.

Mazars G, Merienne L, Cioloca C. Control of dyskinesias due to sensory deafferentation by means of thalamic stimulation. *Acta Neurochir Suppl (Wien)* 1980; 30:239–243.

Mullan S, Lichtor T. Percutaneous microcompression of the trigeminal ganglion for trigeminal neuralgia. *J Neurosurg* 1983;59(6):1007–1012.

Nugent GR. Technique and results of 800 percutaneous radiofrequency thermocoagulations for trigeminal neuralgia. *Appl Neurophysiol* 1982;45(4–5):504–507.

Nugent GR, Berry B. Trigeminal neuralgia treated by differential percutaneous radiofrequency coagulation of the Gasserian ganglion. *J Neurosurg* 1974;40(4): 517–523.

Peet MM, Schneider RC. Trigeminal neuralgia; a review of six hundred and eighty-nine cases with a follow-up study of sixty five per cent of the group. *J Neurosurg* 1952;9(4):367–377.

Petit JH, Herman JM, Nagda S, et al. Radiosurgical treatment of trigeminal neuralgia: evaluating quality of life and treatment outcomes. *Int J Radiat Oncol Biol Phys* 2003;56(4):1147–1153.

Pinkus RL. Innovation in neurosurgery: Walter Dandy in his day. *Neurosurgery* 1984;14(5):623–631.

Pollock BE, Ecker RD. A prospective cost-effectiveness study of trigeminal neuralgia surgery. *Clin J Pain* 2005;21(4):317–322.

Pollock BE, Phuong LK, Foote RL, et al. High-dose trigeminal neuralgia radiosurgery associated with increased risk of trigeminal nerve dysfunction. *Neurosurgery* 2001;49(1):58–62; discussion 62–64.

Pollock BE, Phuong LK, Gorman DA, et al. Stereotactic radiosurgery for idiopathic trigeminal neuralgia. *J Neurosurg* 2002;97(2):347–353.

Pool J, Clark W, Hudson P, Lombardo M. *Hypothalamus-hypophyseal Interrelationships*, ed. Springfield, IL: Charles C. Thomas, 1956.

Rasche D, Rinaldi PC, Young RF, Tronnier VM. Deep brain stimulation for the treatment of various chronic pain syndromes. *Neurosurg Focus* 2006;21(6):E8.

Rockliff BW, Davis EH. Controlled sequential trials of carbamazepine in trigeminal neuralgia. *Arch Neurol* 1966;15(2):129–136.

Rogers CL, Shetter AG, Fiedler JA, et al. Gamma knife radiosurgery for trigeminal neuralgia: the initial experience of The Barrow Neurological Institute. *Int J Radiat Oncol Biol Phys* 2000;47(4):1013–1019.

Sekula RF, Marchan EM, Fletcher LH, et al. Microvascular decompression for trigeminal neuralgia in elderly patients. *J Neurosurg* 2008;108(4):689–691.

Shelden CH, Pudenz RH, Freshwater DB, Crue BL. Compression rather than decompression for trigeminal neuralgia. *J Neurosurg* 1955;12(2):123–126.

Spiller W, Frazier C. The division of the sensory root of the trigeminus for relief of tic douloureux: an experimental pathological and clinical study with a preliminary report of one surgical successful case. *Phila Med J* 1901;8:1039–1049.

Sweet WH. The treatment of trigeminal neuralgia (tic douloureux). *N Engl J Med* 1986;315(3):174–177.

Sweet WH, Poletti CE, Macon JB. Treatment of trigeminal neuralgia and other facial pains by retrogasserian injection of glycerol. *Neurosurgery* 1981;9(6):647–653.

Sweet WH, Wepsic JG. Controlled thermocoagulation of trigeminal ganglion and rootlets for differential destruction of pain fibers. 1. Trigeminal neuralgia. *J Neurosurg* 1974;40(2):143–156.

Taha JM, Tew JM, Jr. Comparison of surgical treatments for trigeminal neuralgia: reevaluation of radiofrequency rhizotomy. *Neurosurgery* 1996;38(5):865–871.

———. Treatment of trigeminal neuralgia by percutaneous radiofrequency rhizotomy. *Neurosurg Clin N Am* 1997;8(1):31–39.

Taha JM, Tew JM, Jr., Buncher CR. A prospective 15-year follow up of 154 consecutive patients with trigeminal neuralgia treated by percutaneous stereotactic radiofrequency thermal rhizotomy. *J Neurosurg* 1995;83(6):989–993.

Tatli M, Satici O, Kanpolat Y, Sindou M. Various surgical modalities for trigeminal neuralgia: literature study of respective long-term outcomes. *Acta Neurochir (Wien)* 2008;150(3):243–255.

Tew JM, Jr. Percutaneous rhizotomy in the treatment of intractable facial pain (trigeminal, glossopharyngeal and vagal nerves). In H Schmidek, W Sweet, eds., *Operative neurosurgical techniques: Indications, methods and results*. Philadelphia: WB Saunders, 1996.

Tsubokawa T, Katayama Y, Yamamoto T, et al. Chronic motor cortex stimulation for the treatment of central pain. *Acta Neurochir Suppl (Wien)* 1991a;52:137–139.

———. Treatment of thalamic pain by chronic motor cortex stimulation. *Pacing Clin Electrophysiol* 1991b;14(1):131–134.

Velasco F, Arguelles C, Carrillo-Ruiz JD, et al. Efficacy of motor cortex stimulation in the treatment of neuropathic pain: a randomized double-blind trial. *J Neurosurg* 2008;108(4):698–706.

Villavicencio AT, Lim M, Burneikiene S, et al. Cyberknife radiosurgery for trigeminal neuralgia treatment: a preliminary multicenter experience. *Neurosurgery* 2008;62(3):647–655; discussion 47–55.

Young JN, Wilkins RH. Partial sensory trigeminal rhizotomy at the pons for trigeminal neuralgia. *J Neurosurg* 1993;79(5):680–687.

Young RF, Vermeulen SS, Grimm P, et al. Gamma Knife radiosurgery for treatment of trigeminal neuralgia: idiopathic and tumor related. *Neurology* 1997;48(3): 608–614.

Zakrzewska JM, Patsalos PN. Long-term cohort study comparing medical (oxcarbazepine) and surgical management of intractable trigeminal neuralgia. *Pain* 2002;95(3):259–266.

第 10 章
经皮立体定向射频热凝术

Andrew Grande， *Chad Morgan*， *John M. Tew*， *Jr.*

在神经外科领域，治疗三叉神经痛也许是最令人愉悦的临床实践之一，因为原本困扰患者的疼痛可以通过治疗获得明显的缓解，而很少产生治疗导致的后遗症。显微血管减压术（MVD）、经皮立体定向射频热凝术（PSR）和神经放射外科治疗是三叉神经痛的三种主要治疗方式，本章我们重点关注经皮立体定向三叉神经半月节及三叉神经感觉根射频热凝术。在治疗三叉神经痛患者时，我们会努力将最新的技术、方法和设备与神经外科发展史上成功的治疗经验相结合，这样我们就可以形成一整套治疗规范，能够根据每一个患者的病理生理学差异、治疗选择、病史和需求做出相应处理。

为应对神经外科快速发展的挑战，神经外科医生持续地面对着专科化的压力。随着专科化程度越来越高，许多年轻的神外医生往往倾向于选择某一种方法治疗三叉神经痛。例如，有人可能会因为其有效性而选择 MVD，有人会认为单一靶点治疗即可处理多数患者情况，从而选择放射外科治疗。然而根据我们的经验，只有神外医生掌握了 PSR 技术，才能更好地确保所有三叉神经痛患者都能得到有效治疗。我们将在此章阐述 PSR 在三叉神经痛综合治疗模式中的关键地位，说明其重要性及如何将其应用于临床实践。最后，我们会提供临床病例，以强调个体化治疗在处理面部疼痛患者时的重要性。对那些最具挑战性的病例，我们将根据术者的记录讨论其体现的治疗决策过程。

经皮立体定向射频热凝技术

准 备

术前 1 小时肌注阿托品 0.4mg，以减少口腔分泌、预防心动过缓。在 PSR 准备过程中，患者仰卧于治疗床（图 10.1）。

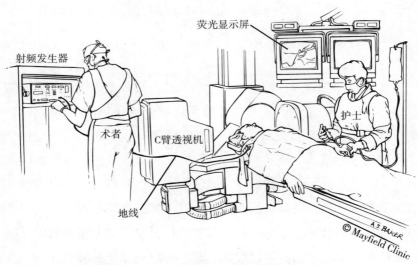

荧光显示屏

射频发生器

护士

术者

C臂透视机

地线

© Mayfield Clinic

图 10.1　透视操作间内 PSR 设备、人员和患者的位置
　　无论疼痛位于哪一侧，术者都立于患者右侧。射频发生器、透视屏幕等设备的位置都要便于术者控制和观察，能够让术者在刺激过程中看到患者面部。训练有素的护士或麻醉师位于患者左侧，与术者相对，可随时处理麻醉状况、监测血压、记录热损伤参数。（Mayfield 诊所允许使用）

　　通常在术中需要监测血压和血氧饱和度，我们一般使用袖带监测血压，而不采用动脉设管测压。已有在神经毁损操作过程中出现阵发性高血压的相关报道（Kanpolat 等，2001；Sweet、Poletti 和 Roberts，1985），在罕见的情况下，这甚至可能与脑内或蛛网膜下腔出血有关（Sweet 等，1985）。将麻醉控制适度水平可防止血压异常升高。有时可能需要静脉应用降压药以控制升高的血压。

　　患者取仰卧位，头处于中立位，在面部确定 3 个解剖标志，用以引导套管置入卵圆孔（Hartel，1914）（图 10.2）。以洗必泰消毒患者面部，注意避免其接触眼睛。无菌单覆盖颈、胸部（图 10.3）。地线贴片置于患者右肩或右臂。

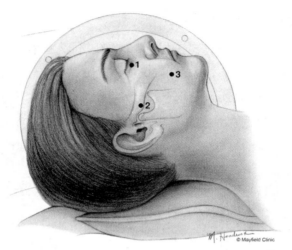

图 10.2　为引导套管针进入卵圆孔，术者须在患者面部标记下列 3 个解剖标志点

1—瞳孔中点下方的下眼睑；2—外耳道前方 3cm；3—口角外侧 2.5cm。（Mayfield 诊所允许使用）

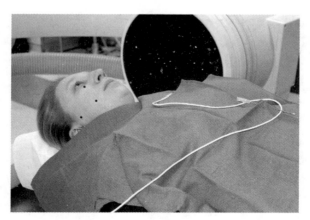

图 10.3　无菌范围和正确校准头部位置，以获得完全侧位相透视

使用 20 号针头穿过敷料固定导线于合适位置。（Mayfield 诊所允许使用）

在开始操作之前，通过 X 线透视确定患者处于正确位置。通过使双侧眶顶和岩骨影像重合，调整至完全侧位像，即可清晰显示蝶鞍、斜坡和岩尖。

置入套管针和电极

将 9mm 口咽通气道转向侧方，或将牙垫插入患者口腔对侧，以保护医生手指。开始麻醉，30～50mg 美索比妥快速静脉注射，然后以 10ml 生理盐水冲洗。如镇静过程中血氧饱和度下降，应给予经鼻吸氧。用手托起患者颏部可降低气道梗阻风险。对于伴有哮喘和肺气肿的患者，术前可应用类固醇激素，以降低支气管刺激和痉挛的风险，而术中应用美索比妥可能加重这种风险。

使患者保持平静状态并且能够对刺激的部位进行反馈是十分重要的，术者一定要理解此点，因此应小心不让患者看到穿刺针。等患者进入完全睡眠状态，医生再置入套管针，须注意避免刺破口腔黏膜（图 10.4A）。穿刺部位在口角外侧 2.5cm，将射频套管随其探针经此刺入颊部。穿刺方向为外耳道前方 3cm 的横断面与瞳孔中点矢状面的交点（图 10.4B）。

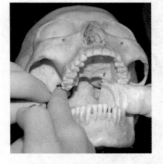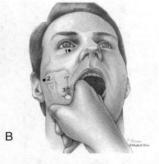

图 10.4　A. 术者带无菌手套，食指沿磨牙抵于翼突外侧，引导套管针刺向卵圆孔，并防止刺破口腔黏膜。B. 套管针从口角外侧 2.5cm（标志点 3）刺入，对准瞳孔中线（标志点 1）和外耳道前方 3cm（标志点 2）连线的交点。（Mayfield 诊所允许使用）

间断侧位透视下追踪套管针到达卵圆孔，后者位于蝶鞍下方，岩骨嵴与斜坡的交汇点（图 10.5）。至于套管针的位置，需要提前考虑到射频电极插入套管后将从套管尖端探出 5 ~ 10 mm。当向卵圆孔置管时，我们建议应在直接连续或间断的手指触诊引导下进行。在后一种情况下，沿颞下窝的光滑表面向下，朝卵圆孔的内上方置入套管针。卵圆孔内侧面是理想的穿刺部位，射频电极可以很好地接触到所有三叉神经分支。如果从卵圆孔外侧置入套管针，套管针可能无法进入三叉神经池，从而导致射频电极不能接触到三叉神经上颌支或眼支。套管针成功进入卵圆孔后，会刺激下颌三叉神经运动支，导致下颌反射性收缩，这是套管针到位的标志。

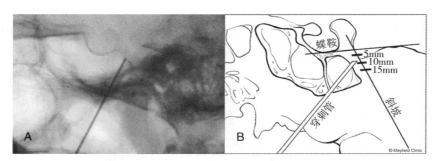

图 10.5　套管针插入卵圆孔的 X 线侧位透视像（A）和示意图（B），其尖端在鞍底下方 5 ~ 15mm 处与斜坡相交。（Mayfield 诊所允许使用）

侧位像透视可以明确套管在半月结后部间隙的精确位置。在侧位像上，导管应在鞍底下方大约 5 ~ 15mm 处与斜坡相交（Tew、Keller 和 Williams，1978）。一旦确定导管到位，即从套管中拔除针芯。如果导管位于三叉神经池中，拔除针芯时会有脑脊液流出。但如果以前接受过手术治疗或化学药物注射，引起的粘连可导致蛛网膜下腔闭塞，此时可能没有脑脊液流出。

如对导管位置和脑脊液流出情况满意，术者取出牙垫，向套管内插入电极。将电极插入导管前须预先将连接电极与刺激器的电缆连接好。如果在电极已经插入导管之后再接通电缆，这种操作会使电极在三叉神经根内晃动，进而引起三叉神经痛发作。

　　侧位像透视确定电极位置。电极的深度确定了其与三叉神经的哪个分支接触。典型情况是，如电极置于斜坡近侧 5mm，会接触到 V3，置于斜坡水平，会接触到 V2，置于斜坡以远 5mm，会接触到 V1（图 10.6）。总的来说，因存在损伤滑车神经和外展神经的潜在风险，套管针不应超过斜坡以远 10mm。电极尖端是弯曲的，可以重新调整其朝向，进一步使三叉神经某一分支与电极隔离开。在旋转弯曲的电极之前，术者应先将电极回抽到套管内，以避免损伤电极尖端或三叉神经节。电极到位后，用一小夹子贴皮肤夹住并固定套管，以防止其向深部、向三叉神经节内移位（图 10.7）。

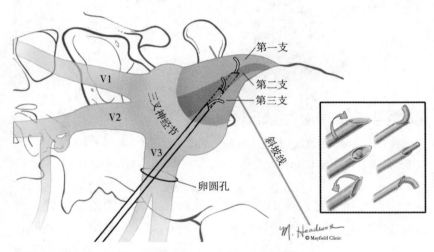

图 10.6　操控弯曲电极可达到三叉神经节的不同位置

电极深度随靶点位置而不同，置于斜坡以远 5mm，会接触到 V1，置于斜坡水平，会接触到 V2，置于斜坡前方 5mm，会接触到 V3。（Mayfield 诊所允许使用）

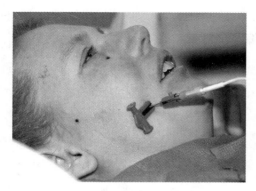

图 10.7　用一小夹子贴皮肤夹住并固定套管位置。(Mayfield 诊所允许使用)

卵圆孔穿刺置管可能会导致并发症。因此，术者必须完全掌握三叉神经半月结后部、卵圆孔及其周围结构之间的解剖关系。误刺颈内动脉可导致脑缺血性并发症或颈动脉海绵窦瘘 (Rish, 1976)。在卵圆孔穿刺置管时，容易在 3 个部位误伤颈内动脉，尤其是其 C2～C4 段 (图 10.8)。套管内博动性出血或温度监测仪的节律性波动均提示误刺重要的血管结构。此时应拔除套管，对咽旁间隙后部手工压迫止血，中止 PSR 操作，改期进行。

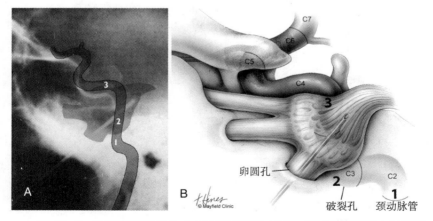

图 10.8　X 线侧位透视像 (A) 和示意图 (B)，显示套管针置入过程中可能误刺颈内动脉的 3 个危险部位

　　向卵圆孔穿刺时，如果穿刺角度过于朝向后方，可能损伤进入岩骨的 C2 段颈内动脉；如果过于朝向后外方，可能刺破 C3 段颈内动脉，此段颈内动脉位于破裂孔上方，被覆薄层骨质；穿刺进入卵圆孔后，如果角度过于朝向前内方，可能刺破海绵窦内的 C4 段颈内动脉。(Mayfield 诊所允许使用)

　　在置入套管的过程中还可能遇到其他一些结构 (图 10.9)。有时会遇到变异的颅底孔道，如位于卵圆孔内侧的维萨里氏孔 (Foramenof Vesalius) 和位于卵圆孔后方的阿诺德氏无名管 (Innominate Canal of Arnold)。误入这些孔道可刺破颈内动脉和静脉结构。如出现静脉出血，可能需要压迫止血以避免术区肿胀。

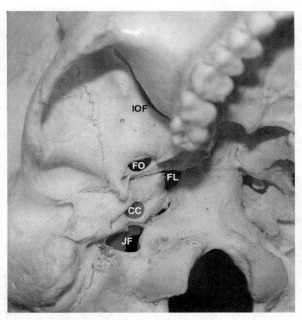

图 10.9　套管针置入卵圆孔时可能误刺的颅底孔道

　　套管针的穿刺方向过于朝向卵圆孔 (FO) 的前上方可能误刺眶下裂 (IOF)，过于朝向后下方可能误刺颈静脉孔 (JF)，在破裂孔 (FL) 和颈动脉管 (CC) 可能刺伤颈内动脉。(Mayfield 诊所允许使用)

电刺激

要确定电极头是否准确地达到术者希望的三叉神经根部位，应用电刺激进行生理学定位是最可靠和精确的方法。第一，电刺激如能精确诱发重现患者的三叉神经痛模式，就能确定电极确实接触到了导致三叉神经痛的责任纤维。第二，电刺激可确定诱发面部疼痛的刺激强度阈值，这可帮助术者确定有效神经损伤所需要的射频治疗时间和温度。

电极放置在三叉神经根之后，使患者苏醒。患者的反馈对此步操作至关重要。射频的起始刺激设定在 0 伏、50 次脉冲 / 秒、持续时间 1ms（Cosman 射频发生器），具体参数设定可随刺激器不同而改变。逐渐增加刺激电压，直至诱发患者出现与三叉神经痛模式相同的感觉异常。一般情况下，要 0.1 ~ 0.4 伏才能诱发疼痛，逐渐递增电压并多次重复刺激患者，直至能够重复诱发疼痛模式的电压水平。这一阈值电压随后被换算为造成初始射频热损伤的射频温度和治疗时间参数（表 10.1）。但是，如果电压设为 1 伏仍不能诱发典型的疼痛模式，则应中断刺激并重新置管。

表 10.1 刺激阈值与热损伤参数换算的辛辛那提模式

刺激强度（伏）	电极温度（摄氏度）	热损伤时长（秒）
< 0.1	60	60
0.2 ~ 0.3	65	60
0.3 ~ 0.4	70	60
0.5 ~ 0.6	75	60
0.7 ~ 0.8	80	60
> 1.0	需要重新放置电极	

（Mayfield 诊所允许使用）

在刺激过程中，术者要严密观察任何其他颅神经受刺激的异常表现，尤其是对于动眼、滑车、外展或面神经等。刺激过程中异常的眼球运动提示导管过于靠近海绵窦颅神经。面肌抽搐提示导管放置太深或过于向下偏斜而达到斜坡，也可能是刺激过强。咬肌收缩提示导管距离三叉神经运动支太近。如果出现上述任何症状，都必须重新放置导管。

在 PSR 术中，患者的配合在这一步极其重要，必须使患者保持平静和无痛状态。如果在操作过程中患者情绪非常激动或不能遵从医嘱，则需要认真观察患者对刺激的反应。

射频热损伤

有研究表明，无论是采用 PSR 治疗（Broggi 等，1990；Kanpolat 等，2001；Taha、Tew 和 Buncher，1995）、甘油注射阻滞治疗（Burchiel，1988；Ischia、Luzzani 和 Polati，1990；Pickett、Bisnaire 和 Ferguson，2005）或神经放射外科治疗（Tawk 等，2005），面部感觉减退的程度与三叉神经痛缓解的时长都直接相关。然而，感觉减退越明显，患者抱怨进食时的不适感和感觉麻木的概率也就越大。因此，考虑到 PSR 可以比较容易地重复治疗，且并发症发生率很低，我们会将神经损伤控制在适度感觉减退的水平。

在神经热损伤发生的过程中，可以通过静脉给予患者最小剂量的美索比妥（Brevital），使其再次进入睡眠状态，但重要的是，当热损伤过程结束后，需要重复唤醒患者以检验热损伤的有效性。因为大多数患者无须追加镇静，感觉状况的监测可以在热损伤过程中持续进行，这使术者可以精确量化控制感觉减退的程度。

基于患者的刺激阈值，表 10.1 提供的治疗参数可以帮助术者确定制造热损伤需要的温度和射频时间。但对于多发性硬化患者、刺激阈值较低的患者，或既往接受过射频消融或显微血管减压术的患者，上述参数可能并不适用。在这些例外情况中，热损伤往往发生较快，并且倾向于超过预期的感觉减退程度。因此，对于这些患者，我们推荐热损伤时间设为 30 秒，并且如果可能，可减轻麻醉深度，或不进行麻醉，以便持续监测感觉状况。

在三叉神经分支射频消融热损伤的过程中，常可见到面部发红的情况，这是血管扩张性神经肽逆行释放的继发表现，这些神经肽包括 P 物质、降钙素基因相关肽等（Goadsby、Edvinsson 和 Ekman，1988；Gonzalez、Onofrio 和 Kerr，1975；TranDinh 等，1992）。对此不必担心，甚至可以将其看作是正确的三叉神经分支受到有效热损伤的标志。

初步热损伤完成后，要在患者完全清醒的情况下进行面部感觉检测，以评估面部麻木的状况。感觉检测要按标准程序进行，既需要患者言语反馈，也要包括术者的观察。首先检测粗略针刺感觉，将针从一侧向中线移动并越过中线，双侧面部三叉神经所有 3 个分支的分布区域都要检测。如果发现左右两侧感觉差异，需要患者对感觉麻木的程度进行评分，分值从 1 分至 10 分。随后，通过比较针刺觉和轻触觉，检测患者痛觉缺失情况。三叉神经感觉分布区有所重叠，因此需要术者精确掌握三叉神经非重叠分布区的位置，这是正确评估感觉情况的基础（图 10.10）。

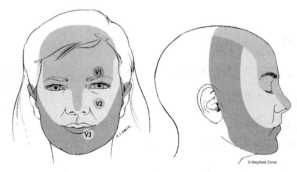

图 10.10　三叉神经三个主要分支的皮肤分布范围

眼支（V1），上颌支（V2）和下颌支（V3）。针刺觉检查要从三叉神经各分支分布范围的非重叠区域（颜色稍微暗淡区域）开始。（Mayfield 诊所允许使用）

　　如果第一次神经热损伤未能达到理想的麻木状况，可以再次进行。一般情况下，对于后续的每一次热损伤，术者可增加 5 ℃的损伤温度。无须追加静脉麻醉。每次治疗完成后，术者都要评估所有三叉神经分支的针刺觉。

　　达到预期的麻木状态后，要继续观察患者 15 分钟，以确定热损伤效果稳定不变，然后再重复一遍感觉检测。因其他颅神经可能受到影响，我们还要特别对咬肌、翼状肌、颞肌、面肌、眼外肌，以及角膜反射进行检测。

术后护理

　　治疗完成后，至少在门诊手术室观察患者 2 小时。如果角膜感觉受到影响，术后应进行特别细致的眼部护理，包括使用人工泪液。如果口腔感觉和或口腔运动功能受累，饮食需要暂时改为软食。术后患者一般会有头痛，我们推荐应用对乙酰氨基酚（泰勒诺）。麻醉恢复后，患者可带医嘱出院。出院后，治疗三叉神经痛的抗癫痫镇痛药即可逐渐减量，术后 1 ~ 2 周停药。

结果与并发症
结　果

　　在超过 3000 名接受 PSR 的三叉神经痛患者中，我们在最初 700 名患者中使用的是直电极，其余患者使用的是尖端弯曲的电极。在对前 1200 名患者的随访中（随访 1 ~ 21 年，平均 9 年），效果为极好或良好者占 93%（Tobler 等，1983）。在这 1200 名患者中，有 35% 曾接受过其他手术，如神经撕脱术、酒精注射或 PSR 等；有 4% 的患者伴有多发性硬化，其中 18% 累及双侧。在我们一项针对 154 名患者、随访长达 15 年的前瞻性研究中，有 95% 的患者疼痛获得好或极好的缓解（Taha 等，1995）。

复　发

我们的前瞻性研究表明，PSR 治疗后 15 年的总体复发率为 25%（Kaplan–Meier 分析）（Taha 等，1995）。5 年复发率为 15%，5～10 年复发率为 7%，10～15 年复发率为 3%。复发与感觉缺失的程度直接相关。特别是，60% 轻度痛觉减退的患者、25% 严重痛觉减退的患者和 20% 痛觉丧失的患者出现复发。疼痛复发与感觉缺失程度成反比，这证明需要将中度痛觉减退设为 PSR 要达到的终点目标（表 10.2）。

表 10.2　感觉障碍程度与疼痛复发的负相关关系

临床结果	轻度感觉减退	比较严重的感觉减退	完全性感觉丧失
疼痛消失时间中值	＜3 年	＞15 年	＞15 年
疼痛复发	60%	25%	20%
引起不适的麻木感	7%（最低比率）	15%（理想比率）	36%（最高比率）

（Mayfield 诊所允许使用）

不良反应

我们有 3% 的患者发生角膜痛觉丧失，其中 20% 发展成神经源性角膜炎，因此需要强调预防性眼部护理的重要性（Taha 和 Tew，1996）。有 1% 的患者发生短于 4 个月的暂时性复视，通常是由于神经损伤，尤其是展神经损伤，其次是滑车或动 V1 损伤，均可自行恢复。有 16% 的患者发生三叉神经支配的肌肉无力，可随时间逐渐缓解。有 3% 的患者发生三叉神经分布区皮肤的单纯疱疹发作（Blomstedt 和 Bergenheim，2002），但是因为大多数患者在超过术后 48 小时以后没有进行检查，也可能没有报告，所以这一数字有可能被低估。

　　根据我们的经验，在定位和热凝损伤过程中，是否使用弯头电极和术者的技术水平与显著降低颅神经副损伤密切相关。然而一些术者仍然偏爱直头电极。因此，在说明 PSR 的成功率和并发症时，需要确定术者使用的电解类型是弯头还是直头的，这十分重要。

病 例

在治疗三叉神经痛时，我们主要依据患者的年龄，以及是新发病例还是复发病例来确定治疗方案。然而许多患者并不典型。下列非典型病例可以说明在治疗这种难治性疾病时选择 PSR 或其他治疗方案的细微差别。

病例 1：年轻、健康患者的三叉神经痛

35 岁妈妈，其他方面健康，4 年三叉神经痛病史，进食、刷牙和吹风等可诱发疼痛，在室外时需要戴围巾以免吹风。在口服抗癫痫镇痛药的情况下，发作仍越来越频繁和严重，使她难以照顾两个小孩。

治疗结果：MVD 术后三叉神经痛即刻缓解，面部感觉和听力正常。但术后发生持续数天的严重头痛以及切口痛，分别短期口服类固醇激素和镇痛剂后疼痛改善。

术者备注：

- 治疗决策。文献报道 MVD 的 5 年复发率为每年 2%，10 年后复发率仅为 1%（Barker 等，1996）。所以对于年轻、其他方面健康的患者，考虑到复发率低和预期寿命较长，MVD 通常是首选的治疗方案。但在老年人，MVD 常有较高的并发症发生率，因此对于年龄大于 70 岁的患者，首选的治疗方案时经皮射频或放射治疗。

- 预防切口痛。术后切口痛与切口类型有关。与传统的垂直的线性切口相比（图 10.11A），斜行新月形切口（图 10.11B）可避开大部分后颈和枕部神经，减少分离肌肉（图 10.11）。

- 术后立刻给予患者 1 或 2 次地塞米松，可消除大部分患者可能出现的持续、严重头痛。

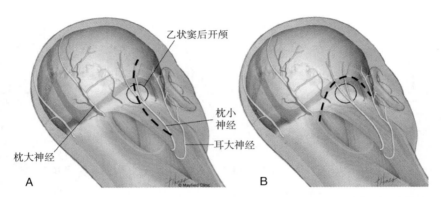

图 10.11 切皮和肌肉牵拉导致的枕神经损伤可能是 MVD 术后头痛的主要原因。完全切断神经分支可导致后枕部头皮麻木。相反，器械和肌肉牵拉引起的不完全性神经损伤可导致神经瘤发生，或产生头痛。（Mayfield 诊所允许使用）

A. 乙状窦后入路中，传统直切口对位于枕部肌肉深层的枕小神经损伤严重，而且切开颈部深层肌肉可导致严重、持久的颈部肌肉痛。B. 改良的高弓弧形皮肤切口从外周跨过神经分支，并可避免分离深层肌肉，可减少术后头痛的发生。

病例 2：有多种合并症的患者

60 岁越战老兵，3 年三叉神经痛病史。罹患多种合并症，包括结肠癌、充血性心力衰竭、既往心肌梗死、高血压和糖尿病等。疼痛主要累及右侧 V2，部分累及 V1。经过卡马西平和普瑞巴林治疗，病情仍急性加剧，需住院治疗。因存在多种合并症，患者不适合 MVD，而更适合经皮射频或放射治疗。

治疗结果：住院后给予吗啡泵入。第 2 天行 PSR，疼痛即刻缓解，不再需要麻醉镇痛剂，随后出院。卡马西平和普瑞巴林在随后的 2 周内减量停药。

术者备注：

●治疗决策。放射治疗起效需 3 周至 2 个月，急性加剧期治疗效果差（Brisman 等，2002；Kondziolka 等，1998；Kondziolka，Lunsford 和 Flickinger，2002；Longhi 等，2007；Pollock 等，2000、2001、

2002、2005；Richards 等，2005；Sheehan 等，2005；Young、Vermulen 和 Posewitz，1998）。因合并症多，全麻下球囊压迫也不考虑。而且 PSR 远期疗效优于甘油注射，因此最终选择 PSR 治疗。

病例 3：应用抗凝剂的患者

64 岁农民，累及左侧 V3 的三叉神经痛，曾接受球囊压迫治疗，疼痛缓解。4 年后因疼痛复发再次接受球囊压迫治疗，术后发生暂时性言语不清、面瘫和三叉神经痛急性加重。患者的病史及处理过程比较复杂。其 30% 左右的疼痛属于非典型持续性钝痛。而且除了疼痛严重加剧外，患者最近还有暂时性脑缺血发作。患者最近还曾放置冠状动脉支架，支架术后接受抗凝治疗，为准备二次球囊压迫治疗，提前 1 周暂停了抗凝治疗。

治疗结果：接受 PSR 之后当天，该患者典型和非典型三叉神经痛都完全缓解。术后第 2 天重新开始服用阿司匹林，5 天后开始氯吡格雷治疗。

术者备注：

- 治疗决策。这位患者病史复杂，疼痛急性加重，而无论是 MVD 还是球囊压迫都需要麻醉，对这位患者都不适合。同样，因其急性疼痛加剧的特点，放射治疗亦非选项。同时，与甘油注射相比，PSR 长期疗效更好，且对非典型疼痛有效，因此我们选择了 PSR 作为其治疗手段。

- 抗凝治疗。抗凝或抗血小板治疗须于 PSR 术前 1 周暂停。治疗当天须进行凝血酶原时间国际标准化比值（INR）及其他凝血功能检验，以保证抗凝或抗血小板效应完全消失。PSR 术后可立即恢复使用阿司匹林。对于服用华法林的患者，术后 2 天静滴肝素，7 天后完全恢复抗凝治疗。

病例 4：MVD 治疗失败的三叉神经痛

62 岁妇女，右侧 V2 和 V3 三叉神经痛，口服药物无效后接受 MVD，但术后 14 个月疼痛复发。根据当时手术记录，患者为静脉压迫，术中将责任静脉从神经移位并用 Teflon 毛毡垫开。患者来此就诊时复发的三叉神经痛十分剧烈。

治疗结果：患者在门诊接受 PSR，术后疼痛立即缓解，至今无复发。

术者备注：

- 治疗决策。对于 MVD 失败的患者，我们的做法是，无论患者年龄如何，都选择 PSR 治疗。根据文献报道，对于 MVD 失败的患者，再次开颅探查有高达 40% ~ 90% 的探查阴性率（Bederson 和 Wislon，1989；Cho 等，1994；Rath、Klein 和 Richter，1996），因此我们很少进行这种再次探查。并且对于再次 MVD 的患者，并发症发生率也较高，而成功率却较低。Barker 等（1996）报道再次 MVD 有较高的颅神经并发症发生率，Rath 等（1996）报道再次 MVD 并发症发生率是初次手术的 2 倍，我们的发现和他们一致。再次 MVD 的成功率约为 60% ~ 85%（Barker 等，1996；Bederson 和 Wilson，1989；Cho 等，1994），与之相比，PSR 术后有高达 98% 的即刻疼痛缓解率，而 10 年复发率仅为 20%。

- 单独静脉压迫。对于单独静脉压迫导致的三叉神经痛，为防止 MVD 术后复发风险，我们的做法是术中电凝并切断这些责任静脉，然后在三叉神经上方和下方放置 Teflon 毛毡（Barker 等，1996；Hamlyn 和 King，1992；Klun，1992；Sun 等，1994）。如果术中未发现血管压迫，无法进行显微血管减压，我们就进行部分感觉神经根切断，或者日后再行 PSR。

病例 5：放射治疗失败的三叉神经痛

56 岁，女艺术家，多年累及 V1 和 V2 的三叉神经痛。开始时接受药物治疗，后来因为药物不良反应而选择放射治疗。放疗后疼痛缓解数月。两年后，因严重复发疼痛而求治于我们。

治疗结果：患者接受了 PSR 治疗。因可重复引出其疼痛模式的刺激电压较低（0.2 伏），我们选择了较低的射频温度（60℃）和较短射频时间（45 秒）。术后获得立即、持久的疼痛缓解。

术者备注：

● 治疗决策。对于放射治疗失败的患者，标准的治疗模式是 MVD 和 PSR，现在也有一些中心选择再次进行放疗（Hasegawa 等，2002；Herman 等，2004；Pollock 等，2001；Sheehan 等，2005；Shetter 等，2002）。然而对于这类患者，我们更倾向于根据患者的年龄决定采用 MVD 或 PSR。与初次放射治疗相比，再次放疗术后面部感觉障碍发生率要高 32%～76%（Hasegawa 等，2002；Pollack 等，2000），因此不是一个好的选择。再次放疗后有 1/4 至 1/3 的患者疼痛复发（Hasegawa 等，2002；Pollack 等，2000），复发率甚至可比初次放疗高 50%（Hasegawa 等，2002；Herman 等，2004；Pollack 等，2000），并且更容易导致味觉丧失（Nicol 等，2000）、角膜反射减退或消失（Matsuda 等，2002）和邻近血管结构损伤（Maher 和 Pollock，2000）。

病例 6：合并多发性硬化的三叉神经痛

37 岁女性，5 年三叉神经痛病史，合并多发性硬化。症状明显加重后，增加了抗癫痫镇痛药并提高了剂量，以致自觉昏昏欲睡和健忘，照看小孩变得越来越困难。

治疗结果：患者接受了 PSR 治疗。在多发性硬化的患者，射频热损伤在较低温度即可发生，并且速度更快，必须非常小心，以免感觉减退程度超过预期。我们采用较低的射频温度（60℃），热损伤时间控制在 50 秒，并且在热损伤过程中监测感觉功能。

术者备注：

- 治疗决策。对于合并多发性硬化的患者，不论年龄如何，我们都选择 PSR 进行治疗。Kanpolat 等（2000）报道，在多发性硬化患者中，PSR 的初始疼痛控制率为 94.1%。尽管 25 个月之后，有 29.4% 的患者复发，但 PSR 容易重复，并发症最少；尤其是到术后 5 年时，仍有 82.4% 的患者疼痛缓解，无需药物治疗，其他 17.6% 的患者也有疼痛缓解，但需要药物治疗。

- 与之相比，甘油注射神经阻滞的初始治疗失败率高达 25%，并且到平均 36 个月时，仅有 59% 的患者可获得长期疼痛缓解而无需药物治疗（Kondziolka、Lunsford 和 Bissonette，1994）。在多发性硬化的患者，MVD 和放射外科治疗的远期疼痛缓解率也较低：在平均 13.5 个月时，复发率可高达 15.3%（Broggi 等，1999、2000）；MVD 术后平均 24 个月时，有 40% 的患者疼痛无缓解，放射外科治疗后平均 17 个月时，有高达 41% 的患者疼痛无缓解（Rogers 等，2002）。

- 多发性硬化患者的射频热损伤发生过程与普通患者相比，热损伤发生过程较快，因此射频时间宜短（30 秒），且在热损伤过程中必须监测感觉功能。

- 考虑双侧病变。在合并三叉神经痛的多发性硬化患者中，约 20% 表现为双侧三叉神经痛。在这些病例中，对每一侧病变要选择不同时间施行 PSR，尤其是当双侧 V3 受累时。这是因为双侧 V3 的感觉丧失会影响患者进食。

病例 7：V1 受累的三叉神经痛

45 岁经理，三叉神经痛患者，发生单独累及 V1 眶上支的急性疼痛发作。首先在原有长期抗癫痫镇痛药的基础上加药，但无效。患者需要在发病那周参加一个重要的商务会议，所以虽然手术指征

不明确，他还是想接受手术治疗以快速解决疼痛，但同时希望手术
不致影响其参加会议。

治疗结果：患者在门诊接受了经眉切口眶上神经切断术。术后
疼痛立刻缓解，他如愿参加了会议，没有明显容貌改变，8 年后疼
痛没有复发。

术者备注：

- 治疗决策。对于累及 V1 的三叉神经痛，在治疗时必须要保存
  部分 V1 感觉功能，以维持患者的角膜反射。V1 痛觉缺失的患
  者中，有多达 20% 会因感觉障碍导致神经源性角膜炎（Taha 和
  Tew，1996）。尽管对于 70 岁以上累及 V1 的三叉神经痛患者，
  MVD 仍是首选治疗方案，但有 1% 的患者术后会出现面部感觉
  丧失（Barker 等，1996）。对于 70 岁以上或罹患多种合并症的
  V1 受累的患者，我们通常选择眶上神经切断术，这是门诊手
  术，且并发症发生率很低，对这类患者非常适合。
- 单独累及 V1 的三叉神经痛的治疗模式。对于此类患者，我们
  根据其年龄选择治疗方式。放射外科或球囊压迫对于 70 岁以
  下的患者可能不是一个好的选择，不仅因其复发率高，而且
  因其术后面部感觉迟钝的发生率可达 8%～37%（Brisman，2004；
  Kondziolka 等，2002；Pollack 等，2005；Richards 等，2005；Sheehan
  等，2005；Smith 等，2003），面部麻木的发生率可达 17 %（Brown
  和 Pilitsis，2005）。MVD 可用于 70 岁以下的患者，放射外科或
  球囊压迫可用于 70 岁以上或有多种合并症的患者。我们通常的
  建议是，70 岁以上选择神经切断，70 岁以下有严重合并症的患
  者选择 PSR。
- 眶上和眶下神经切断技术。我们采用局部麻醉。眶上神经切断
  采用经眉入路，眶下神经切断采用唇下入路。
- 眶上和眶下入路。采用标准切开和分离技术，分别抵达眶上孔
  和眶下孔。显露相应神经后，在距离神经孔最近的部位，用精

细的弯头止血钳牢靠夹住神经。通过止血钳旋转扭曲使神经在孔内尽量远的部位撕脱。

- 关闭切口。眶上入路主要采取间断皮下缝合和连续皮内缝合。眶下入路通常使用肠线疏松间断缝合 1 至 2 针。

病例 8：改良眶下神经切断术治疗医源性 V1 痛

65 岁男性，6 年前接受面部基底细胞癌手术切除，术中使用人工假体重建广泛破坏的面部骨质。术后发生眶下神经分布区撕裂性锐痛，轻微触碰面部即可诱发。

治疗结果：该患者接受了眶下神经切断术，因为存在人工假体，故未使用唇下入路，而是采用直接经皮入路至眶下孔。患者良好耐受手术，术后疼痛立即缓解。

术者备注：

- 治疗决策。在临床上，眶下神经卡压导致的神经痛与三叉神经痛类似。MVD 和放射外科治疗都针对神经近端病变，对此类患者无效。眶下神经卡压必须采取局部治疗措施，包括神经切断或神经注射阻滞（甘油或酒精）。根据我们的经验，与神经切断术相比，注射阻滞术后疼痛复发比较快。

病例 9：双侧三叉神经痛

82 岁女性，长期双侧三叉神经痛病史，14 年前接受首次 PSR，6 个月前因左侧 V1 和 V2 分布区疼痛复发接受第 2 次 PSR。术后很快再次复发，就诊时有严重的左侧 V1 和 V2 分布区疼痛，合并右侧 V3 中度疼痛。临床发现其左侧 V1 感觉减退，角膜反射减弱。

治疗结果：患者接受了左侧 MVD，耐受良好，随后立即针对右侧 V3 疼痛进行了 PSR。

术者备注：

- 治疗决策。患者高龄，左侧 V1 受累合并角膜反射减退，在决定

治疗方式时需要考虑在安全的前提下最大限度保存其残存的 V1
感觉功能。神经切断术适合于 V2 单独受累的患者，而不适于
V1 受累。放射外科虽可用于治疗左侧 V1 疼痛，但该患者疼痛
急性加重需要快速缓解，放射外科治疗不能达到这个目的。患
者左侧角膜反射减退，PSR 也不适合，因其可导致进一步 V1
分布区感觉缺失。因此，尽管患者年龄很大，对于其左侧疼痛，
MVD 仍成为其最佳治疗方案；在左侧 MVD 成功后，再进行右
侧 PSR 以缓解其 V3 疼痛。

病例 10：V3 受累的三叉神经痛

60 岁，女歌剧演员，6 年三叉神经痛病史，主要累及 V3，部分
累及 V2。合并高血压、糖尿病和冠状动脉疾病。最近数月疼痛连续
加重，已难以刷牙、亲吻丈夫和歌唱。仅能进食软食，2 月内体重
下降 40 磅。

治疗结果：MVD 术后疼痛消失，无面部感觉障碍，最终能够继
续其歌唱事业。

术者备注：

● 治疗决策。对歌剧演员来说，任何 V3 分布区的感觉障碍都可
能严重影响歌唱，患者希望治疗措施不会导致其面部感觉丧失，
所以 PSR 和放射外科治疗都被排除。尽管存在几种合并症，手
术并发症的风险增加，患者最终还是选择接受 MVD 手术。

病例 11：双侧 V3 分布区三叉神经痛

51 岁女性，多发性硬化患者，6 年双侧 V3 分布区三叉神经痛病
史。曾接受双侧 PSR，术后疼痛消失，但存在双侧 V3 分布区感觉减
退，并有左侧咬肌和翼肌轻度力弱，但不影响进食。上述治疗 3 年
后，因左侧 V3 分布区疼痛复发而来就诊。

治疗结果：患者接受了左侧 2 次 PSR。该患者已经存在左侧咬

肌和翼肌无力，手术的目标是造成局灶性的射频热损伤，我们非常
小心避免热损伤超过预期限度，同时在术中严密监测患者的面部感
觉。术后，左侧咬肌和翼肌运动无力情况没有变化，疼痛消失。

术者备注：

- 治疗决策。双侧 V3 的感觉和运动神经支配对正常进食十分重
  要，患者可耐受一定程度的单侧咀嚼肌无力和感觉减退，但对
  双侧功能障碍往往不能耐受。双侧 V3 感觉缺失会妨碍患者对食
  物和咀嚼的感知。因此，对于累及双侧 V3 的患者，不应同时治
  疗双侧病变，并且要小心避免感觉减退和肌肉无力。

结　论

三叉神经痛是一种极其疼痛的状态，患者会因此承受巨大的痛
苦。有机会成功治疗难治性三叉神经痛患者，是对我们从事神经外
科工作最大的奖赏之一。从上述病例描述中我们可以看到，患者的
临床表现和不同治疗措施的效果差别很大。所有神经外科医师都应
该尽可能掌握各种治疗方式，具备相应治疗能力，不断积累成功经
验。对于这种可以带来巨大痛苦的疾病，没有哪一种单一的治疗方
式或药物能够给所有患者都提供令人满意的治疗效果。

李茗初　译
杨立强　校

REFERENCES

Barker FG, 2nd, Jannetta PJ, Bissonette DJ, et al. The long-term outcome of micro-
vascular decompression for trigeminal neuralgia. *N Engl J Med* 1996;334:
1077–1083.

Bederson JB, Wilson CB. Evaluation of microvascular decompression and partial
sensory rhizotomy in 252 cases of trigeminal neuralgia. *J Neurosurg* 1989;71:
359–367.

Blomstedt PC, Bergenheim AT. Technical difficulties and perioperative complica-
tions of retrogasserian glycerol rhizotomy for trigeminal neuralgia. *Stereotact*

Funct Neurosurg 2002;79:168–181.

Brisman R. Gamma knife surgery with a dose of 75 to 76.8 Gray for trigeminal neuralgia. *J Neurosurg* 2004;100:848–854.

Brisman R, Khandji AG, Mooij RB. Trigeminal nerve-blood vessel relationship as revealed by high-resolution magnetic resonance imaging and its effect on pain relief after gamma knife radiosurgery for trigeminal neuralgia. *Neurosurgery* 2002;50:1261–1267.

Broggi G, Ferroli P, Franzini A, et al. Role of microvascular decompression in trigeminal neuralgia and multiple sclerosis. *Lancet* 1999;354:1878–1879.

Broggi G, Ferroli P, Franzini A, et al. Microvascular decompression for trigeminal neuralgia: comments on a series of 250 cases, including 10 patients with multiple sclerosis. *J Neurol Neurosurg Psychiatry* 2000;68:59–64.

Broggi G, Franzini A, Lasio G, et al. Long-term results of percutaneous retrogasserian thermorhizotomy for "essential" trigeminal neuralgia: considerations in 1000 consecutive patients. *Neurosurgery* 1990;26:783–787.

Brown JA, Pilitsis JG. Percutaneous balloon compression for the treatment of trigeminal neuralgia: results in 56 patients based on balloon compression pressure monitoring. *Neurosurg Focus* 2005;18:E10.

Burchiel KJ. Percutaneous retrogasserian glycerol rhizolysis in the management of trigeminal neuralgia. *J Neurosurg* 1988;69:361–366.

Cho DY, Chang CG, Wang YC, et al. Repeat operations in failed microvascular decompression for trigeminal neuralgia. *Neurosurgery* 1994;35:665–670.

Goadsby PJ, Edvinsson L, Ekman R. Release of vasoactive peptides in the extracerebral circulation of humans and the cat during activation of the trigeminovascular system. *Ann Neurol* 1988;23:193–196.

Gonzalez G, Onofrio BM, Kerr FW. Vasodilator system for the face. *J Neurosurg* 1975;42:696–703.

Hamlyn PJ, King TT. Neurovascular compression in trigeminal neuralgia: a clinical and anatomical study. *J Neurosurg* 1992;76:948–954.

Hartel F. Uber die intracranielle injektions behandlung der trimeninus-neuralgie. *Med Klin* 1914;10:582.

Hasegawa T, Kondziolka D, Spiro R, et al. Repeat radiosurgery for refractory trigeminal neuralgia. *Neurosurgery* 2002;50:494–500.

Herman JM, Petit JH, Amin P, et al. Repeat gamma knife radiosurgery for refractory or recurrent trigeminal neuralgia: treatment outcomes and quality-of-life assessment. *Int J Radiat Oncol Biol Phys* 2004;59:112–116.

Ischia S, Luzzani A, Polati E. Retrogasserian glycerol injection: a retrospective study of 112 patients. *Clin J Pain* 1990;6:291–296.

Kanpolat Y, Berk C, Savas A, et al. Percutaneous controlled radiofrequency rhizotomy in the management of patients with trigeminal neuralgia due to multiple sclerosis. *Acta Neurochir (Wien)* 2000;142:685–690.

Kanpolat Y, Savas A, Bekar A, et al. Percutaneous controlled radiofrequency trigeminal rhizotomy for the treatment of idiopathic trigeminal neuralgia: 25-year experience with 1,600 patients. *Neurosurgery* 2001;48:524–532.

Klun B. Microvascular decompression and partial sensory rhizotomy in the treatment of trigeminal neuralgia: personal experience with 220 patients. *Neurosurgery* 1992;30:49–52.

Kondziolka D, Lunsford LD, Bissonette DJ. Long-term results after glycerol rhizotomy for multiple sclerosis-related trigeminal neuralgia. *Can J Neurol Sci* 1994;21:137–140.

Kondziolka D, Lunsford LD, Flickinger JC. Stereotactic radiosurgery for the treatment of trigeminal neuralgia. *Clin J Pain* 2002;18:42–47.

Kondziolka D, Perez B, Flickinger JC, et al. Gamma knife radiosurgery for trigeminal neuralgia: results and expectations. *Arch Neurol* 1998;55:1524–1529.

Longhi M, Rizzo P, Nicolato A, et al. Gamma knife radiosurgery for trigeminal neuralgia: results and potentially predictive parameters—part I: Idiopathic trigeminal neuralgia. *Neurosurgery* 2007;61:1254–1260.

Maher CO, Pollock BE. Radiation induced vascular injury after stereotactic radiosurgery for trigeminal neuralgia: case report. *Surg Neurol* 2000;54:189–193.

Matsuda S, Serizawa T, Sato M, et al. Gamma knife radiosurgery for trigeminal neuralgia: the dry-eye complication. *J Neurosurg* 2002;97:525–528.

Nicol B, Regine WF, Courtney C, et al. Gamma knife radiosurgery using 90 Gy for trigeminal neuralgia. *J Neurosurg* 2000; 93(Suppl 3):152–154.

Pickett GE, Bisnaire D, Ferguson GG. Percutaneous retrogasserian glycerol rhizotomy in the treatment of tic douloureux associated with multiple sclerosis. *Neurosurgery* 2005;56:537–545.

Pollock BE, Foote RL, Link MJ, et al. Repeat radiosurgery for idiopathic trigeminal neuralgia. *Int J Radiat Oncol Biol Phys* 2005;61:192–195.

Pollock BE, Foote RL, Stafford SL. Stereotactic radiosurgery: the preferred management for patients with nonvestibular schwannomas? *Int J Radiat Oncol Biol Phys* 2002;52:1002–1007.

Pollock BE, Foote RL, Stafford SL, et al. Results of repeated gamma knife radiosurgery for medically unresponsive trigeminal neuralgia. *J Neurosurg* 2000;93(Suppl 3):162–164.

Pollock BE, Phuong LK, Foote RL, et al. High-dose trigeminal neuralgia radiosurgery associated with increased risk of trigeminal nerve dysfunction. *Neurosurgery* 2001;49:58–62; discussion 62–54.

Pollock BE, Phuong LK, Gorman DA, et al. Stereotactic radiosurgery for idiopathic trigeminal neuralgia. *J Neurosurg* 2002;97:347–353.

Rath SA, Klein HJ, Richter HP. Findings and long-term results of subsequent operations after failed microvascular decompression for trigeminal neuralgia. *Neurosurgery* 1996;39:933–940.

Richards GM, Bradley KA, Tome WA, et al. Linear accelerator radiosurgery for trigeminal neuralgia. *Neurosurgery* 2005;57:1193–1200.

Rish BL. Cerebrovascular accident after percutaneous RF thermocoagulation of the trigeminal ganglion. Case report. *J Neurosurg* 1976;44:376–377.

Rogers CL, Shetter AG, Ponce FA, et al. Gamma knife radiosurgery for trigeminal neuralgia associated with multiple sclerosis. *J Neurosurg* 2002;97:529–532.

Sheehan J, Pan HC, Stroila M, et al. Gamma knife surgery for trigeminal neuralgia: outcomes and prognostic factors. *J Neurosurg* 2005;102:434–441.

Shetter AG, Rogers CL, Ponce F, et al. Gamma knife radiosurgery for recurrent trigeminal neuralgia. *J Neurosurg* 2002;97:536–538.

Smith ZA, De Salles AA, Frighetto L, et al. Dedicated linear accelerator radiosurgery for the treatment of trigeminal neuralgia. *J Neurosurg* 2003;99:511–516.

Sun T, Saito S, Nakai O, et al. Long-term results of microvascular decompression for trigeminal neuralgia with reference to probability of recurrence. *Acta Neurochir (Wien)* 1994;126:144–148.

Sweet WH, Poletti CE, Roberts JT. Dangerous rises in blood pressure upon heating of trigeminal rootlets; increased bleeding times in patients with trigeminal neuralgia. *Neurosurgery* 1985;17:843–844.

Taha JM, Tew JM Jr. Comparison of surgical treatments for trigeminal neuralgia: reevaluation of radiofrequency rhizotomy. *Neurosurgery* 1996;38:865–871.

Taha JM, Tew JM Jr., Buncher CR. A prospective 15-year follow up of 154 consecutive patients with trigeminal neuralgia treated by percutaneous stereotactic radiofrequency thermal rhizotomy. *J Neurosurg* 1995;83:989–993.

Tawk RG, Duffy-Fronckowiak M, Scott BE, et al. Stereotactic gamma knife surgery for trigeminal neuralgia: detailed analysis of treatment response. *J Neurosurg* 2005;102:442–449.

Tew JM, Jr., Keller JT, Williams DS. Application of stereotactic principles to the treatment of trigeminal neuralgia. *Appl Neurophysiol* 1978;41:146–156.

Tobler WD, Tew JM Jr., Cosman E, et al. Improved outcome in the treatment of trigeminal neuralgia by percutaneous stereotactic rhizotomy with a new, curved tip electrode. *Neurosurgery* 1983;12:313–317.

Tran Dinh YR, Thurel C, Cunin G, et al. Cerebral vasodilation after the thermocoagulation of the trigeminal ganglion in humans. *Neurosurgery* 1992;31:658–663.

Young RF, Vermulen S, Posewitz A. Gamma knife radiosurgery for the treatment of trigeminal neuralgia. *Stereotact Funct Neurosurg* 1998;70(Suppl 1):192–199.

第 11 章
甘油阻滞术

Douglas Kondziolka， *L.Dade Lunsford*

三叉神经痛（TN）有很多种治疗方案，包括药物治疗及手术治疗。手术治疗一般适用于药物治疗效果较差或无法耐受长期服药的患者。手术方法包括微血管减压术（MVD）和各种神经毁损术，前者关注解决疼痛的原因，后者只关注缓解疼痛而忽略疼痛的原因。采用立体定向放射的方法解除血管对神经的解剖压迫尽管也可以从根本上解决疼痛，但这种作用更多是通过选择性神经轴索变性而达到的。各种神经毁损手术均能对三叉神经痛起到治疗作用（球囊压迫治疗，射频损毁产生的温度介导的轴突变性，立体定向放射外科产生的放射介导的轴突变性，或甘油封闭的化学毁损）。向周围神经注射化学药物（酒精）也可以用来治疗三叉神经痛。

经皮微创穿刺三叉神经已经有悠久的历史。Hartel 是公认的将腰椎穿刺针置入三叉神经池的第一人（Burchiel，1988）。将无水酒精注射到此处，会产生多种严重的神经病理改变。因此，Jefferson 提出使用苯酚与甘油混合来取代无水酒精的治疗方法（Jefferson，1963）。Lars Leksell 对聚焦辐射治疗三叉神经痛一直有浓厚的兴趣，他开创性的工作是在 20 世纪 50 年代早期，将正电压 X 线球管与立体定向框架结合在一起对三叉神经节进行放射治疗。第一代伽马刀于 1967 年研制成功。Leksell 和 Håkanson 将钽粉与甘油的混合物注入三叉神经节作为放射治疗的定位标记（Håkanson，1978、1981），在标记物注入后、放射治疗前患者即有疼痛缓解。由此创建了经皮穿刺三叉神经节后根甘油阻滞术（percutaneous retrogasserian glycerol rhizotomy，PRGR）。

在治疗三叉神经痛的过程中，我们一直在追求起效快、疼痛缓解期长且同时保留三叉神经功能的目标。经皮穿刺三叉神经节后根甘油阻滞术（PRGR）较其他经皮穿刺的技术有明显的优势。这种手术无需术中感觉确认（无需患者合作），也无需射频发生器。患者不必参与治疗过程从而能够允许更深的麻醉。采用术中脑池造影来进行更为精确的解剖定位，而不像射频治疗一样，需要依赖患者描述感觉变化来进行定位。与射频神经毁损术和球囊微压迫术相比，该方法降低了面部感觉丧失的风险，正是因为这种精确定位显著降低了传入神经阻滞的风险。手术适应证与患者年龄、身体状况、症状严重程度和术者喜好有关。此外，甘油封闭疗法也是我们治疗多发性硬化相关的三叉神经痛首选的治疗方式（Kondiziolka、Lunsford 和 Bissonette，1994；Pickett、Bisnaire 和 Ferguson，2005）。

患者选择

和其他治疗三叉神经痛的手术适应证一样，只有典型三叉神经痛患者才能采用甘油封闭疗法。正确的诊断依赖于详细了解病史，如患者疼痛的程度、特征及部位。对于非典型的三叉神经痛患者（疼痛常呈持续性且没有"扳机点"），神经阻滞术可以用来治疗严重的刺痛，但对持续性疼痛没有什么效果。对这类患者，我们很少采用神经阻滞术，除非曾经是典型的三叉神经痛且既往行神经阻滞术有效。

当患者诊断明确后，我们建议患者首选药物治疗，适当剂量的卡马西平、确乐多（奥卡西平）、加巴喷丁、苯妥英钠、巴氯芬或拉莫三嗪，也可以选择性地加用一些其他药物。颅底病变、血管异常、颅底肿瘤等可能引起局部解剖改变或直接成为三叉神经痛的原因，高分辨率的影像学检查可以除外这些病变。在我们的研究中心，甘油封闭疗法虽然是特发性三叉神经痛的一线治疗方案，但是我们通常仍会建议患者先进行伽马刀放射治疗，除非疼痛影响患者的进食、饮水或者患者迫切需要更快速缓解疼痛的方法。伽马刀可能存在起效间期，对于这类患者，他们是不能接受的（Lunsford，1982），因此，PRGR 作为一种微创手术，是对放射治疗效果不佳患者的第二选择。对于多发性硬化所致的三叉神经痛患者，PRGR 是首选治疗（Kondiziolka 等，1994；Pickett 等，2005），这类患者的发病年龄往往比非特发性三叉神经痛患者要早。对于手术治疗（比如微血管减压术）失败的患者，PRGR 是较为合适的二线治疗选择。值得注意的是，甘油封闭技术在不同的研究所有诸多不同。一些外科医生不使用造影剂进行脑池显影，还有一些医生没有将代谢标记物——钽注入三叉神经池，从而无法在直接显影条件下将甘油注入靶区。因此，如果说 PRGR 因所谓的技术复杂而没有做成，那我们可以重复穿刺以确保将甘油注入合适的位置。我们认为注入造影剂识别三叉神经池是确认到达靶区的唯一方法。

最后，还要进行凝血、心电图、胸部 X 线等术前检查评估。所有的抗血小板药物（阿司匹林、噻氯匹定）必须术前停用 1 周。如果患者必须服用华法林或其他抗凝血药物，伽马刀放射治疗是更为适合的治疗选择。

麻醉方法

在我们研究所，PRGR 是在手术室对患者采用静脉麻醉并连续监测的条件下进行的。麻醉师要监测血压、心率、血氧饱和度、呼吸功能，为患者提供足够的镇静，并能够对操作过程中可能发生的心血管变化做出迅速反应。因为 PRGR 不需要术中患者言语反应，所以可以采用较深的镇静。术中常用的麻醉药为静脉注射丙泊酚或其他快速代谢的药物，并与另一种镇静剂合用。有一些患者，尤其是年轻患者，可术前用 0.4mg 硫酸阿托品（抗胆碱药物），来对抗术中偶然出现的血管迷走神经反应。在手术过程中出现的不适，大多数发生在使用 20 号腰穿针穿刺进入卵圆孔时，这段时间患者应充分镇静。深部局部麻醉与皮肤表面麻醉同等重要。

外科医生和麻醉师都应当知道，当穿刺卵圆孔或注射甘油时，多达 20% 的患者会有血管迷走神经反应。因此，一旦出现心动过缓时，应及时静脉注射抗胆碱药物。部分患者会在穿刺时出现高血压反应，主要是由于疼痛和焦虑所致，可以通过静脉注射肼屈嗪和 β 受体阻滞剂来减弱这种反应。过高的血压可能会导致面部血肿形成，术中收缩压应控制在 160mmHg 以下。手术开始时需要仰卧位，注射甘油时需要半坐位，这需要外科医生和麻醉师在疼痛控制、血压管理和呼吸监测过程中配合默契。

手术方法

患者仰卧于手术床，固定头、腿和身体的位置。头部采用 Mayfeld 头架固定，使头架臂对侧位和前后位（AP）方向荧光成像无干扰。

开始时，C 形臂成像系统处于前后投照位置，我们不能太过于依赖放射技师。调整、校准患者的头部位置，使得岩骨嵴和眶下缘位于同一水平面。常可看到卵圆孔恰位于眶下缘和眶内侧缘交界处的下外侧。我们用 70% 的乙醇消毒患者面部，将无菌巾置于患者颈部和上胸部。

我们用墨水标记进针点，此点位于疼痛侧嘴角外侧 2.5cm 处。针尖指向外耳道前方 2.5cm 处向内与同侧瞳孔向后两条假想线的交点。25 号针头以 1% 利多卡因行局部皮内麻醉，然后以 21 或 23 号针头向面颊深部结构注入利多卡因。为防止麻醉时或毁损时 20 号腰穿针刺穿口腔，可将戴手套的手指置入口腔（Lunsford 和 Bennett，1984）。然后在 C 型臂透视下，将 20 号针头沿着标记好的轨迹向颅底方向插入。上述穿刺是在前后透照位时进行的。如果采用侧位透照，针尖应沿着斜坡指向后床突后方大约 1cm 处。

　　卵圆孔穿刺有时会引起患者不适，穿刺前经静脉给予短效的苯巴比妥或丙泊酚可减少患者不适感。术者穿刺针进入卵圆孔时有突破感，拔除针芯核实有无脑脊液（CSF）流出（如图 11.1）。

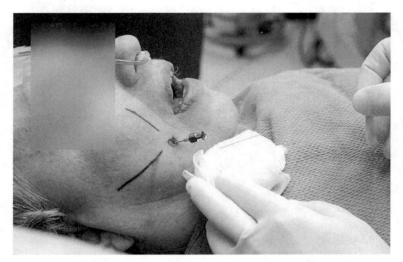

图 11.1　经卵圆孔置入腰椎穿刺针，可见三叉神经池中的脑脊液流出

　　如果没有 CSF 流出，将针芯插入穿刺针，在荧光成像的引导下继续进针 1mm 进入三叉神经池，直到确认有脑脊液流出。如果穿刺针的位置越过斜坡线后仍无脑脊液流出，可能需要调整穿刺针位置。最常见的原因可能穿刺针位于三叉神经池内侧或外侧。如果穿刺针位置靠外位于卵圆孔内，那针尖的位置就可能位于硬膜下或颞下。尽管脑脊液的流出是穿刺进入三叉神经节的理想状态，但并不能认为没有脑脊液流出就说明穿刺针肯定不在三叉神经节内，尤其是对于重复治疗的患者。我们的经验是，当穿刺针进入三叉神经节内侧时脑脊液流出的可能性最大（图 11.2）。如果见到脑脊液流出或确认穿刺针位于三叉神经池内，则将患者体位调整为半坐位以进行脑池显像。进行脑池造影是为了评估三叉神经池的大小，并以此选择合适的甘油剂量。确认穿刺针位于三叉神经池后，抬高手术床头，

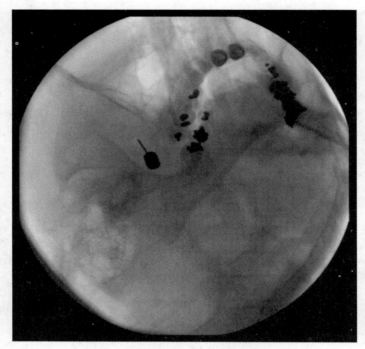

图 11.2　经卵圆孔造影显示腰穿针针尖位于卵圆孔内侧

将患者置于半坐位，颈部稍弯曲。在 C 臂透视下，注射器缓慢注入无菌碘海醇，注射量以 0.05mL 为单位逐渐增加，直到造影剂从三叉神经池溢出。造影剂的平均注射量为 0.25mL，很少有超过 0.4mL 者。将患者体位调整为卧位，使三叉神经池内造影剂自动引流清除。如果需要将造影剂完全排空（对三叉神经 V3 支疼痛者尤其重要），可将患者恢复到仰卧位（Lunsford，1984）。值得注意的是，一些医师并不使用造影剂（Pickett 等，2005），他们通过 C 型臂透视或脑脊液返流进行判断。我们仍继续提倡使用造影剂，因为这是唯一直接确认穿刺针进入三叉神经池的方法（图 11.3）。

　　C 型臂透视引导下注射甘油与注射造影剂的方式相同，同样需要将患者调整为半坐位。我们将 99.9% 的无水甘油与不透射线的钽粉相混合。甘油的最终注射量取决于所测的三叉神经池容积和疼痛

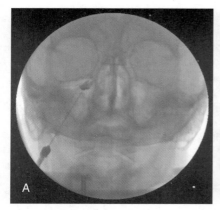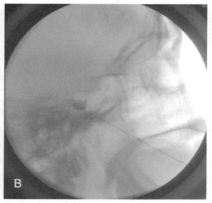

图 11.3　术中荧光显影显示甘油混合钽粉位于三叉神经池内

A. 前后位；B. 侧位。

的神经分布。甘油注射有不同的技术方法：如果是多支疼痛，需要将甘油充满整个三叉神经池；如果疼痛局限于三叉神经 V1 支，则在三叉神经池内留置大约 1/3 的造影剂使得甘油能"漂浮"于造影剂的表面。甘油的密度较轻，甘油混合物"漂浮"于造影剂的上方，对三叉神经的上部纤维产生影响。在注入甘油的过程中，部分患者会有同侧眶周不适和面部潮红。甘油注射完毕后，拔出穿刺针，皮肤穿刺点局部贴一小块绷带。嘱患者术后 2h 采用半坐位，防止甘油溢出进入后颅窝。大多数患者留院观察一晚，第 2 天出院。

手术效果

有很多研究已经证实了经皮穿刺注射甘油三叉神经节阻滞术（PRGR）治疗三叉神经痛的疗效（Hakanson，1981；Jho 和 Lunsford，1997；Lunsford 和 Bennett，1984；North 等，1990；Pickett 等，2005；Pollock，2005；Saini，1987；Slettebo Hirschberg 和 Lindegaard，1993；Young，1988）。由于外科手术方法不同，进行比较评估相对困难。正如上文所提到的，一些治疗中心并不采用脑池造影术，还有部分术者给予大剂量甘油注射。许多中心报道，此方法能够使大部分患者的疼痛缓解，缓解率大概在90%。我们通常告诉患者，一半的患者在第一天就能有症状的改善，仍有另一半的患者需要2～3周才能改善。目前对于复发率的定义比较困惑，它取决于评估的时间窗、术后药物治疗以及疼痛的控制程度。

截止到2004年，匹兹堡大学于采用PRGR治疗1174例患者，即刻或早期的疼痛完全缓解率为90%。一项包括112例患者的研究证实，术后2年，90%的患者疼痛仍能缓解，其中60%的患者为仅采用甘油阻滞，还有23%的患者需要口服药物。随后，另一项包含376位患者、随访期长达7年的研究发现，PRGR长期的疼痛缓解率为85%（Jho和Lunsford，1994）。单用甘油阻滞后，60%的患者疼痛完全缓解，尽管有部分患者需要再次接受PRGR治疗。一项长期随访达11年的研究发现，采用PRGR治疗后，77%的患者能够长期缓解，其中55%完全缓解，还有22%的患者需要药物治疗（Jho和Lunsford，1994）。我们还应该注意到，三叉神经痛不是静态的，它具有缓解和复发的特点，一些患者较重而另一些较轻，这些是很多研究者的共识。Pollock（2005）近期报道了一项包含98例患者的PRGR治疗的研究结果，发现73%的患者术后疼痛完全缓解，其中1年后和3年后完全缓解的患者比率分别为61%和50%，有53%的患者有轻微的感觉障碍，12%的患者出现口周的单纯疱疹但随后完全恢复。

部分患者围手术期会出现血压和心血管系统的改变，其他并发症较为少见。手术最初几天后，大约10%～20%的患者会有轻微的轻触觉和针刺觉减退。随着反复的甘油阻滞，感觉功能障碍的出现概率会越来越大。因此经过2～3次的甘油阻滞后，50%～70%的患者会主诉感觉障碍，其程度从轻度至中度不等。如前所述，以我们的经验，这种传入神经阻滞的发生极为少见。

许多患者有慢性单纯疱疹病毒潜伏于三叉神经节内。采用PRGR治疗后，口唇疱疹较为常见。对于曾有过疱疹病毒反复感染的患者，围手术期应预防性地给予阿昔洛韦抗病毒治疗。早期（1～2天）无菌性脑膜炎很罕见，发生率大概为 2/1000。脑脊液检查以除外细菌性脑膜炎，如果脑脊液革兰氏染色没有发现细菌，可给予糖皮质激素治疗。然而，当脑脊液中细胞数增多时，很难区分是无菌性脑膜炎还是真正的细菌性脑膜炎。为降低细菌性脑膜炎的发生率，操作时应确保穿刺针不穿透口腔黏膜。

在我们采用甘油封闭的超过 1000 例的患者中，有 1 例患者死亡，患者于术后 1 小时发生了严重的心肌梗死。我们认为任何手术干预都可能导致并发症，在高危人群中 0.1% 的手术死亡率仍比较低。此外，发生迟发性角膜功能障碍的风险非常低，尤其是首次接受 PRGR 治疗的患者。

刘晓东　译

REFERENCES

Burchiel KJ. Percutaneous retrogasserian glycerol rhizolysis in the management of trigeminal neuralgia. *J Neurosurg* 1988;69:361–366.

Håkanson S. Transoval trigeminal cisternography. *Surg Neurol* 1978;10:137–144.

Håkanson S. Trigeminal neuralgia treated by the injection of glycerol into the trigeminal cistern. *Neurosurgery* 1981;9:638–646.

Jefferson A. Trigeminal root and ganglion injections using phenol in glycerin for the relief of trigeminal neuralgia. *J Neurol Neurosurg Psychiatry* 1963;26:345–352.

Jho HD, Lunsford LD. Percutaneous retrogasserian glycerol rhizotomy. *Neurosurg Clin N Amer* 1997;8:63–74.

Kondziolka D, Lunsford LD, Bissonette DJ. Long-term results after percutaneous retrogasserian glycerol rhizotomy for trigeminal neuralgia in patients with multiple sclerosis. *Can J Neurol Sci* 1994;21:137–140.

Kondziolka D, Lunsford LD, Flickinger JC, et al. Stereotactic radiosurgery for trigeminal neuralgia: A multi-institution study using the gamma unit. *J Neurosurg* 1996;84:940–945.

Lunsford LD. Treatment of tic douloureux by percutaneous retrogasserian glycerol injection. *JAMA* 1982;248:449–453.

Lunsford LD, Bennett MH. Percutaneous retrogasserian glycerol rhizotomy for tic douloureux. Part 1: Technique and results in 112 patients. *Neurosurgery* 1984; 14:424–430.

North RB, Kidd DH, Piantadosi S, et al. Percutaneous retrogasserian glycerol rhizotomy. *J Neurosurg* 1990;72:851–856.

Pickett, GE, Bisnaire D, Ferguson GG. Percutaneous retrogasserian glycerol rhizotomy in the treatment of tic douloureux associate with multiple sclerosis.

Neurosurgery 2005;56:537–545.

Pollock BE. Percutaneous retrogasserian glycerol rhizotomy for patients with idiopathic trigeminal neuralgia: a prospective analysis of factors related to pain relief. *J Neurosurg* 2005;102:223–228.

Saini SS. Retrogasserian anhydrous glycerol injection therapy in trigeminal neuralgia: observations in 552 patients. *J Neurol Neurosurg Psych* 1987;50:1536–1538.

Slettebo H, Hirschberg H, Lindegaard KF. Long-term results after percutaneous retrogasserian glycerol rhizotomy in patients with trigeminal neuralgia. *Acta Neurochir* 1993;122:231–235.

Young R. Glycerol rhizolysis for treatment of trigeminal neuralgia. *J Neurosurg* 1988;69:39–45.

第 12 章
经皮球囊压迫术

Jeffrey A. Brown

神经外科医生治疗三叉神经痛所遵循的原则是获得最大化手术疗效的同时将手术风险降到最低。我经常引用"少就是多"这句著名格言，这是概括德国建筑学大师路德维希·密斯·范德罗（Ludwig Mies van der Rohe）的建筑风格的一句话。三叉神经痛作为一种非致死性疾病，应该把任何与治疗相关的风险降至最低，采用显微血管减压术治疗的手术获益至今尚有争议。三叉神经痛患者所面对的神经外科医生，总是尽全力采用最佳的措施来治疗已经对口服药物和注射止痛药物无反应的间断性、电击样的面部刺痛。

Sean Mullan 认为，经皮穿刺球囊压迫半月节是毁损三叉神经最简单的途径（Mullan 和 Lichtor，1983）（更早几年，Mullan 医生曾介绍过一种经皮射频消融技术代替常用的开放性颈髓侧索切断术来治疗侵袭性肺癌患者的神经性疼痛，Mullan，1966）。

三叉神经在中颅窝受压迫从而导致三叉神经痛的观点在 20 世纪 50 年代开始出现。Taarnhoj 认为，覆盖于岩骨嵴表面的硬膜囊可能是三叉神经受压的根源（1952）。Shelden 等（1955）对接受上颌神经或下颌神经减压术（在神经出颅部位减压或者在神经根部减压）的患者预后进行了回顾性分析。Love and Svien 发现，术后出现面部麻木的患者预后更理想（Love 和 Svien，1954；Svien 和 Love，1959）。从那以后，神经外科医生经常采用经中颅窝开颅、研磨或压迫半月神经节的方法对患者进行治疗。

早在 20 世纪初期，经皮途径治疗三叉神经痛的方法就已经出现。1910 年，Harris 首次采用经皮向半月神经节内注射酒精的方法（Stookey 和 Ransohoff，1959）。1914 年，Haertel 详细描述了经皮、经卵圆孔的注射技术（Stookey 和 Ransohoff，1959）。随后 Kirschner 发明了一种定位卵圆孔的装置，以便对半月神经节进行电凝（Crawford，1951）。在 Kirschner 电凝技术的基础上，Sweet 于 1950 年详述了在 X 线透视引导下进行经皮注射的技术，随后发明了采用射频发生器进行的选择性射频热凝毁损技术（Sweet 和 Wepsic，1974）。Sean Mullan 首次发明了经皮途径使用锶针进行颈椎侧索切断术（Mullan，1966）。1983 年，他对 Taarnhoj 技术进行改良后，于 1983 年首次描述了使用球囊经皮对三叉神经纤维进行毁损的技术（Mullan 和 Lichtor，1983）。自从他的首例报道至今，文献中已经对逾千例患者的手术效果进行了评价（Brown 和 Pilitsis，2005）。

三叉神经痛，又称作 tic douloureux，或者过去称谓的 spasmecinique，是一种神经性疼痛综合征（André，1756；Brown、Coursaget、Preul 和 Sangvai，1999）。但在多种神经性疼痛综合征中，三叉神经痛又与众不同，因为它可以通过外科毁损手术来治疗，而且它不伴有可轻易检测到的麻木感。但 Jannetta 医生发现，如果查体足够仔细，约 1/3 的患者会表现轻触觉减退。扳机点代表了血管压迫部位支配的感觉过敏区。外周毁损之所以对三叉神经痛起效，是因为它能够起类似于将神经末梢麻醉阻滞的作用。当三叉神经痛真正成为神经病理性疼痛的时候，也就是说血管压迫足以引起可以检查出的麻木或者严重的持续性灼热感时，我们就不再推荐进行外周毁损治疗。因为在此时进行额外的神经损伤，即使是周围性神经损伤也会加重痛性麻木，这种情况尤其见于当疼痛不再呈现由外周刺激所引发的间断而剧烈的电击样疼痛性质的时候。

如果将三叉神经痛定义为一种渐进性发展疾病，那么在疾病的早期，即在患者出现永久性神经损伤的临床表现（持续性烧灼样感觉迟钝）之前，实施经皮毁损效果最好。上述的烧灼样感觉令患者特别苦恼，但它与突发突止的触电般感觉不同，后者发生在早期的感觉过敏阶段。

显微血管减压手术过程中在受压三叉神经根部获取的组织标本，表现为轴突消失、脱髓鞘、髓鞘形成障碍、髓鞘碎片、胶原蛋白增多以及缺少中间胶质突起的、排列相反的轴索。这些发现支持以下观点：三叉神经痛的发生是异常的传入性三叉神经根轴突电兴奋性改变的结果。如此看来，这些数据与"三叉神经痛的本质是神经性疼痛"的观点一致（Devor、Govrin-Lippmann 和 Rappaport，2002）。

球囊压迫含有源自机械压迫形成损伤的解剖学基础的独特机制，而这种机械性压迫导致的损伤不同于热损伤或化学性损伤。这些独特的解剖学机制会引导外科医师选择最适合于患者的手术方法。本章节回顾了球囊压迫的发展历史、理论依据以及有关目前球囊压迫手术的技术细节，疗效、技巧以及并发症。

对三叉神经根部实施机械性球囊压迫造成损伤的解剖学基础

新西兰家兔对三叉神经球囊加压的反应与人三叉神经受压的反应类似，这意味着新西兰家兔是研究人的三叉神经受到球囊压迫所引起组织病理学变化的适用模型。球囊压迫后的三叉神经节与正常三叉神经节比较，神经纤维的神经元核周体分布没有区别。压迫后第 84 天，在三叉神经感觉根出现了局灶性脱髓鞘和施旺细胞增生，继而出现髓鞘再生。细胞体积测量和免疫细胞化学研究未发现特征性的小神经节细胞或细的传入神经缺失。对三叉神经脊束核尾侧亚核进行 Fink-Heimer 染色显示，较深层有浓染，提示跨神经节性的退变，而此处为粗大有髓神经纤维末端。相比正常部位，在神经受损部位，细小轴突（直径小于 3μm）与大轴突的比例较高。不同损伤对于神经轴突的影响提示轴突再生可能在球囊加压患者运动和感觉功能恢复方面起到作用（Brown 等，1996；Preul 等，1990）。作为治疗疼痛的一种手术方法，（术后）无髓鞘的、负责疼痛传导的纤维竟得以保留；这尽管看起来难以置信，但可以用三叉神经痛属于神经病理性疼痛这种理论来解释。根据上述证据，可以提出这样的假说，即球囊加压是通过损伤了作为感觉神经"扳机"的有髓纤维，而实现缓解三叉神经痛的效果。无髓纤维的作用是疼痛传导的中介，尽管在球囊加压过程中得以保留，与该手术方式能够减轻三叉神经病理性疼痛的假说并不矛盾。

患者选择

Burchiel 1 型三叉神经痛的患者适用于球囊压迫治疗（Burchiel，2003）。通常情况下，患者会先通过口服卡马西平、加巴喷丁、苯妥英钠或奥卡西平进行一段时间的抗癫痫药物治疗来控制疼痛发作。如果适当剂量的抗癫痫药物对疼痛有缓解作用，则有助于三叉神经痛的确诊。在患者考虑进行射频热凝术前应该持续多长时间的药物治疗，取决于患者对口服药物不良反应的耐受力或者患者能否忍受终生服药。三叉神经痛往往不能通过药物治愈，如果服药中断，疼痛会复发。通常由于疾病的进展，患者常需增加口服药物的剂量，而抗癫痫药物的不良反应也会随之出现。此类不良反应包括认知功能障碍的表现，比如困倦、注意力不集中、信息处理速度与反应时间降低（Hessen、Losius、Reinvang 和 Gjerstad，2006）。

经皮穿刺球囊压迫半月节要求患者能够耐受浅度全身麻醉。由于诊断三叉神经痛的中位年龄为 65 岁，许多患者长期口服阿司匹林、华法林、氯吡格雷（或波立维）。术前必须停用上述所有抗凝或抗血小板药物，或者其药效在术前几天被中和。这部分由于停用抗凝、抗血小板药物而易出现心律失常、瓣膜功能不全与卒中的高危人群，可能难以耐受球囊压迫术。尽管经皮穿刺球囊压迫半月节手术可能会导致术侧暂时性咀嚼肌或翼状肌无力，但对侧下颌无力并不是手术禁忌。

　　球囊压迫术中会出现短暂的心动过缓，术后也可能出现高血压。术前评估应该常规包括心电图，以识别心律失常的高危患者。未治疗的高血压应该通过药物治疗保持血压平稳。有唇疱疹或单纯疱疹病史的患者，应该口服阿昔洛韦以减少术后唇周疱疹发生，但并无临床证据支持上述治疗措施的有效性。

手术技术

　　对于神经外科医生来讲，在手术室内通过移动式 X 线成像仪进行手术最为方便。也可以在血管造影间利用其多维成像设备进行手术。术前应继续口服抗癫痫药物，尽管口服抗生素导致术后感染的可能性极小，但仍推荐经静脉途径使用预防性抗生素。在我 25 年的手术经历中，只发生了 1 例因口服抗生素而导致感染的情况。

　　首先诱导浅度全身麻醉，再植入体外起搏器。设置体外起搏器，使其在球囊压迫过程中心率降至 45 次 / 分以下时能够自动触发。在进行手术之前，麻醉医师必须确保体外起搏器设置成功。相比静点或静注阿托品，体外起搏器能够更快速地改善心动过缓。如果在球囊压迫过程中心动过缓持续存在，需要静脉滴注 0.4mg 阿托品。应该提前将阿托品抽进注射器，以便在出现上述情况的时候快速滴注。这种三叉神经抑制反应包括心动过缓和一过性低血压，而当体外起搏器触发后，患者往往会出现反射性高血压。术前使用阿托品可以避免三叉神经抑制性反应，但它不能作为成功压迫三叉神经的标志。

　　麻醉诱导后，使患者取仰卧位，衣物卷垫高肩部、颈伸约 15°。有些手术床头侧有钢棒，以调整手术床头端的角度。术前应将手术床的这部分去掉，因为这些钢棒可能会干扰颏下位 X 线成像，妨碍术中观察卵圆孔。头向对侧旋转 15°～30°，由于老年患者常合并颈椎退行性变，因此限制了颈部更大程度的伸展与旋转。口周区域消毒，润滑并封闭眼睛，穿刺点周围铺塑料洞巾。在口角外侧 2.5cm

处标记穿刺点。如果是治疗 V1 支三叉神经痛，则穿刺的标记点应该略微向外。在术者对面齐腰水平的输液架上放置数字压力监视器（MeritMedical，South Jordan 和 Utah）。在远离术者一侧使用布帘覆盖荧光成像部。在靠近术者一侧，用小一倍的布帘覆盖于成像仪。由于术中可能还需要颏下位及前后位 X 线成像，因此成像部并不能一直保持无菌。注射器内抽取数毫升放射性造影剂。

手术所需、且获得美国食品与药物管理局（FDA）批准的手术套件包括锐性 / 钝性套管针、导引导管、弯 / 直导引导丝和 4 号球囊（Cook Vascular，Inc.，Leechburg，Pennsylvania）。可排气性注射器连接球囊导管，能够测量管腔内的压力，管腔内的目标压力为 1.3 ~ 1.5 个大气压。一般用 0.75 ~ 1ml 造影剂充盈 4 号球囊，直至其显示为"梨形"，但球囊的"梨形"外观可能不完全相同。压力数值可以为术者提供额外的参数，来评价判断球囊施加于三叉神经根部的压迫强度。

首先用到的荧光成像是侧位像。设计好套管针的进针位置，使其能够以接近与岩骨斜面平行的方向到达中颅窝底和卵圆孔，以治疗 V3 支神经痛。为治疗 V2 支的疼痛，需要选择更斜的角度；如果是治疗 V1 支的疼痛，所需的斜角应该更大。操作者手持 14 号导管，使锐性套管针插入颊部并获取侧位荧光相片。上下调整锐性套管针的穿刺点，获取与目标神经分支相对应的穿刺路径。一旦完成上述步骤，立即用 11 号刀片在颊部切一小口，此切口应该与导管相匹配，术后无需缝合。滑动 45° 锐性针芯使其进入导管，随后用它穿刺颊部皮肤，然后用钝性针芯替换此锐性针芯。确保 14 号导管未穿出卵圆孔，只有导引导丝和球囊导管通过卵圆孔进入 Mechel 氏腔。

一旦导管到达颅底，立即拍摄颏下位 X 线片。首先，在图像增强器内识别卵圆孔，随后在同一颏顶位荧光相片引导下向前输送导管；导管前行角度必须与荧光相片平行。从这个改良颏顶位的角度观察，此前后成像部被设定为与下颌下方呈 29° 的角度。颈部轻微后伸，头向对侧旋转 15°。从这个角度来看，卵圆孔位于下颌骨内侧、上颌骨外侧、岩骨正上方。从这个角度我们可以直接观察卵圆孔。一旦导管接近卵圆孔，则三叉神经抑制性反应就可能出现。在导管前行过程中，操作医生应该感觉到导管前方存在一定的阻力，似乎有外力对其边缘加压。此时导管不可继续前行。由于导管并未进入三叉神经半月节周围的蛛网膜下腔，因此我们不会看到脑脊液流出。这与我们想象中在经皮穿刺甘油毁损术和射频热凝术中的导管位置不同。一旦导管进入卵圆孔，去掉钝性针芯，并插入一根直导引导丝，这时可能有来自硬膜外静脉丛的静脉血从穿刺导管内流出，此时，导管继续轻微前行并越过卵圆孔后，出血便会停止。插入直导引导丝，直至导丝恰好超过导管边缘和卵圆孔内侧面（图 12.1）。此时操作医师可能会感受到一种特异性的"突破感"，类似于腰椎穿刺

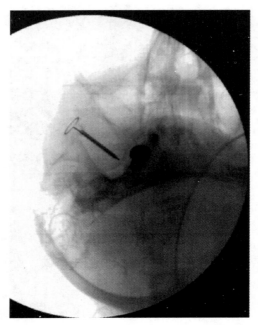

图 12.1　改良颏下位 X 线成像显示内含直导丝的 14 号套管穿过右侧卵圆孔

　　可在岩骨嵴上方、下颌骨内侧、上颌窦下方看到卵圆孔。

的感觉。如果在导丝前进过程中存在较大阻力，则导管可能并未准确位于卵圆孔。

　　下一步，拍摄正位（前后位）荧光像片。在前后位上，岩骨位于同侧眼眶正中央。岩骨内侧凹陷是通向 Mechel 氏腔（三叉神经压迹）的近端入口（图 12.2）。治疗 V2 支或多支三叉神经痛时，应将导丝径直置于三叉神经压迹中央；治疗 V3 支病变时，将导丝置于三叉神经压迹外侧，治疗 V1 支病变时将导丝置于三叉神经压迹内侧。对于主要表现为 V1 支疼痛的患者，导丝方向应该更加从外向内偏斜，使导丝能够通过三叉神经压迹内侧。三叉神经压迹的入口距离卵圆孔大约 17mm。之所以将导管系统装置如此设置，是因为当导管到达卵圆孔时，不会使导引导丝越过三叉神经压迹而进入后颅窝。

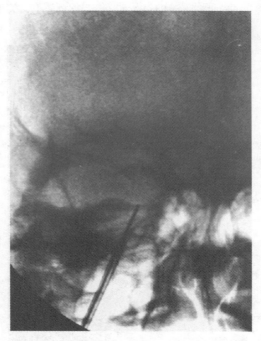

　　图 12.2　治疗 V2 支三叉神经痛时，导引导丝到位后，术中前后位 X 线成像显示 14 号套管内导引导丝的位置

　　导丝尖端位于岩骨尖的中央、Meckel 氏腔的入口处。球囊导管将沿同一路径到位，其尖端超过岩骨边缘约 2mm，正如透过图像增强器内的眼眶所见。

　　术中可以使用弯导丝，以便它能在三叉神经压迹内保持一定的活动度，以顺利到达内侧和外侧。弯导丝在导管内通过的时候，其弯曲应该朝向尾侧，当导丝穿出导管时，应将其尖端向中上方旋转。这个操作会降低硬膜穿破的风险，如果不慎将硬膜穿破，应该重新输送导丝，确保其位于硬膜外，以便能够顺利进行球囊压迫。提示硬膜穿破的唯一迹象是，尽管正、侧位 X 线显示球囊处于正确位置，但球囊在扩张过程中未能显示出"梨形"（图 12.3）。

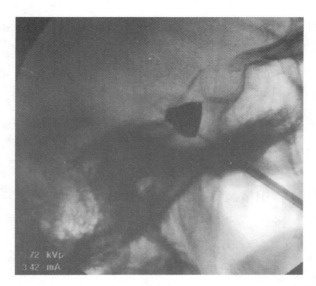

图 12.3　术中侧位 X 线成像显示在 1.5 大气压下适度扩张的球囊呈现为梨形

　　当导管尖端恰好位于三叉神经压迹中央时，这张成像与球囊的形状相一致。

　　获取侧位视角。为了将球囊导管放置在最佳角度来治疗 V3 支、多支或 V1 支三叉神经痛，最好使荧光成像板与颅底平行。当蝶骨平台和后床突在荧光成像中重叠时，依然能够清晰地显示蝶鞍成像。这个角度可以显示导管尖端位于中颅窝底，然后在侧位影像引导下进行球囊压迫。对于 V2 支和 V3 支神经痛的患者，导丝应该保持与岩骨邻近、平行。对于 V1 支疼痛的患者，导丝应该越过岩骨，更加指向上方。一旦建立了合适的路径，就撤出导丝，随后将球囊导管放置在导引导丝的相同位置。球囊导管内含有一根细导丝可以识别位置。

治疗 V3 支疼痛时，在正位图像增强器显示下，将球囊导管尖端置于超过岩骨边缘 2mm 的位置。治疗第一支疼痛时，应将导管插入更长的距离，因为这样可将导管放置在三叉神经内上方，便于到达 V1 支的纤维。三叉神经 V1 支的纤维位于神经上方，V3 支的纤维位于三叉神经下方，球囊便从卵圆孔的固定入口斜行穿过神经根。

影像学定位准确后，撤掉导管内的导丝，滑动导管锁定装置，在导管边缘把锁定装置确切固定在球囊上。这一操作会防止球囊在扩张过程中滑向后颅窝。用连接于三通管上的结核菌素注射器把球囊内的气体排空，随后将球囊依此连接排气注射器与监护仪，从而使其在无压状态下保持稳定。

在严密监测血压、间歇性观测侧位荧光成像的同时缓慢扩张球囊。当球囊在半月节的 Mechel 氏腔内扩张时，侧位 X 线片可以清晰地显示出其特征性的"梨形"。如果导管尖端不在半月节的 Mechel 氏腔内，那么就显示不出球囊特征性的"梨形"，术后患者面部麻木的感觉会更轻微，而疼痛仅能轻微缓解并仅局限于 V3 支感觉区域。在半月节的 Mechel 氏腔内，球囊远端可将硬膜从三叉神经半月节上剥离，并将三叉神经节后根纤维压迫至坚硬的硬膜缘和岩骨嵴上造成压迫性损伤达到治疗目的。如果球囊破裂，也不会出现严重并发症。如果已知患者对放射造影剂过敏，建议术前使用类固醇药物。

球囊扩张满意后，选用 4 号球囊导管，将管腔内球囊压力升高至 1.3 ~ 1.6 个大气压。如果希望患者术后出现面部麻木感，一旦升高至目标压力并看到球囊的"梨形"外观，使球囊继续扩张 1min。此时常常出现三叉神经抑制性反应，体外起搏器可短暂自动触发。可能会出现血压的二次升高，尤其是体外起搏器触发以后，此时可用额外的麻醉药物控制升压反应。排气之后，将球囊与导管一并撤出。如果不小心将导管单独撤出，可能会有脑脊液从导管内滴下，因为此时 Mechel 氏腔内三叉神经节周围的蛛网膜下腔已经开放。将颊部向上颌骨方向按压 5 分钟，用无菌纱布和小敷贴覆盖穿刺点。

术后管理

将患者送到恢复室，给予中效镇痛药缓解疼痛，在颊部覆盖冰袋减少术后肿胀。患者可在术后数小时出院，也可住院观察至第二天出院，术后应该评估患者疼痛缓解的程度。典型的病例醒来后，除了穿刺部位的不适外，通常不会有疼痛感。如果球囊压迫比较温和，术后三叉神经痛可能仍会持续 1 ~ 2 天，但会逐渐减退。术后也应该评价面部感觉缺失的程度，大约 2 / 3 的患者术后出现触觉与针刺觉的减退。起初患者可能觉得合并的主观面部麻木感稍微不适，但通常在术后 3 ~ 4 周内适应，这种面部麻木感通常在 3 ~ 6 个月内显著改善，即使面部麻木感消失后，疼痛好转仍将持续。V3 支三叉神经痛术后的患者最常出现感觉减退，有时 V1、V2 支疼痛的患者术后也会出现感觉减退。尽管这种感觉减退可能不会改善，但三叉神经痛的症状会完全消失。个别患者术后会主诉感觉迟钝、痛觉迟钝、触觉迟钝。

术后通常不会出现角膜反射的减退，这可能是因为球囊压迫过程中选择性保留了 A δ 和 C 类纤维，而角膜反射恰好由这些无髓鞘神经纤维介导（Cruccu、Berardelli 和 Manfredi, 1987）。这种对神经纤维的选择性压迫使三叉神经半月节球囊压迫术作为一种经皮治疗方法，尤其适用于 V1 支三叉神经痛的患者。相反，射频热凝神经毁损术需要达到特定温度才能形成对神经根的临床毁损，而在此温度下它会非选择性地损伤所有类型的神经纤维，放射性伽马刀治疗会导致类似的损伤，而注射甘油三叉神经节阻滞术也难以选择性实施毁损。

既往有带状疱疹病史的患者，术后几天内可能会出现唇部疱疹。约 2/3 的患者可出现轻度的同侧颞肌和咀嚼肌无力，但这并无太大临床影响，因为这部分患者通常已经弃用同侧口唇数年了，这种同侧咀嚼无力多在 3 个月内逐渐恢复。如果出现因为一侧咀嚼肌无力导致肌平衡失调、进而引起颞下颌关节疼痛，可以口服抗炎药物进行治疗，直至症状消失。

结　果

一项针对此术式的研究通过 Kaplan-Meier 生存曲线分析发现，球囊压迫术后的复发率为 26%，复发的平均时间为术后 18 个月（Brown 和 Preul，1989；Brown、McDaniel 和 Weaver，1993）。术后 10 年的症状复发率为 30%（Mullan 和 Lichtor，1983）。合并多发性硬化的患者复发率更高，可达 50%。复发患者的治疗通常采用口服卡马西平或其他抗癫痫药物。如果药物治疗无效，患者可能接受再次手术。患者通常能够很好地耐受二次手术，而且手术难度不会增大。Lopez 等（2004 年）总结了三项关于球囊压迫治疗三叉神经痛的最大样本量的数据库，概述了该手术并发症发生率。其中颅神经损伤的发生率为 1.5%，脑膜炎的发生率为 2.6%，血管性相关并发症的发生率为 2%，感觉障碍的发生率为 10%（图 12-4）。在球囊压迫术开展的早期，在 FDA 批准的含钝性穿刺针芯的球囊压迫手术套件上市之前，人们就已经注意到了血管相关并发症。曾有一份调查问卷旨在了解患者如何评价其接受的治疗三叉神经痛的手术效果，患者的回答显示，相比其他经皮毁损性手术，半月节球囊压迫术改善患者生活质量的可能性最高（Spatz、Zakrzewska 和 Kay，2007）。

过去 20 年里，人们已发表了多篇球囊压迫术相关的文章，而且发现了其他的少见并发症（Abdennebi、Bouatta、Chitti 和 Bougatene，1997；Belber 和 Rak，1987；Brown 和 Gouda，1997；Connelley，1982；Correa 和 Teixeira，1998；Fiume 等，1985；Lee 和 Chen，2003；Lobato、Rivas、

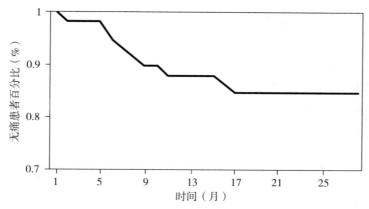

图 12.4 Kaplan-Meier 生存分析曲线

分析球囊压迫治疗三叉神经痛、术后疼痛有缓解患者的症状复发。症状复发的平均时间为 13 个月。结果用均数 ± 标准差表示。图表来自 Brown JA，Pilitsis JG. Percutaneousballoon compression for the treatment of trigeminalneuralgia: results in 56 patients basedon balloon compression pressure monitoring. Neurosurg Focus 2005；18：E10.

Sarabia 和 Lamas，1990；Meglio、Cioni、Moles 和 Visocchi，1990；Mizuno、Saito、Takayasu 和 Yoshida，2000；Natarajan，2000；Skirving 和 Dan，2001；Urculo 等，2004；Zanusso 和 Columbo，1990 ）。有一篇个案报道描述了球囊压迫术引起蛛网膜下腔出血导致死亡的病例。在那个病例中，术者使用含锐性针芯的球囊手术的穿刺装置穿过了卵圆孔（ Spaziante、Cappabianc、Peca 和 de Divitis，1988 ）。也有人报道过颈内动脉海绵窦瘘和颈外动脉瘘（ Revuelta 等，1993 ），由于这些并发症的存在，当穿刺颊部软组织后，应该只用带有钝性针芯的球囊穿刺装置鞘管进入卵圆孔。

结 论：

经皮穿刺半月节球囊压迫术是治疗三叉神经痛的简单而有效的方法，已经成功地用于临床超过 20 年，因为球囊压迫不会损失介导瞬目反射的有髓神经纤维，尤其适用于 V1 支三叉神经痛的患者。由于球囊压迫无需在半月神经节内定位毁损，因此它对三叉神经多支疼痛的患者最有帮助。对于在选择性射频热凝神经毁损术中沟通困难的患者，球囊压迫术同样有用，一旦术者掌握了手术原则和技巧，那么球囊压迫术操作起来则相对简单。

郭宏川　译

俞文华　校

REFERENCES

Abdennebi B, Bouatta F, Chitti M, Bougatene B. Percutaneous balloon compression of the Gasserian ganglion in trigeminal neuralgia. Long-term results in 150 cases. *Acta Neurochir (Wien)* 1995;136:72–74.

Andre N. Observations pratiques sur les maladies de l'urethre et sur plusieurs faits convulsifs, et la guerison de plusieurs maladies chirurgicales, avec la decomposition d'un remede propre a reprimer la dissolution gangreneuse et cancereuse et a la reparer, … par M. Andre. Texte imprime. Paris: Delaguette; 1756.

Belber CJ, Rak RA. Balloon compression rhizolysis in the surgical management of trigeminal neuralgia. *Neurosurgery* 1987;20:908–913.

Brown JA, Coursaget C, Preul MC, Sangvai D. Mercury water and cauterizing stones: Nicolas Andre and tic douloureux. *J Neurosurg* 1999;90:977–981.

Brown JA, Gouda JJ. Percutaneous balloon compression of the trigeminal nerve. *Neurosurg Clin N Am* 1997;8:53–62.

Brown JA, Hoeflinger B, Long PB, et al. Axon and ganglion cell injury in rabbits after percutaneous trigeminal balloon compression. *Neurosurgery* 1996;38:993–1003; discussion 1004.

Brown JA, McDaniel MD, Weaver MT. Percutaneous trigeminal nerve compression for treatment of trigeminal neuralgia: results in 50 patients. *Neurosurgery* 1993;32:570–573.

Brown JA, Pilitsis JG. Percutaneous balloon compression for the treatment of trigeminal neuralgia: results in 56 patients based on balloon compression pressure monitoring. *Neurosurg Focus* 2005;18:E10.

Brown JA, Preul MC. Percutaneous trigeminal ganglion compression for trigeminal neuralgia. Experience in 22 patients and review of the literature. *J Neurosurg* 1989;70:900–904.

Burchiel KJ. A new classification for facial pain. *Neurosurgery* 2003;53:1164–1166; discussion 6–7.

Connelley TJ. Balloon compression and trigeminal neuralgia. *Med J Aust* 1982;2:119.

Correa CF, Teixeira MJ. Balloon compression of the Gasserian ganglion for the treatment of trigeminal neuralgia. *Stereotact Funct Neurosurg* 1998;71:83–89.

Crawford JVW. Surgery for Pain. In: Walker AE, ed. *A history of neurological surgery*. Baltimore: Williams and Wilkins, 1951.

Cruccu G, Berardelli A, Manfredi M. Afferents for the human corneal reflex. *J Neurol*

1987;234:64.

Devor M, Govrin-Lippmann R, Rappaport ZH. Mechanism of trigeminal neuralgia: an ultrastructural analysis of trigeminal root specimens obtained during microvascular decompression surgery. *J Neurosurg* 2002;96:532–543.

Fiume D, Scarda G, Natali G, Della Valle G. [Percutaneous microcompression of the gasserian ganglion. New treatment for trigeminal neuralgia]. *Riv Neurol* 1985;55:387–391.

Hessen E, Lossius MI, Reinvang I, Gjerstad L. Influence of major antiepileptic drugs on attention, reaction time, and speed of information processing: results from a randomized, double-blind, placebo-controlled withdrawal study of seizure-free epilepsy patients receiving monotherapy. *Epilepsia* 2006;47: 2038–2045.

Lee ST, Chen JF. Percutaneous trigeminal ganglion balloon compression for treatment of trigeminal neuralgia, part II: results related to compression duration. *Surg Neurol* 2003;60:149–153; discussion 153–154.

Lobato RD, Rivas JJ, Sarabia R, Lamas E. Percutaneous microcompression of the gasserian ganglion for trigeminal neuralgia. *J Neurosurg* 1990;72:546–553.

Lopez BC, Hamlyn PJ, Zakrzewska JM. Systematic review of ablative neurosurgical techniques for the treatment of trigeminal neuralgia. *Neurosurgery* 2004;54: 973–982; discussion 82–83.

Love JG, Svien HJ. Results of decompression operation for trigeminal neuralgia. *J Neurosurg* 1954;11:499–504.

Meglio M, Cioni B, Moles A, Visocchi M. Microvascular decompression versus percutaneous procedures for typical trigeminal neuralgia: personal experience. *Stereotact Funct Neurosurg* 1990;54–55:76–79.

Mizuno M, Saito K, Takayasu M, Yoshida J. Percutaneous microcompression of the trigeminal ganglion for elderly patients with trigeminal neuralgia and patients with atypical trigeminal neuralgia. *Neurol Med Chir (Tokyo)* 2000;40: 347–350; discussion 350–351.

Mullan S, Lichtor T. Percutaneous microcompression of the trigeminal ganglion for trigeminal neuralgia. *J Neurosurg* 1983;59:1007–1012.

Mullan S. Percutaneous cordotomy for pain. *Surg Clin North Am* 1966;46:3–12.

Natarajan M. Percutaneous trigeminal ganglion balloon compression: experience in 40 patients. *Neurol India* 2000;48:330–332.

Preul MC, Long PB, Brown JA, et al. Autonomic and histopathological effects of percutaneous trigeminal ganglion compression in the rabbit. *J Neurosurg* 1990;72:933–940.

Revuelta R, Nathal E, Balderrama J, et al. External carotid artery fistula due to microcompression of the gasserian ganglion for relief of trigeminal neuralgia. Case report. *J Neurosurg* 1993;78:499–500.

Shelden CH, Pudenz RH, Freshwater DB, Crue BL. Compression rather than decompression for trigeminal neuralgia. *J Neurosurg* 1955;12:123–126.

Skirving DJ, Dan NG. A 20-year review of percutaneous balloon compression of the trigeminal ganglion. *J Neurosurg* 2001;94:913–917.

Spatz AL, Zakrzewska JM, Kay EJ. Decision analysis of medical and surgical treatments for trigeminal neuralgia: how patient evaluations of benefits and risks affect the utility of treatment decisions. *Pain* 2007;131:302–310.

Spaziante R, Cappabianca P, Peca C, de Divitiis E. Subarachnoid hemorrhage and "normal pressure hydrocephalus": fatal complication of percutaneous microcompression of the gasserian ganglion. Case report. *Neurosurgery* 1988; 22:148–151.

Stookey BRJ, Ransohff J. *Trigeminal neuralgia: It's history and treatment.* Springfield IL: Charles C. Thomas, 1959.

Svien HJ, Love JG. Results of decompression operation for trigeminal neuralgia four years plus after operation. *J Neurosurg* 1959;16:653–655.

Sweet WH, Wepsic JG. Controlled thermocoagulation of trigeminal ganglion and rootlets for differential destruction of pain fibers. 1. Trigeminal neuralgia. *J Neurosurg* 1974;40:143–156.

Taarnhoj P. Decompression of the trigeminal root and the posterior part of the ganglion as treatment in trigeminal neuralgia; preliminary communication. *J Neurosurg* 1952;9:288–290.

Urculo E, Alfaro R, Arrazola M, et al. Trochlear nerve palsy after repeated percutaneous balloon compression for recurrent trigeminal neuralgia: case report and pathogenic considerations. *Neurosurgery* 2004;54:505–508; discussion 508–509.

Zanusso M, Colombo F. Percutaneous microcompression for trigeminal neuralgia. *J Neurosurg* 1990;73:804–805.

第13章
立体定向放射外科

Mark E. Linskey

立体定向放射治疗（SR）与射频热凝（RFL）、甘油神经阻滞（GR）以及经皮球囊压迫（BC）一起，是典型三叉神经痛最为常用的四大姑息性治疗手段（Mathews MS 等，出版中；Zakrzewska JM 等，2008；Zakrzewska JM 等，2009）。姑息性治疗手段并非治疗引起症状的病因（血管压迫），其目的是通过部分性毁损三叉神经节和神经根来缓解症状。本质上，是以对三叉神经有目的的次全破坏作为代价来缓解症状。在这所有的 4 个治疗手段中，医生都是通过可控、部分的毁损手段来破坏三叉神经根或者神经节。射频热凝是通过电极热凝毁损，甘油神经阻滞是通过乙醇（甘油）化学毁损，球囊压迫是将神经压到尖锐的硬膜反折或颅骨上达到机械毁损，而立体定向放射治疗则是用单次高剂量的聚焦放射来毁损（Zakrzewska 和 Linskey，2008）。

定义和技术

根据美国神经外科医师协会（AANS），神经外科医师协会（CNS）和美国放射治疗学及肿瘤学学会（ASTRO）一致通过的定义（Barnett 等，2007）：立体定向放射外科是一门独特的学科，对于某些特定的患者，利用外部产生的电离辐射来灭活或祛除脑和脊髓中的预定靶点，而不需要通过手术切口。靶点的确定通过高分辨立体定向影像系统来完成。为了确保患者的医疗质量，整个过程需要包含神经外科医生、放射肿瘤科医生和内科医生的多学科团队。

利用刚性连接的立体定向引导装置以及其他固定技术和 / 或一个立体定向图像引导系统，立体定向放射治疗可以在一个疗程内完成，也可分次完成，但最多为 5 个疗程。

立体定向放射治疗需要的技术设备包括直线加速器、粒子束加速器、多源钴钴 60 装置。各种设备可结合机器人和实时成像来提高精度。

在三叉神经痛立体定向放射治疗（TN SR）的功能毁损手术中，治疗过程为大剂量单个疗程，以达到正常组织损伤效果的最大化。到目前为止，TN SR 最常用的技术是伽马刀（Hakanson S、Leksell L.，1977）（GK；Elekta AB, Stockholm）照射系统。通过 γ 刀，201-钴钴 60 源（older U，B，and C units），或者 192- 钴钴 60 源（newer Perfexion unit）瞄准在通过立体定向标定的 4mm 直径焦点（等中心点）上。目前在少数情况下，通过各种旋转直线加速器（LINAC）设备（Chen, 2004 、2008；De Salles 等，2008；Gorgulho 和 De Salles，2006；Gorghulo 等，2006；Pusztaszeri 等，2007；Rahimian 等，2004），旋转直线加速技术已经被用来瞄准照射 5mm 的局灶靶点。在同样的少数情况下，已经通过射波刀，用机器人静态调强技术（Accuray，Sunnyvale, California），以等中心的方式，甚至最近的非等中心体的方式来治疗三叉神经痛的患者（Adler 等，2009；Fariselli 等，2009；Lim 等，2005；Patil 等，2007；Romanelli 等，2003；Tarricone 等，2008；Villavicencio 等，2008）。到目前为止，粒子束 SR 技术尚未应用于三叉神经痛。

历　史

射频热凝治疗是目前 4 种常用的姑息性治疗手段中最古老的一种，由 Sweet 在 20 世纪 60 年代末期开发（Sweet 和 Wepsic，1970）。

甘油神经阻滞是由 Hkanson 在 20 世纪 70 年代末期开发，在 1981 年报道的（Hkanson，1981）。球囊压迫是由 Mullan 在 20 世纪 80 年代早期开发的，发表于 1983 年（Mullan 和 Lichtor，1983）。

1951 年，在所有上述治疗（Leksell，1951）之前，Lars Leksell 就已经构想了立体定向治疗。然而，直到 1967 年，他才开发、完善了伽马刀照射系统，并在 1967 年治疗第一例患者（Linskey 和 Kuo，出版中）。三叉神经痛是最早考虑的应用之一，伽马刀立体定向治疗（GKSR）的第一个报道见于 1971 年（Leksell，1971）。三叉神经史上最奇妙的一段历史就是 20 世纪 70 年代甘油神经阻滞的偶然发现。在 GKSR 过程中，为开发出能让三叉神经节获得靶向标记的技术（Hkanson S 等，1977），将甘油作为溶剂把钽粉携带入三叉神经池，这样神经节就会因钽粉而在 X 线下显影定位。结果患者在立体定向治疗之前疼痛就消失了。随后，甘油神经阻滞在卡罗林斯卡研究所就代替了立体定向治疗。直到精确标定问题在后磁共振时代被解决，神经节前的三叉神经根可以被精确定位后，GKSR 才重返历史舞台。

高清容量核磁的发展成为重新评估立体定向放射治疗作为一种三叉神经痛治疗方式的重要里程碑，它可以使三叉神经直接可视化，并且在三维空间里直接被标定。该标定技术同样允许治疗靶点移动到三叉神经节后的三叉神经根上。由于这项进步，评价 GKSR 治疗三叉神经痛的多中心初步临床研究在 20 世纪 90 年代初期被启动，其结果于 1996 年被报道（Kondziolka 等，1996）。这一标志性的研究展示出非常令人鼓舞的结果，三叉神经痛的 GKSR 在其后的 10 年里急剧增长（图 13.1）。在 2006 年，仅从全世界 80% 伽马刀中心的数据来看，全世界范围内就有超过 25000 位三叉神经痛患者接受该治疗，年治疗量超过 4000 例（http://www.elekta.com/assets/gamma_knife_surgery/pdfs/ww06_us.pdf）。到 2006 年年末，GKSR 的年治疗量超过了所有手术的治疗总量。

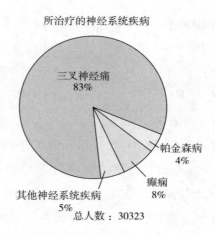

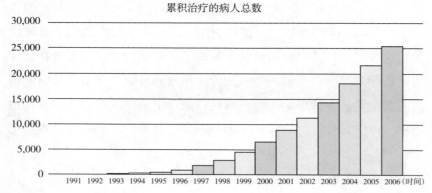

图 13.1　1991—2006 年间三叉神经痛伽马刀立体定向治疗（GKSR）上升趋势图

仅包含 80% 的运行伽马刀报告，在 2006 年年末的时候，每年就有超过 4000 例患者接受治疗。http://www.elekta.com/assets/gamma_knife_surgery/pdfs/ww06_us.pdf

技术

GKSR 过程：在局麻下，将 Leksell-G 型立体定向仪（Elekta AB, Stockholm）经皮四点固定于患者头部（图 13.2），通过连接于 MR 立体定向仪的坐标系，获取患者增强、容量、薄扫的 MRI 定位

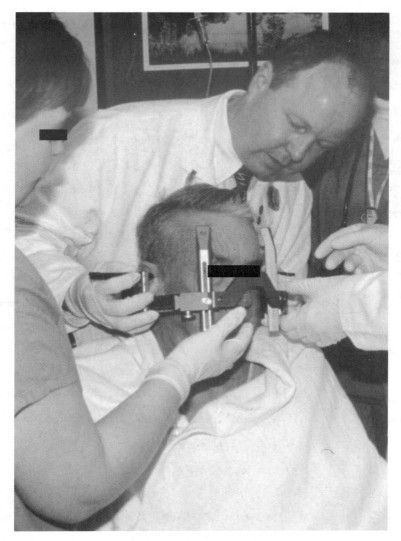

图 13.2　一位三叉神经痛的患者在伽马刀
立体定向治疗前，在局麻下安放 Leksell-G 型立
体定向仪

数据。对于安装了起搏器的患者，可以用 CT 脑池显影来标记靶点
（图 13.3）。患者颅内的任何位点均可在三维空间里通过坐标系的 X、
Y、Z 轴来精确定位。

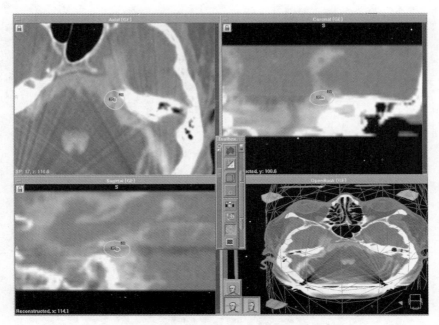

图 13.3   携带心脏起搏器三叉神经痛患者的 CT 脑池显影，用来标记三叉神经根以进行立体定向放射治疗

　　一旦定位数据在计算机定位工作站中重建出来，Leksell Gamm Plan 软件就可以用来设定三叉神经根部直接予以 4mm 等中心点的最大剂量，并且在所有 3 个层面中进行验证。在我的操作中，我通常有意让等中心点尽可能地接近脑干表面，同时保持脑干表面的最大照射剂量不超过 16Gy。根据三叉神经根脑池段的长度和离开脑干的角度不同，大概有 50% 的病例需要自定义源 – 遮挡图案，来个性化地描绘出脑干表面放射梯度的倾斜度和角度（图 13.4 和图 13.5）。对于典型三叉神经痛的患者，我们使用的最大剂量是 80Gy。对于一些存在不典型特征或伴多发硬化的患者，我们用 90Gy 作为最大照射剂量。

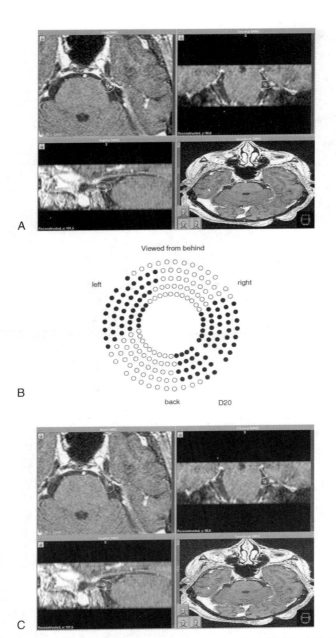

图 13.4　磁共振立体定向标记三叉神经根：未遮挡的方案（A）；个体化的等中心遮挡图案（B）；通过伽马刀 B- 系统，用光束遮挡方案产生的个体化立体定向放射治疗方案（C）。

最大剂量为 80Gy 和被设定沿脑干走行的 20％，即 16Gy 等中心线。

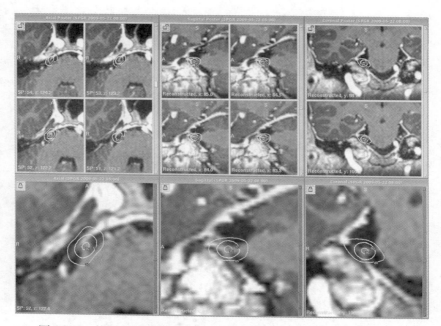

图 13.5　核磁共振立体定向标记三叉神经根范例：在一个 Perfexion 伽马刀系统中用两个扇形阻挡区形成的个体化立体定向治疗方案治疗一个患者

最大剂量 80Gy 和被设定沿脑干走行的 20%，即 16Gy 等中心线。

　　一旦计划制订完成，患者连同固定好的立体定向头架一起躺在伽马设备治疗床上（图 13.6）。对于 U–、B– 以及一些 C– 设备，对接是在等中心坐标中完成。对于 4C– 和 Perfexion 设备，床可自动移动到正确的坐标位置。对于 U–，B–，C– 设备，4mm 准直器在与患者对接前需事先选好并放置到位，任何围绕对象的设定和检查都是手动的。对于 Perfexion 设备，准直器的大小和所有扇形聚焦区域都是机控设备通过自动转换开关自动完成的。依据聚焦区域的形式和钴 60 的寿命，治疗时间从 20 ~ 90min 不等。患者在照射治疗设备中接受治疗是一个无痛的过程。治疗结束后，将患者移出设备，去除立体定向仪，头钉位置包扎处理，短时间观察以后患者即可送回家。整个过程在门诊完成。

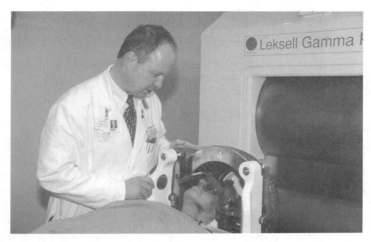

图 13.6 一位患者置于伽马刀 B- 系统的治疗框架内，将定向仪设置于合适坐标，4mm 准直器已经到位，准备进行三叉神经痛的伽马刀立体定向治疗

结　果

GKSR 的治疗结果已经通过全世界诸多伽马刀中心的数千例病例资料所报告和确认。表 13.1 为 14 个病例组共包括 1295 例患者的结果汇编，通过充足的病例数量，长时间的随访，以及治疗结果的资料，来提取和比较治疗结果（Brisman，2000、2007；Brisman 和 Mooij，2000；Dellaretti 等，2008；Huang 等，2008；Knafo，Kenny 和 Mathieu，2009；Kondziolka 等，1996；Linskey、Ratanatharathorn 和 Penagaricano，2008；Longhi 等，2007；Maesawa 等，2001；Nicol 等，2000；Pollo ck，2002；Pollock，2005；Regis 等，2006；Rogers 等，2000；Young、Vermulen 和 Posewitz，1998）。

症状缓解需要的时间

患者需要被告知：GKSR 不会立即生效。因为放射诱导病灶的形成和稳定需要时间。在我的病例组中，疼痛缓解的中位时间是 4 周（平均 7.5 周，从 1 周到 6 个月不等）（Linskey 等，2008）。我们通常会让患者继续术前用药，直到疼痛缓解，在 SR 之后的 3 和 6 个月对患者进行评估。如果他们的疼痛缓解了，就可以在数周内逐渐停药。在没到术后 6 个月之前，我们不会认为 GKSR 治疗失败。

治疗成功的定义和疼痛的缓解率

GKSR 治疗成功率的高低取决于对成功的不同定义。在三叉神经痛新型药物的临床实验中，治疗成功的定义是指症状改善大于 50% 或更多。在另一方面，在外科临床实验中，如显微血管减压，成功的金标准则是疼痛症状的完全缓解，而且不再需要药物治疗。如表 13.1 所述，SR 治疗成功的定义是一个比较宽泛的范围（部分缓解，缓解 50% 及以上，缓解 75% 及以上，缓解 90% 及以上，完全缓解但需药物治疗，完全缓解不需药物治疗）。

如果用最严格的定义，即疼痛完全缓解且完全脱离药物治疗，那从表 13.1 中我们可以明确平均 49% 的患者达到了这一目的（24%～66.7%），平均随访时间为 2 年（0.08～7.25 年）。而另一方面，如果采用 50% 或更多症状缓解作为标准，相同的随访时间内，GKSR 可达平均 81.8% 的成功率（69.1%～95.2%）。

然而不幸的是，随着时间的推移 GKSR 的治疗结果并不稳定，且会逐渐变差。在一篇质疑三叉神经痛治疗文献的文章中，Zakrzewska 和 Lopez 强调独立评估疼痛缓解结果的必要性，以及精算寿命表法的重要性（Zakrzewska 和 Lopez，2003）。后者在由于血管压迫未被处理而有稳定复发率的典型三叉神经痛的姑息性破坏治疗中尤为重要。在 2003 年末，Zakrzewska 和 Lopez 继续利用文献做了一个三叉神经痛 SR 的包含寿命表法的 meta 分析（Lopez、Hamlyn 和 Zakrzewska，2004a、2004b），尽管只有 3 个研究符合标准，结果却是重要的。以完全缓解伴或不伴药物治疗（这一标准低于完全缓解且不需任何治疗）为例，GKSR 的治疗成功率在第 1 年为 66%，第 2 年下降到 59%，第 3 年为 56%（Lopez 等，2004a）。

表 13.1 采用伽马立体定向治疗三叉神经痛并发症的部分文献列表

医疗机构	年份	病人数量	治疗剂量（Gy）	随诊期限（范围）	无痛且无需服药	明显改善 +/ 药物（阈值标准）
Universite de Sherbrooke, Canada (Knafo2009)	2009	67	80	6月	34.3%	32.6% 无痛 77.6%(≥ 50% 无痛)
University of Arkansas, USA (Linskey 2008)	2008	44	80*	2.9 年 (.17-6.9 年)	45.5%	68.2%(≥ 75% 无痛) 86.4%(≥ 50% 无痛)
Chun-Shan Medical University, Taiwan (Huang 2008)	2008	89	79 (60-90)	5 年 (2.7-7.25 年)	56%	62%（明显改善 +/- 药物）69.8%(≥ 50% 无痛)
Santa Casa Hospital, Brazil (Dellaretti 2008)	2008	76	85.1 (75-90)	1.7 年 (0.5-3.5 年)	没有报道	62%（明显改善 +/- 药物 at 3 years,actuarial）
Verona University Hospital, Italy (Londhi 2007)	2007	160	(75-95Gy)	3.1 年 (0.5-12 年)	61%	89%（明显改善 +/- 药物）
Timone University Hospital, France (Regis 2006)	2006	100	85 (70-90)	1 年 (1 年)	58%	83%（明显改善 +/- 药物）
Columbia University, USA (Brisman 2006)	2006	61	75	1.5 年 (.25-2.5 年)	24%	48%(≥ 90% 明显改善 +/- 药物)
Mayo Clinic, USA (Pollock 2002)	2002	117	80-90	2.2 年 (.08-4 年)	59%	75%（ ≥ 50% 无痛 ）
University of Pittsburgh, USA (Maeswawa 2001)	2001	220	60-90	2.0 年 (0.5-6.5 年)	40%	69.1%（ ≥ 50% 无痛 ）
Columbia University, USA (Brisman 2000)	2000	105	75	6 月 (0.5-1 年)	没有报道	80-81.1%（ ≥ 50% 无痛 ）
Barrows Neurological Institute, USA (Rogers 2000)	2000	54	70-80	1 年 (.25-2 年)	35%	89%（部分缓解）
University of Kentucky, USA (Nicol 2000)	2000	42	90	1.2 年 (.17-2.5 年)	66.7%	95.2%（ ≥ 50% 无痛 ）
Northwest Neuroscience Institute, USA (Young 1998)	1998	110	70-80	1.7 年 (.33-4.1 年)	54%	88.2%（ ≥ 50% 无痛 ）
MUlti-Institution GK Study, USA (Kondziolka 1996)	1996	50	60-90	1.5 年 (.72-3 年)	58%	94%（ ≥ 50% 无痛 ）

44 例患者中，42 例的治疗剂量为 80Gy，另外 2 例为 90Gy。

刚开始，76% 的患者疼痛完全缓解而且无需药物。然而，疼痛缓解 ≥ 50% 的 88.2% 患者，在随访过程中 34% 的患者出现复发。这个比例可能在完全缓解和部分缓解的患者中同样存在，在随访节点，累积的疼痛完全缓解且无需药物的比例为 54%。

疼痛完全缓解，是否还需要药物没有区分。

在我们的研究中，用最严格的疼痛缓解标准，即疼痛完全缓解且无需任何药物治疗的标准，GKSR 的治疗初始成功率为 78%，治疗后第 1 年为 66%，第 2 年为 50%，第 3 年为 33%（图 13.7）。如果我们把标准放宽到 75% 缓解率，GKSR 的初始成功率为 96%，治疗后第 1 年为 83%，第 2 年为 72%，第 3 年为 62%。如果再把标准放宽到 50% 缓解率，GKSR 的初始成功率达到了 100%，治疗后第 1 年为 98%，第 2 年为 92%，第 3 年为 88%（Linskey 等，2008）。

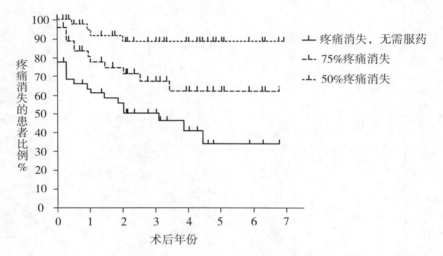

图 13.7　Kaplan-Meier 寿命表分析，描绘三叉神经痛伽马刀立体定向手术后用 3 种不同终点标准定义的疼痛控制率

所有 3 条曲线都是从同一个前瞻性对照研究中得出的，但是这 3 条曲线分别采用了不同的疼痛控制结果评估标准。最上面的曲线描绘 ≥50% 的疼痛缓解率，在术后即刻、1 年、2 年和 3 年分别是 100%、98%、92% 和 88%；中间的曲线描绘 >75% 的疼痛缓解率，在术后即刻、1 年、2 年和 3 年分别是 96%、83%、72% 和 62%；最下面的曲线描绘的是疼痛完全缓解无需任何治疗的缓解率，在术后即刻、1 年、2 年和 3 年分别是 78%、66%、50% 和 33%。数据来自文献（Linskey ME, Ratanatharathorn V, Penagaricano J. A prospective cohortstudy of microvascular decompression and Gamma Knife surgery in patients withtrigeminal neuralgia. J Neurosurg 2008；109：160 - 172）

很明显，对于判断终点的定义以及 SR 后什么时间评估对于评价 SR 结果至关重要。很多 SR 中心的网页在宣传中仅仅采用了不严谨的成功率，数字通常默认的是 50% 或以上的疼痛缓解结果。夸大其词的高达 80% ~ 95% 的成功率是相当有吸引力的，对患者也是有迷惑性的。很不幸的，在我们与来中心做第二次治疗的患者讨论治疗决策的过程时，他们在其他地方获得了夸大其词的 SR 治疗成功率的数据。在患者咨询和术前教育方面，我们有很多需要改进的地方。

并发症

在我们的 GKSR 病例组中（Linskey 等，2008），没有致死和严重致残病例。一位患者在 GKSR 后当晚有短暂的头痛和继发性短暂恶心，后来得到了缓解。颅神经的症状仅仅局限于三叉神经。4 位患者（9.1%）经历了短暂的面部感觉异常，2 ~ 6 个月后完全缓解。3 位患者（6.8%）经历了永久性的新发面部轻微感觉异常或麻木。一位患者（2.3%）经历了更为严重的永久性面部麻木。因此，出现三叉神经并发症的概率为 18.8%，其中永久性并发症的概率为 9.1%，严重的永久性三叉神经并发症的概率为 2.3%。无三叉神经运动功能的减弱或痛性麻木。GKSR 后出现三叉神经并发症的平均时间为术后 3.8 个月（范围：1 天到 9 个月；标准差：2.8 个月）。

我们的结果与大多数 GKSR 中心的报道结果相似，即最大剂量 90Gy 或更少（新的 4mm 准直器输出因子）和一个等中心治疗，永久性轻微三叉神经麻木的概率低于 10%，而永久性重度麻木的概率低于 5%（Brisman，2000、2007；Brisman 和 Mooij，2000；Dellarettti 等，2008；Huang 等，2008；Knafo 等，2009；Kondziolka 等，1996；Linskey 等，2008；Longhi 等，2007；Maesawa 等，2001；Nicol 等，2000；Pollock 等，2002、2005；Regis 等，2006；Rogers 等，2000；Young 等，1998）。与流行的观念相反，在 GKSR 治疗后可以产生角膜溃疡和痛性麻木；然而，这些情况与 100Gy 或更大的照射剂量（≥ 90 Gy，旧的 4mm 准直器输出因子）

以及反复的 GKSK 相关（Pollock 等，2001、2005）。还有一个 GKSR 病例，在后续的后颅窝探查中，发现了临近血管潜在的动脉粥样硬化改变（Maher 和 Pollock，2000）。这一现象还未得到业内其他人证实。

其他经皮的姑息性破坏手段，如 REL、GR 和 BC，在毁损病灶形成过程中经常出现三叉神经运动根减弱和自主反射效应（心动过缓、心动过速、低血压、高血压和 / 或心率不齐）（这种改变对有心脏疾病的老年人可能是危险的），在偶尔的情况下，在经皮过程中也可以见到脑膜炎、蛛网膜下腔出血或颈动脉海绵窦瘘，而上述症状在 GKSR 中则未见报道。

尽管理论上，放射线暴露包括 SR 可能会诱导肿瘤的产生（Loeffler、Niemierko 和 Chapman，2003；McIver 和 Pollock，2004），但是 GKSR 治疗三叉神经痛的病例中还没有见到过类似报道。

失败、复发和再治疗

如果应用 50% 以上的症状缓解率作为标准，几乎所有的患者最初对 GKSR 都会有反应。然而，如果采用最严的标准——疼痛完全缓解且无需任何药物治疗，我们的病例中有 12% 的患者无论何时 GKSR 都没有效果（Linskey 等，2008）。此外，由于 GKSR 后，和其他的所有姑息性破坏手段一样，疼痛缓解是随着时间的延长而逐渐恶化的，这样一来，复发率就与 SR 后的评价的时间点息息相关，而且复发率随着时间的延长而增加。如果去除完全对 SR 无反应的病例，我们在 GKSR 成功（疼痛完全缓解且脱离任何药物治疗）后，1年、2 年和 3 年复发率分别为 12%、28% 和 45%。如果我们采用最宽松的 50% 及以上症状缓解作为标准，术后 1 年、2 年和 3 年复发率分别为 2%、8% 和 12%。由于患者对于再治疗的感知和理解的不同，在治疗后的 3 年内，任何地方都有 12% ~ 45% GKSR 初始治疗成功的患者选择某种方式进行再治疗，而不是继续以他们现在的状态生活。我们的主观感觉这个数字在术后 3 ~ 5 年大概为 25%。

GKSR 后再次治疗将带来更大的面部麻木、角膜溃疡和痛性麻木的风险（Gellner 等，2008；Pollock 等，2005）。在我们中心，初次 GKSR 后至少要等待 12 个月才考虑第 2 次治疗，以让神经最大限度地达到生物学恢复。考虑到放射剂量随时间延长存在累积效应，再次 GKSR 要采用更低的剂量。如果在初次 SR 以后的 5 年内再次治疗，我们通常给予的最大照射剂量是 60Gy。如果间隔的时间更长，则可考虑采取更高的剂量。

患者满意度

三叉神经痛 GKSR 从患者期待的角度来看最主要的缺点就是治疗效应的延时，需要患者和医生在 SR 以后继续以前的治疗措施，直到效果出现。从另一方面来看，门诊就能完成和微创的特点，让患者避免了经皮卵圆孔穿刺，对患者会非常有吸引力。

我们研究（Linskey 等，2008），进行了治疗后 5 ~ 8 年的患者满意度调查的前瞻性队列研究。在每个时期我们问两个基本问题：第一，患者对治疗过程满意吗？如果患者再次遇到相似的问题，还会做相同的选择吗？第二，如果亲友遇上相同问题，他们会推荐 GKSR 吗？这两个问题在 GKSR 患者中回答"是"，在第 5 年为 100%，但在第 8 年降为 75%。这是由于，GKSR 作为治疗手段患者一开始会非常满意，但是这个满意度的下降是与疼痛失去控制相平行的。相似的满意度下降并没有在显微血管减压的患者中出现，8 年以后两个问题回答"是"的同样是 100%。到最后，患者的满意度受疗效的影响超过了外科创伤的程度和需要住院治疗的不便（Linskey 等，2008）。

与其他姑息性破坏手段的比较

经皮手段可以提供更快的疼痛缓解。均衡的多模态三叉神经痛治疗方式的主要指征是针对不能或者不愿选择显微血管减压而又极端的疼痛，对于姑息性破坏治疗也还存在着空间的患者。在我们中心，姑息性破坏手段的主要角色是 GR，在增强脑池显影不理想的情况下，则会转而选择 RFL。幸运的是，绝大多数患者能通过抗癫痫药部分控制症状，以赢得 GKSR 病灶稳定和生效的时间。

GKSR 之所以能够成为目前最被患者广泛接受的姑息性破坏手段，主要有以下几个因素：①麻木、不适的感觉减退及暴露性角膜炎发生的概率更低；②运动根受损的概率更低；③无需经皮穿刺；④避免了卵圆孔穿刺和毁损病灶形成过程中的脉冲式麻醉；⑤避免了毁损病灶形成过程中经常出现的反射性的自主神经症状（心动过速、心动过缓、高血压、低血压和 / 或心律不齐），这些症状对于有心脏病史的老年患者会非常危险；⑥避免了一些相对较少的风险：脑膜炎、蛛网膜下腔出血或者颈内动脉海绵窦瘘，这些并发症偶见于经皮穿刺过程；⑦相对其他姑息性破坏手段而言，GKSR 相对其他技术较新较先进。在我们中心，GKSR 从 1999 年开始替代 GR 成为三叉神经痛多模态治疗选项中的首要选择。

与显微血管减压相比较

截至目前，连同我们的报告，共有 3 篇文献比较了由同一个外科医生完成显微血管减压和 GKSR 治疗三叉神经痛的结果（Pollock等，2005；Brisman，2007；Linskey 等，2008）。其中，一篇是回顾性研究（Pollock 等，2005），另外两篇是前瞻性队列研究（Brisman，2007；Linskey 等，2008）。后两篇研究构成了循证医学 2 级证据，而第一篇研究则为 3 级证据（Linskey，2006）。

Pollock 回顾性地总结了他在 5 年时间里，77 位 70 岁以下的患者的治疗经验。其中 49 位患者接受了显微血管减压治疗，28 位接受了 GKSR（Pollock 等，2005）。在 2.15 年的平均随访时间中，实际的疼痛缓解率在第 1 年和第 3 年，MVD 分别是 75% 和 72%，而 GKSR 分别是 59% 和 59%（$P = 0.01$）。Brisman 做了一个前瞻性队列研究来比较 MVD 和 GKSR（24 个 MVD 和 61 个 GKSR）。在比较短的临床随访时间里，他报道了在 12 个和 18 个月时，MVD 的疼痛缓解率分别为 68% 和 68%，GKSR 缓解率分别为 58% 和 24%。这一结果显示差异没有统计学意义（P =0.89），而且 MVD 的成功率异常低（68%，相对大多数大宗 MVD 病例 75% ~ 80% 的平均缓解率而言），GKSR 的治疗剂量同样也非常的低（75Gy），相应的疼痛缓解率也比较低（24%，对比表 13.1 中的 49%）。

我们的研究是迄今为止规模最大、随访时间最长的前瞻性队列研究。达到无痛状态的结果是有显著性差异的（P =0.0002）（图 13.8），GKSR 和 MVD 相比，术后 5 年疼痛复发的相对风险是 3.35。按循证医学的标准（Linskey，2006），在显示 MVD 相对 GKSR 而言治疗典型三叉神经痛的优越性方面，该研究属于 2 级证据。GKSR 采用不同的终点标准来和 MVD 比较是虚伪的。然而，即使是 MVD 的终点采用疼痛完全缓解无需任何药物治疗的标准，而 GKSR 采用 75% 以上症状缓解的标准（图 13.9），趋势仍然强烈地偏向于 MVD

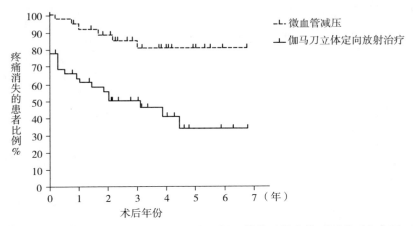

图 13.8　Kaplan-Meier 寿命表分析，描绘显微血管减压术后与伽马刀立体定向放射治疗术后症状完全缓解且无需任何治疗的对比

术后任何时候评价，MVD 明显能提供更好的疼痛缓解率（P = 0.0002）。数据来自文献（Linskey ME，Ratanatharathorn V，Penagaricano J. A prospective cohortstudy of microvascular decompression and Gamma Knife surgery in patients withtrigeminal neuralgia. J Neurosurg，2008；109：160 - 172）。

（P =0.0892）。直到 GKSR 采用 50% 以上的症状缓解的标准来和 MVD 采用疼痛完全缓解且无需任何药物治疗的标准相比的时候，结果才会持平（图 13.9）

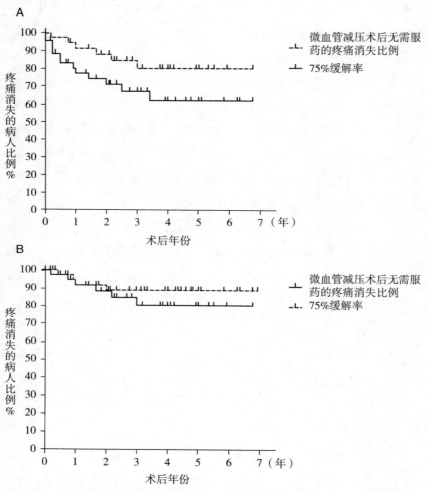

图 13.9　Kaplan-Meier 生命表分析，按不同的伽马刀立体定向治疗标准同显微血管减压术的对比图

　　A. MVD 术后，疼痛完全缓解且无需任何药物治疗的概率和伽马刀术后 75% 疼痛缓解率作对比，在这项不对称的对比中，数据明显显示 MVD 更优，但没有达到统计学差异（P =0.0892）。B. 只有当 MVD 术后，疼痛完全缓解且无需任何药物治疗的概率同伽马刀 50% 及以上的缓解率对比时，数据才表现为均衡、等价的。

在理解和对比三叉神经痛不同外科治疗结果的时候，仔细地梳理终点的定义是有必要的。最客观可证和最渴望、最纯粹的终点是疼痛完全缓解且无需任何药物治疗。然而，如果仅需小剂量的药物而没有任何不良反应就能完全缓解疼痛，很多患者可能会完全满意。不完全的症状缓解很难客观量化，对于医生评价疗效可能有意义外，对患者的意义并不大。如果"好"结果的阈值是"50% 或以上的疼痛缓解需或不需药物治疗"，从患者的角度讲是无足轻重的。事实上，我们中心有几个 GKSR 的患者，治疗后即刻达到了疼痛完全缓解且无需药物治疗的状态，但是有轻微的复发，表现为 80% ~ 90% 的疼痛缓解且需要药物治疗。当这样的结果被所有 GKSR 文献都解读为疗效"好"的时候，这些患者实际上倾向于接受二次 GKSR 手术以重返疼痛完全缓解且无需药物治疗的状态。

成本效益问题

尽管对三叉神经痛患者而言，SR 非常有吸引力，也非常受欢迎，但是相对于其他同样有效但技术含量较低的姑息性破坏手段而言，昂贵的 SR 技术在治疗三叉神经痛方面还是值得关切的。如果考虑到三叉神经痛在接受 GKSR 和 MVD 后随时间推移的不同预后以及 GKSR 后更多地需要反复接受 GKSR 治疗的状况，我们采用"总体治疗费用/生存质量校正后的无痛年"来评估 GKSR 和 MVD 的相对成本，就更值得关切。

这方面最好的研究来自梅奥诊所的 Pollock 和 Ecker（Pollock 等，2005）。他们在 2004 年对接受 GR、MVD 和 GKSR 治疗的三叉神经痛患者进行了成本效益分析，共 126 个患者（51 GR，33 MVD，69 GKSR），生存质量校正后的无痛年平均费用分别为 6342 美元、8174 美元和 8269 美元。结果显示了在平均随访时间仅 20.6 个月的时长中，GR 的成本效益要低于 GKSR，GKSR 和 MVD 在不到 2 年的平均随访时间里是相近的，但是考虑到可以预测的姑息性破坏手段疼痛复发问题，我们都想知道初次治疗 5 ~ 10 年后结果到底如何。

直线加速器数据

现有资料证明 GKSR 治疗三叉神经痛是有效的。但我们以此推测应用到另一项技术时必须谨慎小心，即：在健康组织一个很小的靶点上构建小的毁损病灶方面，直线加速器立体定向放射治疗技术可以和 GKSR 取得相同的效果。尽管大致相同能量的光子（无论是 γ 射线还是 X 射线）在构建病灶时可以取得相同的电势，但实际应用时还要求有相同的靶向和聚焦。最后，相同的结论必须通过数据来证明和确认二者有相同的治疗结果和并发症发生率。

不幸的是，截至 2008 年 12 月 1 日，尽管在 Medline 数据库中已经有 236 篇关于 GKSR 治疗三叉神经痛的文献，但同一时期只有 22 篇直线加速器的文章（图 13.10）。如果将这些文章进一步分类来评估每一种直线加速器技术，如射波刀、诺力刀（Brain LAB AG, Feldkirchen, Germany）、X 刀（Integra Radionics, Burlington, Massachusetts）、Varian

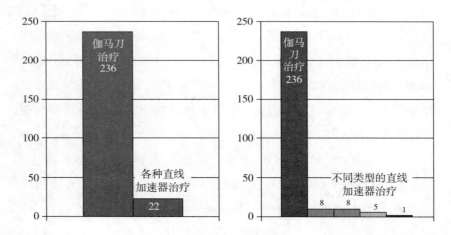

图 13.10　Medline 罗列出来的关于三叉神经痛立体定向放射治疗的文献清单（截至 2008 年 12 月 31 日）

A. GKSR 与所有直线加速器文献数量的对比。B. GKSR 与按直线加速器具体技术细分的文献数的对比。

Trilogy 直线加速器（Brain LAB AG, Feldkirchen, Germany）或者其他系统，那么这些文献的数字就会全部成为个位数。

现有的直线加速器立体定向放射治疗三叉神经痛的有限的数据表明，与 GKSR 相比，可以达到相似的疼痛缓解结果（Adler，2009；Broggi、Ferroli 和 Franzini，2008；Chen 等，2004、2008；De Salles 等，2008；Deinsberger 和 Tidstrand，2005；Fariselli 等，2009；Gerbi、Higgins、Cho 和 Hall，2004；Gorgulho 和 DeSalles，2006；Gorgulho 等，2006；Goss 等，2003；Kubicek 等，2005；Lim 等，2005；Pagni、Fariselli 和 Zeme，2008；Patil 等，2007；Pusztaszeri 等，2007；Rahimian 等，2004；Richards 等，2005；Romanelli 等，2003；Stern 等，2008；Tarricone 等，2008；Villavicencio 等，2008）。但不幸的是，其永久性三叉神经麻木发生的概率超过了 GKSR，有的病例组甚至达到 47%（Villavicencio，2008）。麻木风险如此之高的具体原因尚不明确。然而，两个观察性研究可能提供一些线索。

第一篇文献指出，三叉神经痛 GKSR 后神经影像显示诱发的局灶性破坏按神经影像标准仅局限于神经根本身（Alberico、Fensternmaker 和 Lobel，2001），而诺力刀治疗的三叉神经痛术后影像显示 MR 的增强信号和高 T2 信号在三叉神经的水平延伸到了脑桥内（Gorgulho 等，2006）。在我所在的南加州，在曾经接受过射波刀治疗的三叉神经痛病例中，我们也看到了有类似神经影像学改变的个体病例。我们期待更多的关于三叉神经痛直线加速器立体定向治疗后影像改变及其与三叉神经麻木概率关系的分析和报道。

第二篇报道与第一篇不同，是讨论利用射波刀，从等中心治疗到非等中心治疗三叉神经痛，后者尚处于探索阶段（Adler 等，2009；Romanelli 等，2003；Villavicencio 等，2008）。作为一种静态调强技术而不是旋转技术，射波刀被用来以较低的最大剂量处理更大的三叉神经根体积。必须通过经验来计算剂量 – 容积功能来决定产生的是治疗效应还是毒理效应。考虑到报道的麻木概率非常高

（Villavicencio 等，2008），似乎之前运用这项技术既包含了很大的神经根容积，也运用了与容积对应的很高的剂量。据我们所知这项技术尚在继续改进，现在，4 ~ 6mm 的神经根用 58Gy 作为平均边缘剂量来标记（Adler 等，2009；Fariselli 等，2009）。此技术最后定型以及远期效果目前尚不得而知。

注　意

向患有典型三叉神经痛的年轻健康患者推荐 GKSR 作为初始治疗时必须谨慎考虑并且保证知情同意。在其他地方就诊后，在我们的诊所经常听到的既往误导包括"初始治疗采用最微创的方式，如果失败了再采用风险更大的治疗是没有坏处的"，和"如果 GKSR 没有生效，可以重复再做，你不会有任何损失"。这两个论调都是有迷惑性的，对患者有很强的暗示作用。

其一，必须明白患病时间是 MVD 是否成功的一个非常重要的因素。Jannetta 观察到患病 8 年以上再采取 MVD 手术，效果就会明显地下降（Barker 等，1996）。Burchiel 的结果进一步证实和扩大了这一结论，即患病时长只要超过 3 年，手术效果就会出现有统计学意义的下降（Burchiel 等，发表在 *Western Neurosurgical Society*，September，2007，和 *Congress of Neurological Surgeons*，September，2007）。

其二，大型三叉神经痛的研究都明确显示，如果 MVD 之前曾接受姑息性破坏性治疗，MVD 的结果会明显变差（Barker 等，1996）。看起来似乎三叉系统的结构损伤，无论是新发的病理改变，如多发硬化斑块或腔隙性脑梗死，还是姑息性破坏治疗产生的医源性的三叉神经病变等，不论后续尝试什么治疗措施都将使患者后续的结果更遭。必须清楚地认识到，患者不可能更年轻，不可能会有更好的麻醉条件，将来采取积极手段以后的疗效也不会比现在就采取手段的疗效更好。

结　论

GKSR 是对三叉神经痛患者有帮助的一个安全、重要和有效的手段，在 4 种姑息性破坏手段中最微创（GKSR，GR，RFL 和 BC）。4 种手段中，它在能达到相同早期效果的同时，导致面目麻木的概率最小。尽管 GKSR 不适合急性和极端疼痛的患者，但是它是姑息性破坏手段中最广泛使用的方式，因为它避免了经皮卵圆孔穿刺，在构建病灶的时候没有疼痛，没有心脏和循环系统的自主神经反应，运动根损伤的概率较低，没有血肿、脑血管意外和脑膜炎等穿刺并发症。目前除 GKSR 外，其他的 SR 都不具备已经证实了的准确性、经验性、安全性和有效性。直线加速器的 SR 还在结果的早期验证阶段。目前看来，直线加速器 SR 可以达到相近的疼痛缓解水平，但是存在着更大的面部麻木的风险。

显微血管减压术相比 GKSR 而言，对三叉神经痛的控制更明显有效。然而，不是所有患者都适合于 MVD，也不是所有患者都愿意接受显微血管减压治疗。在我们的临床实践中，对老年、药物无效、全麻风险较高、对手术抵触或者对前期风险承受能力极端低下的患者，GKSR 是首选；而对年轻健康，愿意接受全麻和外科手术风险的患者，MVD 是作为首选治疗来推荐的。

有一点是千真万确的，那就是无论 MVD 还是姑息性破坏手段，都是为所有三叉神经痛患者提供最佳治疗所必需的。对于年老体弱患者，尽管完全或永久的疼痛缓解对他们可能不切实际，改善疼痛的同时降低药物对认知功能的影响也不失为一个很好的选择。

魏鹏虎　译

REFERENCES

Adler JR Jr., Bower R, Gupta G, et al. Nonisocentric radiosurgical rhizotomy for trigeminal neuralgia. *Neurosurgery* 2009;64(2 Suppl):A84–90.

Alberico RA, Fenstermaker RA, Lobel J. Focal enhancement of cranial nerve V after radiosurgery with the Leksell gamma knife: experience in 15 patients with medically refractory trigeminal neuralgia. *AJNR Am J Neuroradiol* 2001;22(10): 1944–1948.

Barker FG II, Jannetta PJ, Bissonette DJ, et al. The long-term outcome of microvascular decompression for trigeminal neuralgia. *N Engl J Med* 1996;334: 1077–1083.

Barnett Gene H, Linskey Mark E, et al., and The American Association of Neurological Surgeons/Congress of Neurological Surgeons Washington Committee Stereotactic Radiosurgery Task Force. Stereotactic radiosurgery—an organized neurosurgery-sanctioned definition. *J Neurosurg* 2007;106:1–5.

Brisman R. Gamma knife radiosurgery for primary management for trigeminal neuralgia. *J Neurosurg* 2000;93(Suppl 3):159–161.

Brisman R. Microvascular decompression vs. gamma knife radiosurgery for typical trigeminal neuralgia: preliminary findings. *Stereotact Funct Neurosurg* 2007; 85:94–98.

Brisman R, Mooij R. Gamma knife radiosurgery for trigeminal neuralgia: dose-volume histograms of the brainstem and trigeminal nerve. *J Neurosurg* 2000;93(Suppl 3): 155–158.

Broggi G, Ferroli P, Franzini A. Treatment strategy for trigeminal neuralgia: a thirty years experience. *Neurol Sci* 2008;29(Suppl 1):S79–82.

Chen JC, Girvigian M, Greathouse H, et al. Treatment of trigeminal neuralgia w ith linear accelerator radiosurgery: initial results. *J Neurosurg* 2004;101 (Suppl 3):346–350.

Chen JC, Greathouse HE, Girvigian MR, et al. Prognostic factors for radiosurgery treatment of trigeminal neuralgia. *Neurosurgery* 2008;62(5 Suppl):A53–60.

De Salles AA, Gorgulho AA, Selch M, et al. Radiosurgery from the brain to the spine: 20 years experience. *Acta Neurochir Suppl* 2008;101:163–168.

Deinsberger R, Tidstrand J. LINAC radiosurgery as a tool in neurosurgery. *Neurosurgery* 2005;28(2):79–88.

Dellaretti M, Reyns N, Touzet G, et al. Clinical outcomes after Gamma Knife surgery for idiopathic trigeminal neuralgia: review of 76 consecutive cases. *J Neurosurg* 2008;109(Suppl):173–178.

Fariselli L, Marras C, De Santis M, et al. CyberKnife radiosurgery as a first treatment for idiopathic trigeminal neuralgia. *Neurosurgery* 2009;64(2 Suppl):A96–101.

Gellner V, Kurschel S, Kreil W, et al. Recurrent trigeminal neuralgia: long term outcome of repeat gamma knife radiosurgery. *J Neurol Neurosurg Psychiatry* 2008;79(12):1405–1407.

Gerbi BJ, Higgins PD, Cho KH, Hall WA. Linac-based stereotactic radiosurgery for treatment of trigeminal neuralgia. *J Appl Clin Med Phys* 2004;5(3):80–92, 2004; Epub 2004 Jul 1.

Gorgulho AA, De Salles AA. Impact of radiosurgery on the surgical treatment of trigeminal neuralgia. *Surg Neurol* 2006;66(4):350–356. Review.

Gorgulho A, De Salles AA, McArthur D, et al. Brainstem and trigeminal nerve changes after radiosurgery for trigeminal pain. *Surg Neurol* 2006;66(2):127–135.

Goss BW, Frighetto L, DeSalles AA, et al. Linear accelerator radiosurgery using 90 gray for essential trigeminal neuralgia: results and dose volume histogram analysis. *Neurosurgery* 2003;53(4):823–828.

Håkanson S. Trigeminal neuralgia treated by the injection of glycerol into the trigeminal cistern. *Neurosurgery* 1981;9:638–646, 1981

Håkanson S, Leksell L. Stereotactic radiosurgery in trigeminal neuralgia. [Abstract]. *Excerpta Med Int Cong Series* 1977;418:57, 1977

Huang CF, Tu HT, Liu WS, et al. Gamma Knife surgery used as primary and repeated treatment for idiopathic trigeminal neuralgia. *J Neurosurg* 2008;109(Suppl):179–184.

Knafo H, Kenny B, Mathieu D. Trigeminal neuralgia: outcomes after gamma knife radiosurgery. *Can J Neurol Sci* 2009;36(1):78–82.

Kondziolka D, Lunsford LD, Flickinger JC, et al. Stereotactic radiosurgery for trigeminal neuralgia: a multi-institutional study using the gamma unit. *J Neurosurg* 1996;84:940–945.

Kubicek GJ, Hall WA, Orner JB, et al. Long-term follow-up of trigeminal neuralgia treatment using a linear accelerator. *Stereotact Funct Neurosurg* 2004;82(5–6): 244–249; Epub 2005 Jan 5.

Leksell Gamma Knife Society. Indications Treated December 2006: 202 units out of 249 reporting. Elekta website. Accessed 26 June 2009, at http://www.elekta. com/assets/gamma_knife_surgery/pdfs/ww06_us.pdf.

Leksell L. The stereotaxic method and radiosurgery of the brain. *Acta Chir Scand* 1951;102:316–319.

Leksell L. Stereotaxic radiosurgery in trigeminal neuralgia. *Acta Chir Scand* 1971;137:311–314.

Lim M, Villavicencio AT, Burneikiene S, et al. CyberKnife radiosurgery for idiopathic trigeminal neuralgia. *Neurosurg Focus* 2005;18(5):E9.

Linskey ME. Evidence-based medicine for neurosurgeons: introduction and methodology. *Prog Neurol Surg* 2006;19:1–53, 2006

Linskey ME, Kuo J. General and Historical Considerations of Radiotherapy and Radiosurgery. In Winn HR, ed. *Youmans textbook of neurological surgery*, 6th ed. Philadelphia: Saunders (in press).

Linskey ME, Ratanatharathorn V, Penagaricano J. A prospective cohort study of microvascular decompression and Gamma Knife surgery in patients with trigeminal neuralgia. *J Neurosurg* 2008;109:160–172.

Loeffler JS, Niemierko A, Chapman PH. Second tumors after radiosurgery: tip of the iceberg or a bump in the road? *Neurosurgery* 2003;52(6):1436–1440.

Longhi M, Rizzo P, Nicolato A, et al. Gamma knife radiosurgery for trigeminal neuralgia: results and potentially predictive parameters–part I: Idiopathic trigeminal neuralgia. *Neurosurgery* 2007;61(6):1254–1260.

Lopez BC, Hamlyn PJ, Zakrzewska JM. Stereotactic radiosurgery for primary trigeminal neuralgia: state of the evidence and recommendations for future reports. *J Neurol Neurosurg Psychiatry* 2004a;75(7):1019–1024.

Lopez BC, Hamlyn PJ, Zakrzewska JM. Systematic review of ablative neurosurgical techniques for the treatment of trigeminal neuralgia. *Neurosurgery* 2004b; 54(4):973–982.

McIver JI, Pollock BE. Radiation-induced tumor after stereotactic radiosurgery and whole brain radiotherapy: case report and literature review. *J Neurooncol* 2004;66(3):301–305.

Maesawa S, Salame C, Flickinger JC, et al. Clinical outcomes after stereotactic radiosurgery for idiopathic trigeminal neuralgia. *J Neurosurg* 2001;94:14–20, 2001

Maher CO, Pollock BE. Radiation induced vascular injury after stereotactic radiosurgery for trigeminal neuralgia: case report. *Surg Neurol* 2000;54(2):189–193.

Mathews MS, Binder DK, Linskey ME. Trigeminal Neuralgia: Diagnosis and Non-Operative Management. In Winn HR, ed., *Youmans Textbook of Neurological Surgery*, 6th ed. Philadelphia: Saunders (in press).

Mullan S, Lichtor T. Percutaneous microcompression of the trigeminal ganglion for trigeminal neuralgia. *J Neurosurg* 1983;59:1007–1012.

Nicol B, Regine WF, Courtney C, et al. Gamma knife radiosurgery using 90 Gy for trigeminal neuralgia. *J Neurosurg* 2000;93(Suppl 3):152-154.

Pagni CA, Fariselli L, Zeme S. Trigeminal neuralgia. Non-invasive techniques versus microvascular decompression. It is really available any further improvement? *Acta Neurochir Suppl* 2008;101:27-33.

Patil CG, Veeravagu A, Bower RS, et al. CyberKnife radiosurgical rhizotomy for the treatment of atypical trigeminal nerve pain. *Neurosurg Focus* 2007;23(6):E9.

Pollock BE. Comparison of posterior fossa exploration and stereotactic radiosurgery in patients with previously nonsurgically treated idiopathic trigeminal neuralgia. *Neurosurg Focus* 2005;18:E6.Links, 2005

Pollock BE, Ecker RD. A prospective cost-effectiveness study of trigeminal neuralgia surgery. *Clin J Pain* 2005;21(4):317-322.

Pollock BE, Foote RL, Link MJ, et al. Repeat radiosurgery for idiopathic trigeminal neuralgia. *Int J Radiat Oncol Biol Phys* 2005;61(1):192-195.

Pollock BE, Phuong LK, Foote RL, et al. High-dose trigeminal neuralgia radiosurgery associated with increased risk of trigeminal nerve dysfunction. *Neurosurgery* 2001;49(1):58-62.

Pollock BE, Phuong LK, Gorman DA, et al. Stereotactic radiosurgery for idiopathic trigeminal neuralgia. *J Neurosurg* 2002;97:347-353.

Pusztaszeri M, Villemure JG, Regli L, et al. Radiosurgery for trigeminal neuralgia using a linear accelerator with BrainLab system: report on initial experience in Lausanne, Switzerland. *Swiss Med Wkly* 2007;137(47-48):682-686.

Rahimian J, Chen JC, Rao AA, et al. Geometrical accuracy of the Novalis stereotactic radiosurgery system for trigeminal neuralgia. *J Neurosurg* 2004;101(Suppl 3): 351-355.

Régis J, Metellus P, Hayashi M, et al. Prospective controlled trial of gamma knife surgery for essential trigeminal neuralgia. *J Neurosurg* 2006;104:913-924.

Richards GM, Bradley KA, Tomé WA, et al. Linear accelerator radiosurgery for trigeminal neuralgia. *Neurosurgery* 2005;57(6):1193-1200.

Rogers CL, Shetter AG, Fielder JA, et al. Gamma knife radiosurgery for trigeminal neuralgia: the initial experience of the Barrow Neurological Institute. *Int J Radiat Oncol Biol Phys* 2000;47:1013-1019.

Romanelli P, Heit G, Chang SD, et al. Cyberknife radiosurgery for trigeminal neuralgia. *Stereotact Funct Neurosurg* 2003;81(1-4):105-109.

Stern RL, Perks JR, Pappas CT, et al. The option of LINAC-based radiosurgery in a Gamma Knife radiosurgery center. *Clin Neurol Neurosurg* 2008;110(10): 968-972, 2008; Epub 2008 Jul 9.

Sweet WH, Wepsic JG. Relation of fiber size in the trigeminal posterior root to conduction of impulses for pain and touch: Production of analgesia without anesthesia in the effective treatment of trigeminal neuralgia. *Trans Neurol Assoc* 1970;95:134-139.

Tarricone R, Aguzzi G, Musi F, et al. Cost-effectiveness analysis for trigeminal neuralgia: Cyberknife vs microvascular decompression. *Neuropsychiatr Dis Treat* 2008;4(3):647-652.

Villavicencio AT, Lim M, Burneikiene S, et al. Cyberknife radiosurgery for trigeminal neuralgia treatment: a preliminary multicenter experience. *Neurosurgery* 2008;62(3):647-655; discussion 647-655.

Young RF, Vermulen S, Posewitz A. Gamma knife radiosurgery for the treatment of trigeminal neuralgia. *Stereotact Funct Neurosurg* 1998;70(Suppl 1):192-199.

Zakrzewska JM, Linskey M. Trigeminal neuralgia. *BMJ Clin Evid* 2008; 2(1207):1-9.

Zakrzewska JM, Linskey M. Trigeminal neuralgia. In Zakrzewska JM, ed., *Orofacial Pain*. New York: Oxford University Press, 2009, 119-134.

Zakrzewska JM, Lopez BC. Quality of reporting in evaluations of surgical treatment of trigeminal neuralgia: recommendations for future reports.*Neurosurgery* 2003;53(1):110-120.

第 14 章
显微血管减压术

Peter J. Jannetta，*Mark R. McLaughlin*，*Raymond F. Sekula*，*Jr.*

　　尽管以往的优秀神经外科医生通过很多推理使我们对于三叉神经痛病因、发病机理及治疗进展的理论水平已经超越了好几代学者，但由于信息有限，仍有许多关于原发性三叉神经痛（TN）的思想被湮没。

　　这种情形大部分是由于技术不足所导致。有人已经观察到，在显微外科时代之前，技术突出的神经外科医生高瞻远瞩，他们比同事对未来看得更清楚，但这是不够的。更加深层次的问题是，神经外科的地位还不稳固，手术结果还不完美。针对某一疾病开展的手术，如果致残、致死的并发症发生率较低或可以接受，那么一定范围内，几乎每个医生都会积极地采用该技术，这样在理论上和实践中，改变的空间就会很少甚至没有，几乎不需要创造性思维。

　　针对手术治疗三叉神经痛的局限性思维——症状替代是可以接受的：一种症状（面部刺痛）被另一种（麻木）所替代。所有的治疗方法都是毁损神经，无论是通过中颅窝切断神经干（Spiller-Frazier，1901、1919、1925），或切断三叉神经周围支，或在三叉神经周围支乙醇毁损。然而，从 20 世纪 20 年代开始，一位富有创造力的医生—— Walter Dandy，开始在小脑脑桥角区安全地实施手术。他在脑桥端切断大部分的三叉神经，患者疼痛的缓解时间得以延长，伴随着疼痛的消失，轻触觉也相对保留。在他的患者中，Dandy 观察到一个发生率比较高的现象：动脉或良性的脑外肿瘤或骨性突起位于三叉神经的周围或直接压迫三叉神经（Dandy，1932、1934）。虽然他一发现肿瘤即予以切除，但他却从未完成将压迫神经的血管移位以治疗疼痛的理论突破。复习他的手术绘图发现，在手术中，他似乎总是无法清楚看到三叉神经的全程。他将这个悬念留给了另外一位神经外科医生，W. James Gardner（Gardner 和 Milkos，1959），后者尝试将动脉血管移离三叉神经［对于面肌痉挛（HFS），则将血管移离面神经］。仔细回顾他的贡献，很显然，Gardner 已接近成功。然而，和 Dandy 一样，他也无法看清手术野。在他的一个小病例组中，在大概一半的患者术中，看到了他认为的病理性动脉，但他并没有明确地看到神经入脑桥区。作为治疗手段，他毁损了所有患者的三叉神经。一些动脉是推移面听神经的小脑前下动脉。最后，Gardner 没有使用手术显微镜开展这项工作，这限制了他的突破。

　　幸运的是，我（PJJ）了解并和 Gardner 医生相处了很长时间，他反复和我提及以上情况。他是一个伟大的医生，超越了他所处的时代，他视野开阔，思维清晰，对吾辈友好亲切。

　　采用显微血管减压术（MVD）治疗颅神经血管压迫综合征的时代即将来临。我作为国家卫生研究院（NIH）的研究人员，在宾夕法尼亚大学药理系和神经生理学家 Solomon D. Erulkar 在一起工作了相当长的时间。我们研究猫的前庭脊髓投射系统（Erulkar，1966）。我们在实验中几乎每天使用双目显微镜，实验时间总计达 30 小时或更多。我的计划是在神经外科学院谋个工作，在我看来，显微镜特别适用于神经外科，那个时候，我还不知道 Theodore Kurze 和 Robert W. Rand。我给我未来的神经外科主任写信要求给科室买一台显微镜（成本 1800 美元），但遭到拒绝。当我于 1963 年到达洛杉矶，我发现 Kurze 在 1957 年已经使用双目显微镜进行手术了。从 Nylen 使用解剖显微镜引流中耳感染（Nylen，1923）到 Kurze 突破实验室的壁垒，将显微镜应用于神经外科手术共花费了 34 年。Rand 有一个显微镜，他允许我使用。

　　年轻、天真的人做全新的事情（初生牛犊不怕虎），其中部分原因是他们不知道确定无疑的事实可能是假的，也不相信一个任务是无法完成的。在和 House 诊所医生一起工作时，Kurze 已经开展了几种处理脑桥小脑角肿瘤的方法，尤其是对听神经瘤（前庭神经鞘瘤）。他离开了那个团队。他发表了很少一部分论文，而 House 发表了很多。当我到达洛杉矶时，Kurze 和 Rand 正在一起攻克这些肿瘤，艰苦的采用新技术治疗大的病灶。任何一项外科技术的应用，开始总是非常艰苦的。我着迷于显微镜的应用，和这两位聪明、有趣的人度过了大量时间，我通常在深夜，在肿瘤切除后，缝合大的单侧马蹄形切口。

　　随后，我的工作有了一个小小的变动，这个工作改变了我的生活，给我的职业生涯增加了趣味，这段时间内我脱离了神经外科主业。Rand 让我解剖颅神经，利用显微镜和黑白闭路电视系统给我们研究所一年级的牙科学生展示解剖。我们永远不知道我们所做的事是何等重要（或不重要）。

　　在 1965 年早春，一个星期三的晚上，我不记得具体日期了，但我知道是晚上 11：30，我已经解剖完毕 1—4 对颅神经，正在解剖三叉神经。我看到一些神经束，它们原本不应该在现在的位置。我发现 Dandy（Dandy，1934）曾不完全地描述过这些额外的神经束，并将它们称之为"感觉副根"。当他做感觉根选择性大部分切除时保留了它们。在显微镜下，我能够更清楚地辨认这些纤维束（Jannetta 和 Rand，1966；Jannetta，1967）。我曾获得脑科学研究所 Lawrence Kruger 和 Carmine Clemente 的帮助以及 W. Eugene Stern 的帮助，后者虽然不看好显微镜，但他准许我进入他的实验室，使用实验动物和求教于实验室主任 Roy Jones。

　　我解剖了大量的三叉神经，并开发出为缓解三叉神经痛而实施的三叉神经感觉根选择性大部切断术的技术。我在尸头上实施了 17 例左侧三叉神经大部分感觉根选择性切断术。一个右侧三叉神经痛患者因 John Alksne 的赞助而来医院治疗，Alksne 是我们医院联盟中一个医院的首席专家（后来又到加利福尼亚大学圣地亚哥分校神经外科担任首席专家）。W. P. 先生有 10 年的右侧三叉神经痛病史，他拔掉右边所有的头发，因为这样可以缓解他的痛苦。严重的撕裂样疼痛每天大概要发作 200 次，他的妻子已经离开了他。外科手术预期进行，在原来的医院我被禁止手术，现在我被我的团队禁止通过乳突后入路进行手术，因为脑桥小脑角区手术被认为是危险的，这是显微外科时代之前的传统。因为对后颞叶牵拉和静脉损伤的风险没有足够的概念，我们选择了经颞下入路手术。Alksne 医生协助我，Rand 医生也在场。我们使用 Rand 的显微镜，是我用我那辆 1957 年购买的福特汽车把它拉到医院的。

一个神奇的时刻！我们切开小脑幕，暴露三叉神经幕。一根动脉，小脑上动脉与三叉神经交叉压迫。我说，"这是疼痛的原因"，我对这一点非常自信。Alksne 立即明白了。我选择性切断大部分三叉神经感觉根。W. P. 先生的疼痛缓解了（虽然他的妻子不会再回来了）。认识到血管压迫在三叉神经痛中的作用，更重要的是要设计出一种针对血管压迫的手术方式，即采用外科手术的方式将血管移开使之远离神经，共花费超过 20 年的时间。1966 年 2 月，我完成了第一例面肌痉挛的显微血管减压术（MVD），4 个月后，完成了第一例三叉神经痛的显微血管减压术（MVD）。在这期间，我为好几位三叉神经痛患者手术，除 1 例患者外我切断了其他所有患者的三叉神经。该患者有一个意外发现压迫神经的小脑膜瘤，切除肿瘤后，疼痛随之缓解且无任何并发症（当然，这是在前影像时代。）

门诊有一位 H. H. 先生，41 岁，从事精密机械工作，患有进行性加重的左侧面肌痉挛。严重的痉挛可以波及到他的手，使他不能完成工作。我记得他坐在检查凳上时，我站在他旁边。我说："H. 先生，有一根动脉压迫你的面神经从而引起痉挛"，这是一个毫不费力的推断。我通过乳突后开颅（当时我还没有给它这个名字）给他做了手术。那些曾经禁止我做这种手术的成员都已经离开，有监督权力的神经外科医生，Paul Crandall，同意我做这个手术。我很容易就暴露到面、听神经，找到小脑前下动脉花了相当多的时间，因为它的远端在面、听神经远端走行。我不能肯定这条动脉就是痉挛的原因。最后我发现了在脑桥的前方有一支小静脉与面神经交叉走行。我将静脉分离并用 Bovie 钳电凝切断。在 1966 年，我们没有双极电凝，没有 Greenfield 双极电凝，也没有 Malis 双极电凝。H. H. 先生当晚很平稳，但在第二天清晨有一次痉挛发作，持续了几小时后自行停止，且没有再复发。如果我一直"纠缠"于动脉，没有看见静脉，我不知道我会不会有勇气继续坚持 MVD。随后，舌咽神经痛、眩晕、耳鸣、美尼尔病、位置性眩晕发病的血管性因素也得以阐明。

现在让我们回到三叉神经痛。我已经搬到了新奥尔良。终于没有了限制，我在 1967 年初开始通过乳突后开颅治疗三叉神经痛。随着我们经验的增加，三叉神经痛的发病原理，越来越趋向于合理的推断：即由于在脑桥小脑角区有血管对三叉神经的压迫。责任血管常为多发且多为动脉远端。Haven 和 Davis 早在 1923 的解剖学研究表明：在感觉主根内，中央髓鞘大部分向远侧延伸，其核心有时可深入到 Meckel 氏腔。大约有 100 支纤维汇入感觉主根所谓的锥形区，该区域被称为"神经根入脑干区（REZ）"（图 14.1）。

重要的问题是："我是否能够发现和处理所有的血管？"不是，"此处是否有一支能够造成三叉神经痛的血管？"。许多血管都很细小，即使是当代最好的成像技术也无法使之显像。此外，一个血管在磁共振成像（MRI）扫描似乎是责任血管，但另一个更小的动脉、微动脉、静脉或微静脉才是疼痛的原因。有人认为，如果在影像学上没有看见责任血管，就说明不存在血管压迫，就需要做破坏性手术，这种想法是不明智的。可怜的患者，尤其是经历这种手术的年轻患者。一些血管压迫是非常隐蔽的。我曾见过 4 例患者的大静脉完全在隐藏在三叉神经内，还有许多隐藏在小脑翼下［当脑脊液

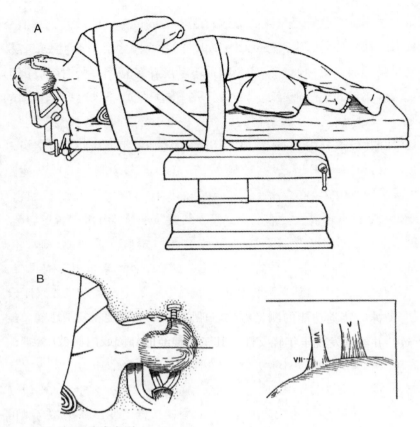

图 14.1　患者安置

A. 显示患者的头部放在手术台的尾端，以保证术者在显微外科手术过程中双腿有足够的空间。三钉头架固定头部，患者采用侧卧位。头部略微向对侧旋转，头部屈曲至从下颌到胸骨大约两手指宽度。B. 三叉神经的手术入路，头部的长轴平行于地面，保持第 7、第 8 颅神经复合体相对于三叉神经在更低的位置。

（CSF）引流后或用自动牵开器牵开小脑后与神经接触的静脉会更加不清楚］。从脑桥表面上行、在 Meckel 氏腔上方进入硬脑膜的远端交叉静脉和异常三叉静脉（Dandy，1932、1934）经常被漏掉，尤其是对于长头型的患者来说。

在三叉神经痛患者中，存在着较为明确的临床病理关系：下垂的小脑上动脉襻，导致第 3 支分布区疼痛。如果血管被拉长，压迫神经的侧面，会导致第 2 支分布区疼痛。如果动脉使神经伸直，随着时间的推移，可能会导致麻木。麻木不仅可以出现于三叉神经痛发作数年后，而且可以发生于疾病的早期，在严重的症状加重期。尽管存在相互矛盾的证据，但作为住院医生，我曾被教导：三叉神经痛患者是没有面部麻木症状的。Lewy 和 Grant，使用 Frei 的毛查体表明，三叉神经痛患者中，有 20% 的患者存在疼痛区的麻木（Lewy-Grant，1938）。我的同事和我发现感觉异常的概率超过 30%。Bennett 等在我们的实验室发现，三叉神经痛患者，V2 和 V3 存在异常三叉神经诱发电位（TEP）的概率高达 86%（Bennett 和 Jannetta，1980、1983）。显微血管减压术后，83% 的三叉神经痛患者的诱发电位恢复至正常。这种诱发电位，TEP，是一种比临床检查更敏感的三叉神经感觉功能的测量方法。孤立的 V2 疼痛通常是静脉压迫所致，并经常发现于年轻女性，其三叉神经的外侧或内侧被压迫。V1 的疼痛是由于三叉神经的尾侧受到压迫，经常见于烟瘾大、动脉冗长扩张的老年男性患者。

　　非典型三叉神经痛（ATN）与中间神经痛（NIN）的鉴别诊断通常具有挑战性。如果对药物治疗反应良好，疼痛完全缓解，即使仅限于很短的时间，它的起源更可能是三叉神经，由血管压迫神经远端的运动 - 本体感觉纤维所致。如果对药物保守治疗很少或没有反应，尤其是卡马西平或加巴喷丁，诊断则更倾向于中间神经痛。

　　步骤 1：患者的术前准备。
　　手臂置静脉留置针，全麻，下肢穿可调压的长弹力袜。

　　步骤 2：患者的体位
　　头部最高点的位置决定颅神经的暴露。患者放置于手术台上，为最大限度地提高外科医生在显微外科手术过程中的舒适性，将患者的头置于手术床尾部。放置第二根静脉导管和桡动脉导管。麻醉诱导并插管后，采用三钉头架，将患者置于侧卧位，受力点置适合衬垫，腋窝置腋垫。颈部略屈曲，下颌与胸骨柄保留约 2 手指的宽度（图 14.1）。头向对侧旋转约 10°。保持头部长轴平行在地面，以使第 7、第 8 颅神经复合体位于三叉神经的下方。头架固定于适当的位置。将患者的臀部和胸部牢牢固定于手术床上，以允许手术过程安全旋转手术床。患者的肩膀被用胶带固定。

步骤 3：手术切口

切口的位置是可变的，取决于患者颈部的长短和粗细。手术前，剃除患者耳后 3cm×5cm 区域的头发，触摸确定骨性标志：乳突，二腹肌沟和枕外粗隆，以枕外粗隆与外耳道的连线来确定横窦的位置。第二条线位于二腹肌沟的外侧。这两条线的交点即为横窦和乙状窦的交汇处，是外科医生钻孔的正确位置。这些体表标志可以让外科医生尽量减少切口长度，同时对骨孔的位置有充分的暴露（图 14.2）。垂直切口的长度大约 3～5cm，平行并位于发际后约 0.5cm。对于不同颅神经的暴露采用相同的手术切口。脖子细长的患者的切口可以略短，而粗、短脖子的患者，手术切口应略长，且更靠后（内）一点，切口的下极应更向后方（内侧）倾斜。这种切口需要对乳突、二腹肌沟附近的肌肉进行更广泛的分离，将肥厚的颈部肌肉置于后方（内侧），以便手术时可以允许外科医生的手和工具更自由地移动（图 14.2）。切口的 3 / 4 应位于横窦和乙状窦的交界处的下方，1 / 4 位于其上方。术区常规消毒、铺单，单极电凝切开头皮直达枕骨。软组织用骨膜剥离器分离，必要时可以使用单极电凝。应首先向前方（外侧）剥离骨膜，然后再向后方（内侧）分离，以更好地固定成角或平直的 Weitlaner 牵开器。乳突后方的软组织必须清除。单极分离项部肌肉。定位、结扎、切断枕动脉，定位乳突导静脉，并用骨蜡封闭之。正确放置 Weitlaner 牵开器。对于颈部细长的

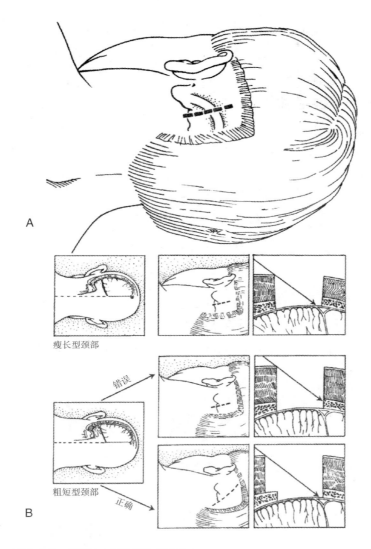

图 14.2 横窦与乙状窦的交界处

A. 显示二腹肌沟延线和枕外粗隆外耳道连线的交点定义横窦和乙状窦交界处。"慧眼"观察最佳的钻孔及骨窗位置,以计划的手术区域为中央画切口线。

B. 显示基于患者颈部状况而选择不同的手术切口。颈部粗短者的切口需要向后方(内侧)一点。角度更加倾斜的切口可以将较厚的颈部肌肉向后(内侧)牵拉,使其置于手术野外。这种小的调整至关重要,它允许在手术过程中外科医生的手和手术器械能够自由活动。

患者，直牵开器即可提供足够的暴露且占用更小的手术空间。

步骤 4：骨质切除

在切开硬脑膜前必须显露横窦和乙状窦的交汇处。

钻孔前，应充分暴露骨性标志。二腹肌沟应该清晰可见，软组织应向前分离至二腹肌沟的前方。乳突导静脉往往并不直接位于乙状窦的表面，相反，乳突导静脉在进入乙状窦之前，要向外上方蜿蜒潜行一段距离。因此，乳突导静脉是一个定位横窦和乙状窦交汇处的很好标志。星点位置多变，因此不是一个定位静脉窦位置的可靠标志。采用开颅器或高速磨钻开颅时，钻孔位置应位于乳突导静脉的上方或内下方。骨质切除时首先要识别横窦和乙状窦交界处的边缘。对于三叉神经的手术入路，骨窗应呈一个等腰三角形，顶点位于横窦和乙状窦交界处（图 14.3）。

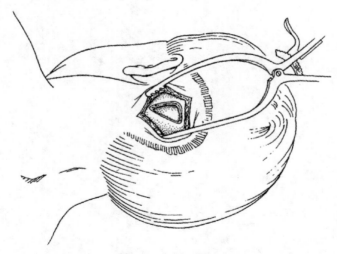

图 14.3　骨外露应显示横交界处的交界处乙状窦和乙状窦
然后可以根据手术的目标颅神经，个体化地选择暴露范围。

对于长头型患者，如果乳突气房发育良好，覆盖乙状窦的表面，影响暴露硬膜时，应将其去除。开放的乳突气房应用骨蜡彻底封闭。我们通常采用 15 号刀片和吸引器，然后以齿镊上提硬膜缘，用精细的硬膜剪刀，沿着窦缘切开硬脑膜。弧形切口即可很好暴露，必要时可以向横窦和乙状窦交界处做 T 形切开。接近静脉窦时，硬脑膜会变厚。使用精细剪刀一点一点地剪开硬脑膜，即使出现小破口也可以较容易地用双极电凝处理。这个切口在外上方应充分暴露横窦和乙状窦交界处的硬脑膜，以方便暴露岩骨、小脑幕交界处的工作通道。骨质切除的范围向前方（外侧）必须充分，以方便硬脑膜切开、牵拉和术后缝合。将硬膜缝合于帽状腱膜，以便于暴露颞骨岩部和小脑幕交界处的手术通道。将保护小脑皮层的橡胶片－棉片置于小脑上外侧后，采用自动牵开器，轻轻地牵开小脑。

步骤 5：处理窦脑膜角

处理窦脑膜角是手术过程中最危险的阶段，必须保持耐心和全神贯注。在硬脑膜悬吊后，将物距为 250mm 的双目手术显微镜移到手术野。"处理窦脑膜角"以暴露脑桥小脑角区可能是困难而且危险的。这条路径一般位于小脑的外上方，医生必须先在小脑上表面或外侧面下方操作，以便进入蛛网膜下腔，释放脑脊液，使小脑充分回缩而获得足够的操作空间。我们必须要耐心，否则可能会导致桥接静脉被撕裂（尤其是在硬脑膜窦汇合处）或小脑受损伤。花费在该区域的工作时间看似很长，其实也就几分钟，但却非常值得。偶尔，在放置牵开器之前，需要轻微移动橡胶皮片和棉片以释放术区脑脊液。所有棉片必须用生理盐水湿润，并与适当大小（0.5 英寸×2 英寸）从无菌手套裁剪而来的橡胶片相匹配。

当进入蛛网膜下腔时，小脑就会迅速回缩。锐性分离蛛网膜，并确保不伤及血管。岩静脉的一个或多个属支可能遮盖部分三叉神经。可见到第 8 颅神经并给予妥善保护。当牵拉小脑时，牵开器必须尽可能上提和支持小脑翼。在整个手术过程中，外科医生应该能够听到患者的脉搏。

在达到脑桥小脑角的过程中，橡胶片可以防止与小脑的粘连，并可以让棉片在小脑表面较容易移动。腰穿是不必要的。当脑脊液被排出后，小脑即回缩，并离开颞骨岩部和小脑幕夹角。将尖端细窄的脑压板弯曲呈 30°~60° 角（而不是呈弧形），置于橡胶片和棉片表面。

将脑压板和棉片置于小脑的外上方，小脑翼被轻轻抬起。使用自动牵开器的目的是将小脑向着外科医生的方向抬起，而不是简单地将小脑牵拉到内侧。这有利于脑脊液引流，从而最大限度地减少对小脑的牵拉。确定岩静脉复合体并采用牵开器轻轻牵开。必须明确静脉与三叉神经的关系，因为这可能是三叉神经痛的原因。如果有必要，静脉复合体可以采用微型双极电凝烧灼，并部分切断以确定止血是否充分，然后二次电灼静脉复合体并被完全切断。

进入桥小脑角后，首先遇到的颅神经通常是第 7—8 颅神经复合体，位于三叉神经的浅表和尾侧，而三叉神经位于最上方和最深面。岩静脉复合体通常包括两到三支引流入小脑幕缘的静脉。如果遇到出血，它通常是由于静脉在入窦处被部分撕裂所致。偶尔，这种情况甚至可能发生在轻轻牵拉小脑、分离静脉之前。静脉出血可以通过轻轻压迫和用止血纱及小棉片填塞得以控制。在外科医生寻找破裂静脉游离端过程中，牵开器可以施加轻微的压力。一旦找到并电凝出血静脉，手术过程就可以继续。如果出血严重，就需要较大口径的吸引器以看清手术野。此外，患者头高脚低位会减少静脉压力和出血。对于有经验的高年资医生，出血总能被控制，但它可能需要填塞压迫 10~20min。

步骤 6：神经减压

三叉神经的病理改变主要位于神经的脑干端，但也可能位于外侧甚至远至 Meckel 氏腔边缘。如果外科医生始终都牢记两个原则，神经减压是比较便于理解的：①至少有一个责任血管存在，你的任务就是找到它（们）；②进入或离开脑干（REZ 区）的背根长度是可变的，尤其是三叉神经，可能会向更外侧的部分延伸。因此，应该从最内侧的脑干端至最外侧的离开脑桥小脑角出口探查神经全程，并处理所有的血管（图 14.4）。

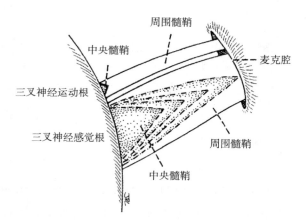

图 14.4 背根入脑干区

图例显示三叉神经背根进入脑干区在长度上是可变，可以向神经更外侧的部位延伸。

在开始血管减压之前，应尽可能全程暴露三叉神经。如果岩上静脉分支压迫神经，并因此成为部分或全部病理学改变的原因（在全程暴露之前就将静脉切断是探查"阴性"的原因之一），以及如果因桥静脉遮挡而无法充分移动动脉襻时，应该将静脉充分松解游离。最好将静脉妥善保护，避免撕裂它。

对潜在病变的彻底暴露应包括小脑翼以下的区域，此处可以部分覆盖三叉神经入脑干端。抬高小脑翼可将责任血管从神经上分离。三叉神经腹侧可以通过一个精巧灵活的小镜子来观察。三叉神经远端可能被骨质部分覆盖。隐藏在骨质后、位于神经下外侧的桥静脉通过镜子很容易被发现。

多发责任血管比较常见。因为释放脑脊液就可能会导致血管与神经分离，以及年龄老化可能会继续拉长动脉向脑干的下方滑动，所以该区域内的所有血管均应处理。将聚四氟乙烯（PTFE，Teflon）棉撕碎呈蓬松状，像雪茄样卷曲成各种大小。未曾蓬松的 Teflon 棉可作为继发性压迫，将血管波动传递到神经。为避免侧支形成，如果可能的话，对于表面的静脉应该充分减压而不只是松解游离。从神经表面走行或从中穿越的静脉，似乎特别容易形成侧支而导致复发，如果可能的话，应给予减压。侧支形成以及疼痛复发在术后 6 周即可发生。因为某些原因，移离行经神经表面或穿越其中的侧支静脉容易导致严重的麻木，我们猜测其原因可能是神经的小静脉性梗塞。

　　三叉神经显微血管减压术需要锐性分离三叉神经与小脑上动脉周围的所有蛛网膜。最常见的责任血管是位于神经前上方的小脑上动脉，压迫三叉神经的脑干端或远端或二者兼有。剪开蛛网膜并使血管游离后，血管襻在三叉神经的上方呈水平方向，将蓬松的 Teflon 毛毡置于血管、神经之间（图 14.5）。经常发现在三叉神经的上方、由小脑上动脉导致各种各样的血管神经异常，这是 V3 或 V2—V3 疼痛主要的病理改变（图 14.6，图 14.7），但也可能会导致 V1，V 2 和 V 3 的疼痛。单纯的 V2 疼痛常由远端的交叉静脉所导致，单纯的 V1 疼痛常由尾侧血管所致，往往是一个冗长扩张的椎动脉。

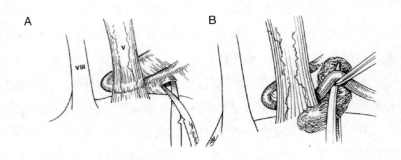

图 14.5　描绘如何基于压迫的解剖特点来分离和移动动脉襻　→

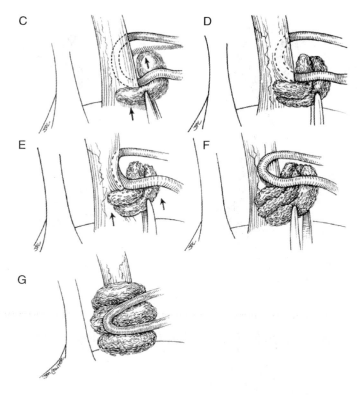

图 14.5　描绘如何基于压迫的解剖特点来分离和移动动脉襻

此图显示针对典型的小脑上动脉压迫三叉神经时的显微外科操作过程。Teflon 棉的放置以及沿着神经从近端到远端移动过程同样适用于后组颅神经减压。A. 在移动血管之前，必须从近端到远端、沿着血管襻全程锐性分离蛛网膜。B. 将血管游离后，在神经的上方将血管襻抬离脑干，在血管神经之间置入一中等大小的雪茄形的 Teflon 毛毡。用钳子的尖端夹持毛毡的远端部分将其放置到位是非常重要的，不应该夹持其近端而推入其位置。C. 将 Teflon 毛毡置于血管襻下方后，沿着神经从近端到远端，向着 Meckle 氏腔的位置轻轻推送。这一运动使得血管襻逐渐上移，使其开始从神经的腹侧面向外旋转。D. 将同样大小的第二块 Teflon 毛毡放置于在第一块所在的位置。采用同样的从近端向远端逐渐移动的方式，使毛毡沿着神经的长轴，向 Meckel 氏腔的方向推进。E. 随着 Teflon 毛毡的植入，血管襻逐渐从神经的腹侧向背侧旋转。F. 将第三块 Teflon 毛毡放置于在第一块所在的位置，沿着三叉神经采用同样的从近端向远端逐渐移动的方式，使血管襻转向神经的背侧。G. 在血管襻转向神经的背侧后，将 Teflon 毛毡置于血管和神经之间。

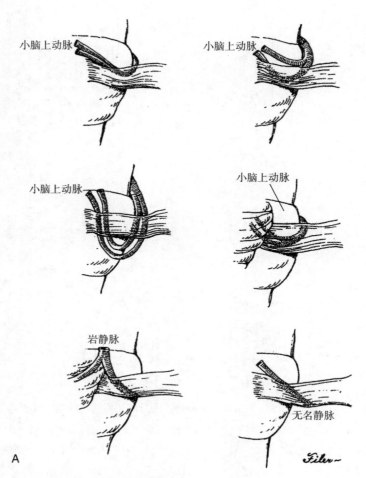

A

图 14.6A　右侧三叉神经痛

三叉神经痛中明显血管压迫的常见类型。

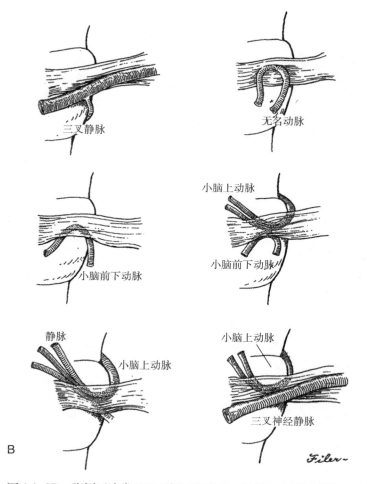

图 14.6B　腹侧压迫常见于面部下方疼痛，外侧或内侧压迫常见于 V2 疼痛，尾侧压迫常见于 V1 疼痛

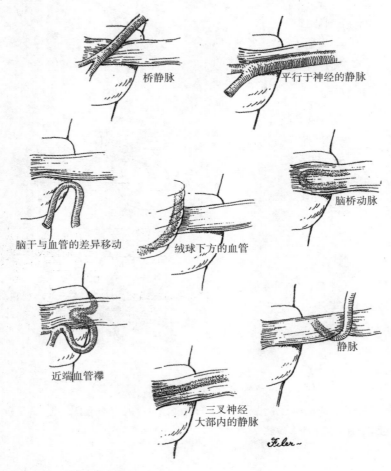

图 14.7　右三叉神经

三叉神经血管压迫更为隐蔽的类型。这些可能是三叉神经痛的唯一原因，也可能与其他更加明显的压迫合并存在（图 14.6）。

步骤 7：关颅

开颅、关颅都要注意以骨蜡涂抹骨缘。减压术完毕，要做几个 Valsalva 动作，以确保止血彻底。移除牵开器，仔细检查小脑表面。重复 Valsalva 动作以证实止血严密。用温盐水轻柔冲洗术区，脑表面覆盖一条明胶海绵后缝合硬脑膜。我们非常重视缝合硬脑膜，为确保水密缝合硬脑膜，有必要从切口下缘取一些筋膜 / 肌肉。再次以骨蜡涂抹骨缘。硬脑膜表面放置明胶海绵，用钛网修补颅骨缺损。用 2 号或 3 号可吸收线间断缝合深部、浅部肌肉，采用同样的方式缝合筋膜。筋膜必须水密缝合以防止脑脊液漏。间断缝合可以加强筋膜缝合的力量。再次做 Valsalva 动作可进一步发现筋膜的脑脊液漏口，需要时再加固缝合。皮下组织以 5 号可吸收缝合线间断缝合。皮下、皮内层的严密缝合有助于防止脑脊液漏。在切口线上滴注水溶性胶，然后趁湿放置一小块纱布。

患者在麻醉恢复室里观察 2 ~ 4h，如有切口痛、头痛和恶心，给予对症处理，然后返回神经外科病房，ICU 仅限于有特殊情况的患者。手术当晚患者可以下地行走，在围手术期我们常规使用有创动脉压监测，静脉注射止吐药物以减少术后恶心和呕吐。

在手术当晚或第二天早上，我们鼓励患者早期活动。如果术后过程平稳，患者可以 24 ~ 48h 出院。大多数患者会有一定程度的前额头痛或切口疼痛；然而，对于低剂量止痛药物无法缓解的严重头痛者，需要做个头部 CT 以除外极为罕见的出血，如果 CT 检查没有发现颅内出血，我们常进行腰椎穿刺慢慢释放脑脊液，直到腰穿末压下降到 100mmHg 以下。我们发现，许多术后头痛是由于一过性的高颅压，最终采用一次腰椎穿刺和一次肾上腺皮质激素鞘内注射（地塞米松 10mg）来治疗。脑脊液注射类固醇前进行 Gram 染色检查。

很少有患者需要再次住院。给予温和镇痛药，如果有问题可以给我们打电话或到急诊室。术后第 4 或第 5 天，我们在颅神经中心再次见过患者后，嘱他们回家。

避免并发症

我们研究了与 MVD 手术操作直接相关、随着时间而变化的 3 个并发症的发生趋势，分别为小脑损伤、听力减退和脑脊液漏，这些并不能囊括全部并发症，但通过术后常规的临床、影像及神经生理学检查比较容易识别和评估（McLaughlin 等，1999）。

其他较为罕见的并发症，如面瘫或麻木，后组颅神经功能障碍以及症状复发，之所以没有评估，一来是因为发生率低，二来是之前已有详细的报道（Barker 等，1995、1996；Resnick 等，1995）。通过评估小脑损伤、听力减退和脑脊液漏发现，自从 1990 年以后，上述三种并发症的发生率在降低。自 1972 年以来，共行三叉神经痛、面肌痉挛或舌咽神经痛显微血管减压手术 4415 例，有 30 例（0.68%）小脑损伤，64 例（1.45%）听力缺损，96 例（2.17%）脑脊液漏（表 14.1）。对 1990 年前后的手术比较发现，这些并发症的发生率有所降低。其中，下降最明显的是听力减退（1.98% 比 0.8%，$P < 0.01$；分布平等性检验，表 14.2）。虽然 1990 年之前即开始使用听觉脑干诱发电位监测（BSER），但在我们早期的病例中，不少患者术后出现听力减退，是因为那时听觉脑干诱发电位监测（BSER）的使用还是实验性的。因此，术中听觉脑干诱发电位监测（BSER）使术后听力减退明显下降。

表 14.1　颅神经减压术并发症发生率

并发症	1990 年之前（2420 例）	1990 年后（1995 例）	总数（4415 例）
小脑损伤	21（0.87%）	9（0.45%）	30（0.68%）
前庭蜗神经损伤	48（1.98%）	16（0.80%）	64（1.45%）
脑脊液漏	59（2.44%）	37（1.85%）	96（2.17%）

表 14.2　颅神经减压术听力减退的发生率

减压神经	1990 年之前	1990 年后	总数
三叉神经	22/1659（1.33%）	9/1537（0.59%）	31/3196（0.97%）
面神经	26/962（3.76%）	6/377（1.59%）	32/1069（2.99%）
舌咽 / 迷走神经	0/69（0.0%）	0/81（0.0%）	0/150（0.0%）
总数	48/2420（1.98%）	15/1995（0.75%）	63/4415（1.43%）

CN= 颅神经；decom= 神经减压术。

其他因素也促成了并发症的下降，其中最重要的原因是手术经验的增加。

其他手术细节

三叉神经减压需要使用自动牵开器来牵开小脑，这可能使第 7、第 8 颅神经受到牵拉而因此导致听力减退。所以，如果在三叉神经减压过程中脑干诱发电位（BSER）开始下降，这可能与蛛网膜束缚第 7、第 8 神经复合体有关。当潜伏期延长时，外科医生应该继续向下锐性分离蛛网膜至略低于第 7、第 8 神经复合体水平。这个操作经常会缓解耳蜗神经的紧张度并促使脑干诱发电位（BSER）的恢复。

在血管神经压迫部位对责任血管的操作可能会发生心动过缓，但通常是自限性的。如果发生心脏骤停，应迅速去除移植物。我把这种现象称为"两颗心的跳动骤停"。应通过移动或去除牵开器以及解剖听神经周围的蛛网膜（可分散神经张力）来治疗脑干听觉诱发电位的延长。我通过令人痛心的教训发现，诱发电位的 3 次延长可能意味着永久性听力减退。最后，如果分离、移位三叉神经周围由尾侧走向头侧的静脉，那么，观察静脉尾端有没有扩张并造成对第 7、第 8 颅神经的压迫是非常重要的。如果真是如此，就应该对第 7、第 8 颅神经减压。反复多次 Valsalva 动作以检查潜在的动脉或静脉出血。

Apfelbaum（1977）曾简洁概括：脑桥小脑角是"一个不会宽恕的区域"。预防麻烦发生远比处理麻烦容易（图 14.8）。

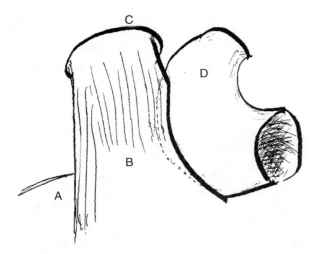

图 14.8　右三叉神经

延长扩张的椎动脉压迫神经尾侧。V1 分布区疼痛。较大的动脉推挤较小的动脉或静脉，压迫三叉神经导致疼痛，必须予以治疗。（A）脑桥，（B）近端静脉，（C）Meckel 氏腔（D）延长扩张的椎动脉。

当 BSERs 发生变化时，通常是由于牵拉的原因。医生的第一反应应该是减少牵拉或去除牵开器，或者至少改变其位置。我们发现这样通常可以促进 BESRs 恢复。必须经常关注牵开器，因为它的位置经常移动，而且距离第 8 颅神经往往只有几毫米。偶尔地，减压术后 BSERs 发生改变且没有随着牵开器位置的变化而恢复。在这种情况下，全程检查第 8 神经可能会发现 Teflon 植入物或移位的血管干扰了第 8 颅神经，应对它们位置适当调整。最后，BSERs 改变也可能出现在缝合硬脑膜时。虽然这种情况很少发生，但应该重新打开硬脑膜。打开硬脑膜通常会使 BSERs 回到基线水平。在这种情况下，应再次探查手术区域和第 8 颅神经，除去对第 8 颅神经的干扰因素，然后安全地缝合硬脑膜。我们还观察到少量的血液或冷盐水冲洗耳蜗神经也可能对 BSERs 产生不利影响。

　　小脑损伤通常比较轻微，包括出血和挫伤，自从 1990 年以后，发生率较前降低（0.8% 比 0.45%，$P < 0.01$；表 14.1）。为避免小脑损伤，应限制脑压板的牵拉程度和持续时间。整个减压手术（从切皮到缝皮）一般少于 2h，只需要在小脑和岩骨之间的一个手术通道。在硬脑膜切口前方，磨除乳突骨质，充分暴露乙状窦，可使需要的手术通道最小化。这允许硬脑膜切口非常靠近乙状窦，而不是靠后切开硬脑膜，后者需要更多地牵拉小脑以获得沿岩骨的手术空间。我们将由乳胶手套制成的橡胶片置于小脑表面，从而使置于其上的棉片可以光滑、轻柔地自由活动。另外，在牵拉小脑前，从上方、下方的脑池充分引流脑脊液。通过直接牵拉更多小脑组织来暴露第 7、第 8 颅神经复合体，而不是脑脊液池，后者可以进一步使小脑松弛。

　　在开放乳突气房以及暴露多层组织后，避免脑脊液泄漏仍然是有问题的。从 1990 年后，我们病例组的脑脊液漏发生率从 2.44% 降至 1.85%（$P < 0.01$）。为充分暴露乙状窦缘，乳突气房经常被打开。切开硬脑膜前和闭合硬脑膜后会用到大量的骨蜡。项部肌肉不会延伸到二腹肌沟以上。因此，应该采用良好的手术技术，在缝合帽状腱膜前，对位缝合肌肉层。在缝合切口的下半部分时，应注意不要把帽状腱膜缝合于深部肌肉中，从而能保留一层完整的腱膜来关闭整个切口。间断缝合帽状腱膜，用 3 号可吸收线反转、间断、水密缝合皮下组织层，在 Valsalva 动作证实帽状腱膜严密缝合之前，不要缝合皮下组织层。术后脑脊液漏通常可以通过腰大池引流来处理，但少数病例需要手术干预，包括再次暴露硬膜和仔细检查乳突气房。

结 论

随着时间的推移，我们为提高安全性和有效性而设计的一些改变，使 MVD 技术不断取得进步。神经电生理监测和对后颅窝精细的显微外科解剖，使小脑损伤及听力减退的发生率小于 1%。我们相信，这 7 个手术步骤以及从大量手术经验中获得的智慧，是获得满意结果的关键。

梁建涛 译

REFERENCES

Apfelbaum RI. A comparison of percutaneous radiofrequency trigeminal neurolysis and microvascular decompression of the trigeminal nerve for the treatment of tic douloureux. *Neurosurgery* 1977;1(1):16–21.

Barker FG II, Jannetta PJ, Bissonette DJ, et al. Microvascular decompression for hemifacial spasm. *J Neurosurg* 1995;82:201–210.

Barker FG, et al. The long-term outcome of microvascular decompression for trigeminal neuralgia. *N Engl J Med* 1996;334(17):1077–1083.

Bennett MH, Jannetta PJ. Trigeminal evoked potentials in humans. Electroencephalogram. *Clin Neurophysiol* 1980;48(5):517–526.

Bennett MH, Jannetta PJ. Evoked potentials in trigeminal neuralgia. *Neurosurgery* 1983;13(3):242–247.

Dandy WE. The treatment of trigeminal neuralgia by the cerebellar route. *Ann Surg* 1932;96:787–795.

Dandy WE. Concerning the case of trigeminal neuralgia. *Am J Surg* 1934;24:447–455.

Erulkar SD, Sprague JM, Whitsel BL, et al. Organization of the vestibular projections to the spinal cord of the cat. *J Neurophiol* 1966;29:626–644.

Frazier CH. A surgeon's impression of trigeminal neuralgia based on experiences with three hundred and two cases. *JAMA* 1918; 70:1345–1350.

Frazier CH. Subtotal resection of sensory root for relief of major trigeminal neuralgia. *Arch Neurol Psychiat*; 1925;13:376–384.

Gardner WJ, Milkos MV. Response of trigeminal neuralgia to decompression of sensory root. *JAMA* 1959;170:1773–1776.

Jannetta PJ. And Rand RW,SMicroanatomy of the trigeminal nerve. *Anatomical Record* 1966; 54(2):362.

Jannetta PJ. Gross (mesoscopic) description of the human trigeminal nerve and ganglion. *J Neurosurg* (1967):26;109–111.

Lewy F, Grant F. Physiopathological and pathoanatomic aspects of major trigeminal neuralgia. *Arch Neurol Psychiat* 1938;40:1126–1134.

McLaughlin MR, Jannetta PJ, Clyde BL, et al. Microvascular decompression of cranial nerves: lessons learned after 4400 operations. *J Neurosurg* 1999;90:1–8.

Nylen CO. The microscope in aural surgery, its first use and later developments. *Acta Otolaryngol Suppl.* 1954:116:226–240.

Resnick DK, Jannetta PJ, Bissonette D, et al. Microvascular decompression for glossopharyngeal neuralgia. *Neurosurgery* 1995;36:64–69.

第 15 章
内镜血管减压术

Hae-Dong Jho， *Diana H-J Jho*， *David H. Jho*

　　近年来，人们把内镜应用于颅内手术的兴趣日益增长。在脑动脉瘤的显微手术中，内镜作为辅助工具被引入手术中去观察术区的死角。在显微血管减压手术（MVD）中，虽然手术主要是在显微镜下完成，但内镜同样被引入脑桥小脑角区用于观察神经血管压迫的各个死角（Magnan 和 Sanna，1999）。虽然内镜应用于 Jannetta 神经血管减压术尚未证明能够改善手术结果，但是可以断言，比起单独应用显微镜来说，显微镜联合内镜发现神经血管压迫的概率更高。因此内镜作为辅助显微手术的工具（内镜辅助 MVD 手术）已经散在报道（Chen 等 2008；Jarrahy、Berci 和 Shahinian，2000；Magnan 和 Sanna，1999；Rak 等，2004；Teo、Nakaji 和 Mobbs，2006）。随着单纯内镜在颅内手术中的安全应用以及我们经验的逐渐积累，我们采用纯内镜的 Jannetta's 神经血管减压术治疗脑桥小脑角区的神经血管压迫综合征。虽然内镜下神经血管减压术已经应用于其他颅神经的神经血管压迫综合征，但在本章我们只描述内镜下血管减压术治疗三叉神经痛（TN）的手术工具和技术。另外，在 Jannetta's 血管减压术中何时选择内镜技术也在此介绍。

手术工具和方法

手术器械

手术器械包括 0°、30° 和 70° 内镜及其附件，包括录像 – 照相系统、光源及其连接系统、内镜冲洗系统、内镜固定装置以及各种专为内镜手术设计的外科器械。

内 镜

我们使用的内镜是直径 4mm 和长度 18cm 的硬镜（图 15.1）。此内镜原来是用作鼻窦手术的，这些内镜的外形用于颅内手术并不理想。一套内镜包括 5 支镜子：一支 0° 内镜；两支 30° 内镜，其中 1 支镜面朝向光源口，另一支镜面背向光源口；两支 70° 内镜，其中一支朝向光源口，另一支背向光源口（图 15.1）。0° 镜是我们基本工具；镜面背向光源口的 30° 内镜用于观察脑干侧，镜面朝向光源口的用于观察 Meckel 氏腔或背向脑干的方向。

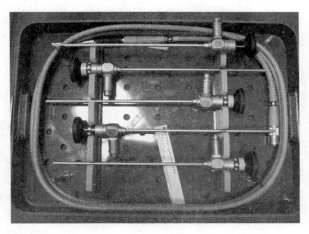

图 15.1　内镜

一套内镜包括 5 支镜子：一支 0° 内镜；两支 30° 内镜，一支镜面背向光源口，一支镜面朝向光源口；两支 70° 内镜，一支朝向光源口，另一支背向光源口。

内镜头冲洗器

术中必须使用内镜镜头的清洗装置，以便术者能够不中断地连续手术操作（图15.2）。这个装置包括一个电动蠕动泵和一个穿过蠕动泵的一次性冲洗管。内镜置入一个管状的冲洗鞘，冲洗鞘连接冲洗管。冲洗管连接一个悬挂着的盐水袋，这个电动冲洗装置是由一个脚踏来控制驱动盐水向前走。当脚踏松开后，蠕动泵反向旋转并回吸内镜头端的盐水 1 ~ 2 秒。向前流动的盐水冲洗镜头，反向流动的盐水清除内镜头端的水泡。虽然这一装置还不理想，但它明显有助于术者保持内镜头干净。

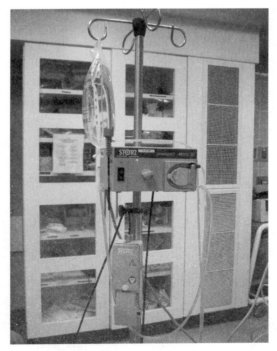

图15.2 一套清洗镜头的内镜冲洗装置是必备的，以便术者能不中断地连续操作

这套装置包含一个电动泵、一个脚控踏板、一套穿行于电动泵的一次性冲洗管。

内镜固定臂

一个合适的内镜固定臂是另一种必须的基本设备，它能有效地帮助术者完成手术。内镜固定臂安装在手术床或各种神经外科头架上。它不仅在显示器上能够提供稳定的视频影像，还能使术者使用双手自由操作。固定臂必须能稳定地固定内镜，且支臂固定端必须小巧紧凑，给内镜杆周围提供足够的操作空间使术者可以操作手术器械。

目前有两种可用的不同类型的内镜固定臂，但两种都不理想。一种是简单的手动固定臂，有多个关节，可用手拧紧固定。另一种固定臂的关节是通过氮气动力控制，气动开关由一个按钮控制。手动固定臂在松开、再定位和拧紧方面不太方便。它在灵活性上也受限制，不能灵活地到达各种位置。氮气气动装置优于手动装置，但是在松动和各个位置的锁定方面仍然不如显微镜好。对颅内内镜手术，我们使用 Mitaka 内镜固定臂（Karl Stortz 公司生产）或蛇牌固定臂（图 15.3），Mitaka 固定臂的可达性仍然很差并需要改进，蛇牌固定臂远端的操作性受限制，动力按钮松开后固定臂仍有几毫米的松动是氮气气动臂的另一个问题。

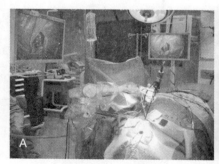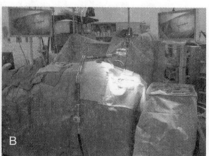

图 15.3　气动内镜固定臂

在头部内镜手术中，我们使用 Mitaka 内镜固定臂（Carl Stortz 公司出品）（A），或蛇牌气动固定臂（B）。

内镜手术器械

在各种手术器械中，单极电凝吸引器（8 或 9F）、双极电凝吸引器（8 或 9F）、直杆双极电凝都是有用的止血工具。这些器械都是一次性的，单极电凝吸引器是可塑形和绝缘的。双极电凝吸引器和直杆双极电凝是将两个电缆线安置在一根直杆中而产生双极的功能；直杆双极的一极在轴心另一极是外鞘。各种方向的双极头端不是直的，上弯的和下弯的都是有用的。双极电凝镊的两叶几乎是平行的。当双极镊两叶越接近时越似一个单杆的工具。其他双叶的工具也设计成相似的单杆状以适应内镜手术环境。Jannetta 的显微剥离子也被设计成尖端是弯的，以便剥离子尖端在内镜前方可以自由到达手术靶区（图 15.4）。其他使用的手术器械与显微手术器械相同。

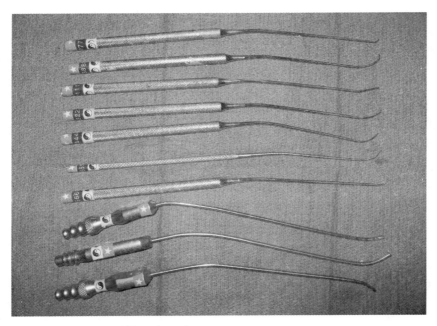

图 15.4　显微剥离子和吸引器

Jannetta 显微剥离子和吸引器被改造成头端弯曲，以便器械头端在内镜前可以自由到达手术靶区。

手术方法

患者体位

患者体位与显微手术相同。患者头部呈侧卧位，而身体可呈仰卧位、侧卧位或俯卧位（图 15.5）。当患者颈部长而柔软时，可以采用仰卧位并肩部垫高，然后头偏向侧方，头部可以用胶带或三钉头架固定以保证安全。当患者颈部短且活动范围有限时，身体和头部可采用侧卧位，头部以三钉头架系统固定。当患者肩宽且颈短时，侧卧位时上面的肩部会影响手术器械进入小脑脑桥角，这种病例，患者身体可以采用 3/4 俯卧位而头部采用侧卧位。

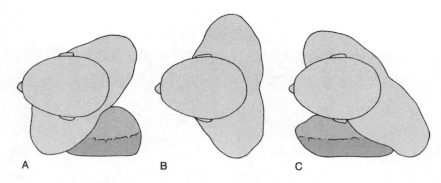

图 15.5　患者体位。头侧位而身体仰卧位（A），或侧卧位（B），或俯卧位（C）

手术技术

显示器置于患者头前方，使术者在把器械伸入颅腔时直接面对显示器。另一显示器放在患者腿部区域，以便刷手护士可以面对显示器。术者站在患者头后方，刷手护士在患者头部上方斜对术者（图 15.6）。将内镜固定臂固定在手术床上。

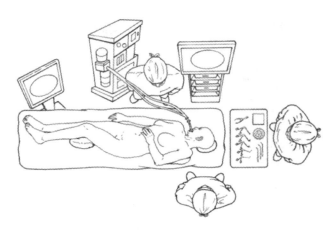

图 15.6 内镜血管减压手术时的手术室布局

术者站在患者头后方，刷手护士在患者头部上方斜对着术者。

　　有两种不同的手术方法可以应用：一种是正规的在内镜下通过乙状窦后入路手术；另一种在工作通道内的内镜手术。正规的内镜血管减压手术与显微手术相似（图 15.7）。手术方法的细节在第 14 章描述。简言之，在乳突尖后方 3cm 处做一个约 5cm 长的斜的皮肤切口。对于三叉神经手术骨窗位置在乙状窦和横窦交角。如果术中要处理面神经、前庭蜗神经或舌咽神经和迷走神经，骨窗位置就在乙状窦后方。传统上先钻一个骨孔，再用 Kerrison 咬骨钳扩大成 2cm×3cm 的骨窗。然而我们倾向于做一个小的骨瓣而不是咬个骨窗。通过 8mm 的骨孔用儿科开颅方法开一个小的骨瓣。无论哪种方法，骨窗都要暴露出横窦和乙状窦拐角的边缘。当横窦和乙状窦拐角被辨认出时，做一个直的硬膜切口；而当横窦乙状窦拐角转弯比较急时做一个 T 形硬膜切口。硬膜打开后，不应让小脑疝出以致在硬膜缘嵌顿。尤其在年轻患者，小脑必须被控制在硬膜内以免损伤小脑。小脑表面要覆盖上橡胶片和棉片做保护。

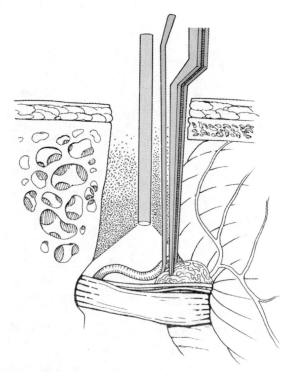

图 15.7 正规的内镜血管减压手术

与显微手术相似，通过一个小的乙状窦后的骨窗，把内镜伸入小脑脑桥角并固定在固定臂上，术者像做显微手术一样用双手操作手术器械。

内镜神经血管减压手术包括两个内镜手术步骤。第一步是徒手操作，第二步是将内镜固定在固定臂上双手操作。用非优势手把持内镜，用优势手持吸引器。吸引器在小脑幕和小脑之间向前移动，内镜跟踪着吸引器头和前方的解剖结构。一旦辨认出蛛网膜则用吸引器或显微剪打开。释放脑脊液直到小脑变得很松弛。一旦脑脊液放出且小脑松弛后，把内镜固定在固定臂上。然后，小心地将内镜置入颅内，暴露岩骨天幕夹角。内镜继续深入，暴露三叉神经和前庭蜗神经的头端。岩静脉可以保留，需要的话也可以用双极电凝牺牲。为避免损伤前庭蜗神经，后者应该在内镜视野内。内镜可以观察到从 Meckel 氏腔入口到进入脑桥的根部的三叉神经全程。此时，把内镜固定在固定臂上。采用与显微手术相同的双手操作技术，把蛛网膜从三叉神经分离，把血管、神经分离并在其间垫上 Teflon 毛毡。神经血管减压的手术方法与显微手术相同；然而，因为手术器械是围绕着手术通道中心的内镜杆操作，所以需要内镜手术技巧。如遇意外出血，经常是静脉性出血，必须用吸引器持续吸引出血区以保持术区干净，直到出血被控制住。一旦完成血管减压，关颅过程与显微手术相同。骨瓣复位并用钛片固定。肌肉切口下端缝合两层，上端缝合一层。筋膜要做到水密缝合，间断缝合上面再连续缝合，以使脑脊液或其他体液不会从手术切口漏出。用皮内缝合法缝合头皮，皮肤表面用皮肤胶黏合。

　　另一种手术方法是应用带工作通道的内镜（图 15.8），使用的是带 1mm 工作通道的 3mm 硬镜。术中可以使用 0° 内镜，但 30° 内镜更好。患者体位采用与前述相同的体位；当术中应用导航时就要用头架固定头部。借用导航可确认横窦和乙状窦的交角。通过 1 英寸长的切口，在横窦和乙状窦交角的窦缘钻一个骨孔。一旦在乙状窦后区暴露出硬膜，则在透视下用 21 号脊椎穿刺针在 C1—C2 水平做脑池穿刺。约放出 25 ~ 30mL 脑脊液直到乙状窦后的硬膜塌陷，然后拔除穿刺针，打开乙状窦后的硬脑膜。小脑用橡胶片或棉片（1/2 × 3）保护。然后最好用 30° 带工作通道的 3mm 内镜置入小脑幕下，以观察岩骨和小脑幕交界处。如岩静脉阻挡则可牺牲掉。可通过工作通道用单极来电凝岩静脉。然后用直杆状的软剪刀剪断岩静脉。三叉神经随后可被辨认出。用剥离子和显微剪将三叉神经从 Meckel 腔入口到入脑桥的神经根部都暴露出来。

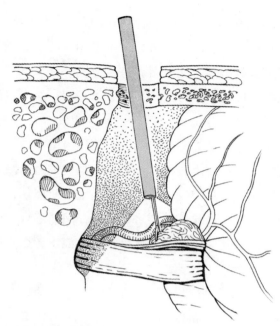

图 15.8 带工作通道的内镜

一旦在透视下穿刺 C1-C2 放出脑脊液后，通过骨孔置入一个带工作通道的内镜。分离和血管减压是用一个器械通过工作通道来完成。

将压迫的血管从神经上分离开，把 Teflon 毡制成碎丝状通过 1mm 工作通道置入血管神经之间。完成神经血管减压后，用生理盐水充满脑池。骨孔处用压缩的明胶海绵填塞并用钛片覆盖骨孔。骨膜、帽状腱膜和皮肤按前述方法缝合关闭。作者倾向于使用正规的内镜技术而不是用带工作通道的内镜。

我们已经在尸体标本上尝试用软镜经皮技术做神经血管减压术（15.9）。软镜在 C1-C2 间隙或枕大孔和 C1 间隙经皮引导进入枕大池。内镜在枕大池中向头侧方向穿行。内镜以椎动脉作为起始标志开始移动。当内镜在颅内沿着椎动脉走行时，可以看到舌下神经束。内镜仍然沿着椎动脉在舌下神经外侧穿行。在椎动脉外侧还可以看到迷走和舌咽神经。对于面肌痉挛手术，面神经根部在舌咽 - 迷走神经根部的上方。Teflon 棉垫要置于面神经根部和责任血管之间。

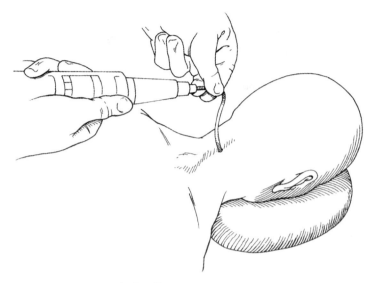

图 15.9 软镜经皮入路的实验工作

一根软镜通过 C1-C2 间或颅颈交界区被置入颅内，并在颅内穿行做神经血管减压手术。

（Sekula 和 Jho，2005）对三叉神经痛手术，内镜在面神经和前庭蜗神经内侧穿行，而后看到三叉神经。Teflon 棉是通过 1mm 工作通道送入手术区完成神经血管减压手术（Sekula 和 Jho，2005）。我们目前还没有把这项技术应用于现实手术中。

内镜相对于显微镜下显微血管减压手术的优势

内镜的视野优势

广角视野

虽然手术显微镜能够通过一个窄小的通道将局部的解剖结构放大，但内镜本身可以进入到小脑脑桥角并提供一个广角的全景视野，同时还能调节焦距（图 15.10）。手术显微镜将一个管状的平行光线投射到术区并对术野放大。为了看到兴趣点，显微镜必须把光线直接准确投射到手术靶点。为了给显微镜的光线提供一个直的通道以

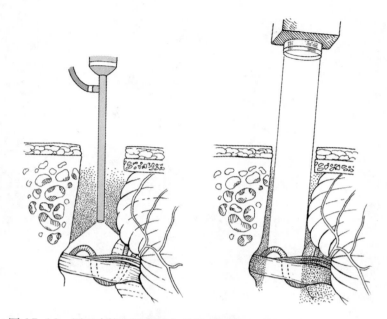

图 15.10 图示内镜和显微镜在观察三叉神经区域的不同

不同于显微镜只有限地显示三叉神经的一部分，内镜提供了三叉神经从脑桥根部到 Meckel 氏腔入口全程的视野。

照射到手术靶区，必须牵拉小脑。然而内镜可以通过一个窄小的空间直接进入到小脑脑桥角而不必牵拉小脑。

内镜另一个优势是提供了一个放射状的口小底大的类似烧瓶样的广角视野。内镜下可以观察到三叉神经从 Meckel 氏腔入口到入脑桥根部全程。这一广角全景视野对在小脑脑桥角区进行 Jannetta 神经血管减压术尤其有用。不同于显微镜只有限地显示三叉神经的一部分，内镜提供了三叉神经从脑桥根部到 Meckel 氏腔入口全程的视野。然而必须意识到内镜显示的是鱼眼效果的影像，即视野中心放大倍数最高而周边视野会被压缩。因此，神经外科医生必须克服内镜固有的视觉变形以识别术区真实的解剖结构。

成角视野

带角度的内镜可以直接观察到一些解剖死角，如 Meckel 氏腔、神经根入脑干区域或内听道的腔内观。当 30° 内镜被置入小脑脑桥角池时，通过旋转内镜可以观察到脑池周围的全部结构。内镜即使在传统显微手术中只作为一个辅助工具，它提供的视野对手术也极有帮助。在显微镜下看不到的被岩骨隆起遮挡的静脉在内镜下也可很容易看到。神外医生在做显微血管减压手术时已经使用角度内镜作为一种辅助工具。然而，完全在带角度的内镜下操作需要一些特殊设计的手术器械和更加熟练的内镜手术技术，尤其当使用 70° 内镜时。

近距视野

内镜抵近观察手术区可以进一步放大影像结构。内镜近距离观察时通过调节摄像头的数字焦距，可以进一步放大手术区的结构。这种放大的影像结合了光学和数字放大的效果。近距离观察可以显示三叉神经根部入脑干区域血管压迫的细节，尤其是小动脉和小静脉的压迫。然而这种近距观察提供的术野是非常有限的局部区域，其他广阔的手术通道处于盲区。尤其当手术器械出入手术通道的盲区时会损伤神经血管结构。当 Jannetta 减压手术是完全在内镜下进行时，内镜是固定在固定臂上且置于可以观察到前庭蜗神经的地方，这样术者可以观察到三叉神经的全程，可以始终观察到器械在出入手术区时与前庭蜗神经的关系。

内镜镜体本身的优势

细长的内镜杆加上头端附带的镜头使得内镜可以穿行在狭小的解剖间隙并无需牵拉小脑。显微手术经常需要牵拉小脑以提供一个直的、管状的手术通道。虽然硬镜也需要直直地进入颅腔，但无需牵拉小脑就可以被置入。一旦内镜进入脑池后就可以很好地观察手术区域。并且，软镜可以通过导航通过弯曲的手术通道。内镜可以被分为两类：纤维软镜（包括最近研发的 videoscope）和硬质内镜。绝大多数软镜的纤维束的数量在 10000 左右，并且新的超过 50000 根纤维束的软镜正在研发中。然而，软镜影像质量还不足以满足手术中对解剖结构精细放大的要求，其用途仅限于偶然对深部且弯曲的解剖区域的观察。目前市场上有带 1mm 工作通道的直径 5mm 的内镜，很快将会有不带工作通道的直径 3mm 的内镜。这些 videoscope 在内镜手术中很有潜力因为它的成像质量比纤维软镜要好。但是 videoscope 的成像质量仍然不如硬镜的高像素影像质量好。因此硬镜仍然是神经血管减压手术中的主要工具。3mm 或 4mm 的硬镜可以用于观察；与直径较小的 3mm 内镜提供的范围较小、低质量的图像相比，4mm 的硬镜可提供全视野的更高质量的影像。作者使用的基本的内镜配置是 0°、30° 或 70° 的直径 4mm 的硬镜。

内镜血管减压手术与显微手术相比较的劣势

内镜血管减压手术与显微手术相比的最主要缺点是内镜的蛇眼效应。显微镜提供的视野是从入颅的表面到颅腔内的手术靶区，而内镜提供的仅仅是镜头前的视野。内镜鞘周围的手术通道完全处在盲区。手术器械在出入手术通道时可能损伤内镜盲区的解剖结构。因此内镜鞘周围的解剖盲区如小脑必须很好地得到保护。手术器械在出入手术通道时必须格外小心。另一个缺点是内镜镜鞘本身在手术通道中成为机械障碍物。内镜鞘本身始终是双手操作的两个器械的障碍。因此手术器械必须改良以适应内镜鞘的阻挡。另外术者也必须训练以便熟悉并克服内镜阻挡带来的问题。第三个缺点是内镜提供的画面是扁平的二维图像。虽然已有三维内镜，但目前临床使用的绝大多数内镜只能提供单眼视野。在手术目标区域，当手术器械在镜头前方进出时，给神经外科医生相对较深的感觉。另外，出血发生时会阻挡术野。因此要预先注意任何可能发生的静脉出血。最后，神外医生在进行真实手术前必须接受内镜下操作的良好培训。

结　论

　　把内镜应用在三叉神经手术首次由 Doyen 在 1917 年描述（Doyen 1917）。他描述了经乙状窦后入路在内镜下进行三叉神经切断术。自那时起在尸体标本上进行的各种内镜下的解剖探索工作开始报道（O'Donoghue 和 O'Flynn，1993）。当显微外科在 20 世纪 60 年代发展后，解剖结构的观察得到根本性的改善，术野被放大且照明好。虽然还没有任何一个对显微手术与传统裸眼手术做比较的前瞻性随机临床试验，但在神经外科临床工作中显微手术已经完全替代了传统裸眼手术。然而用显微镜观察要求有一个直接到手术区的直的工作通道，以充分地观察整个显微解剖结构。内镜已经被应用到含有自然孔道或中空的身体器官中。在神经外科临床实践中，内镜最多的被应用到脑室外科中，如第三脑室造瘘术和脉络丛切除术。当 Hopkin's 硬镜系统开发出来后，迅速在其他外科领域得到发展，形成内镜外科学。内镜的应用补偿了手术显微镜的视野局限性（Fukushima，1978；Magnan 和 Sanna，1999；Oppel，1978；Prott，1974）。术语"内镜辅助显微外科"应运而生。Chen 等报告在 167 例患者中单独应用显微镜发现了 85% 的责任血管。应用内镜使他们发现了另外 15% 的神经血管接触点（Chen 等，2008）。Teo 等（2006）报告在 114 例患者中有 33% 是用内镜去观察才发现了神经血管接触点。相同的情况其他作者也有报道（Jarrahy、Berci 和 Shahinian，2000；Rak 等，2004）。然而在显微手术中增加使用内镜还未证实能够改善三叉神经血管减压手术的手术结果。

　　　　　　　　　　　　　　　　　　　　　　　陈革　译

REFERENCES

Chen MJ, Zhang WJ, Yang C, et al. Endoscopic neurovascular perspective in micro-vascular decompression of trigeminal nerve. *J Cranio-Maxillofacial Surg* 2008; 36:456–461.

Doyen E. Surgical therapeutics and operative techniques. London: Balliere, Tindall and Cox, 1917; 599–602.

Fukushima T. Endoscopy of Meckel's cave, cisterna magna and cerebello-pontine angle. Technical note. *J Neurosurg* 1978;48:302–306.

Jarrahy R, Berci G, Shahinian HK. Endoscope-assisted microvascular decompres-sion of the trigeminal nerve. *Otolaryngol Head Neck Surg* 2000;123(3):218–223.

Magnan Jr, Sanna M, eds *Endoscopy in neuro-otology*. New York: Thieme: 7–23, 1999.

O'Donoghue GM, O'Flynn P. Endoscopic anatomy of the cerebello-pontine angle. *Am J Otol* 1993;14:122–125.

Oppel F. Endoscopy of the cerebello-pontine angle: its diagnostic and therapeutic pos-sibilities. In: *Advances in neurosurgery*, vol. 5. Berlin: Springer 269–275, 1978.

Prott W. Cisternoscopy endoscopy of the cerebello-pontine angle. *Acta Neurochir* 1974;31;105–113.

Rak R, Sekhar LN, Stimac D, et al. Endoscope-assisted microsurgery for microvas-cular compression syndrome. *Neurosurgery* 2004;54:876–883.

Sekula RF, Jho HD: Experimental Endoscopic Vascular Decompression of Facial Nerve via C1-2 puncture: Proof of Concept Cadaver Study, American Association Neurological Surgeons, Annual Meeting, New Orleans, Louisiana, 2005 [POSTER]

Sekula RF, Jho HD: Experimental Endoscopic Vascular Decompression of Trigeminal Nerve via C1-2 Puncture: Proof of Concept Cadaver Study, American Association Neurological Surgeons, Annual Meeting, New Orleans, Louisiana, 2005 [POSTER]

Teo C, Nakaji P, Mobbs RJ. Endoscope-assisted microvascular decompression for trigeminal neuralgia: Technical case report. *Neurosurgery* 2006;59(ONS Suppl 4): 489–490.

第 16 章
未来药物治疗

Joanna M. Zakrzewska

随着我们进入遗传学和循证医学时代，并开始对疼痛机制的研究兴趣日益增加，三叉神经痛的药物治疗也随之迅速改变。患者也渴望了解更多的信息，以便更有效地了解自身的慢性疾病。

遗传因素

人类基因组发现以及随后新的生物技术的发展已经开启了新的研究领域。已知 DNA 序列的变化可能会增加或降低个体发展为特殊疾病的风险（例如，卡马西平诱导的 Stevens–Johnson 综合征就与某些种族中存在 HLA–B*1502 等位基因密切相关）。但是，这需要明确基因与环境之间的相互作用，而且一定要考虑到这一因素，因为基因可能会调节暴露在环境中产生的影响，或者暴露到环境病原微生物后的影响将取决于个体的基因型。因此，为了表明某些特点或影响，个体可能需要有易损基因，如能扩大现存多基因风险的基因和对风险因素（环境或行为）有消极作用的基因，存在于不同基因中的遗传异质性可能会导致难以鉴别的临床表现。

三叉神经痛的发病可能有大量基因参与其中，因此很难将症状和临床体征与某一特定的细胞类型和基因联系在一起。尽管典型的三叉神经痛患者可能为表型同质组，但是众所周知，有一些患者并不能归为一类，而应归为不典型三叉神经痛（Nurmikko 和 Eldridge，

2001）。这些表型异质组真的是同用一种临床疾病吗？这些仅仅是在不同的个体中基因表达不同导致的吗？

已经证实一些钠离子通道在神经性疼痛中具有重要作用，对于三叉神经痛患者来说，这些钠通道可能是异常的。与钠通道表达有关的基因，包括基因 SCN1A（家族性偏瘫性偏头痛的原因）和 SCN9A（在神经性疼痛中发挥重要作用）。其他的基因也被证实与疼痛调节有关，包括 GTP 环化水解酶（GCH1），它能调节正常人体对疼痛的敏感性，并对慢性疼痛起主导作用，另外还包括儿茶酚 –O–甲基转移酶（COMT）和细胞色素 P450 突变型等位基因 CYP3A5，能调节人体对阿片样药物的基因反应。

因此，这些基因研究有助于发现三叉神经痛的病因，反过来，这些基因又能影响药物活性。

药物基因学（药物基因组学）

药物基因学（又称为药物基因组学）是一个蓬勃发展的研究学科，其目的是预测患者对某种特定药物的基因反应，包括有效性和耐受性。正如 Fishbain 等（2004）指出的那样，药物基因学适用范围相当广泛，包括：

- 识别新型药物靶点
- 预测拟开发药物的有效性
- 预测拟开发药物的毒性
- 在早期临床试验中，通过降低需要显示药物功效的患者数量来提高药物开发的效率
- 阐明新药的作用机制
- 筛查药物对特殊通道的直接影响
- 确定人群中有药物反应者、无药物无反应者和药物毒性反应者（个体化治疗）

大家逐渐认识到基因多态性可能会引起个体对药物疗效反应的改变，会导致药物需要增大剂量、减小剂量或药物疗效的完全消失。基因多态性能解释药物代谢和药物动力学的不同、药物不良反应以及药物相互作用的变化。因此，药物疗效和药物副反应的降低能在服药之前通过基因检测药物代谢酶而得到改善。

目前全世界正进行着 50 多个 I 期试验，评价特定的疼痛受体阻滞剂和新型的具有革命性的预防疼痛方法，这些治疗方式将来会应用于三叉神经痛患者。这就是为什么 Woolf 等（1998）早在 1998 年便认为，从长远的角度来看，通过研究机制的方法来治疗疼痛会更加有效。例如，两个随机对照研究报道在神经源性疼痛中使用拉莫三嗪，包括三叉神经痛，根据疼痛的性质来判断结局（其他参数）（McCleane，1999；Silver 等，2007）。

随机对照试验（RCTs）

在循证医学时代，通过随机对照试验验证药物临床疗效，包括了解药物的不良反应和不良事件，变得越来越重要。

应用于三叉神经痛中的药物越来越多，但是验证三叉神经痛药物疗效的高质量、大样本量的 RCTs 研究仍然非常少（Jorns 和 Zakrzewska，2007）。

三叉神经痛行随机对照试验的困难

三叉神经痛的疾病特点增加了进行治疗时行 RCT 的困难性。

- 三叉神经痛比较少见，这限制了试验样本量的扩大，三叉神经痛治疗的随机对照试验样本量从 3 ~ 341 例不等，通常在 10 例左右，只有少数中心有足够的患者纳入试验来展示有意义的治疗结果。
- 疼痛的自行缓解和疼痛持续时间能影响结果，众所周知，疼痛缓解周期最初是很长的，随着时间推移，无痛时间缩短。但是，并没有方法预测这些周期的时长，因此，纳入的患者可能处于疾病不同阶段，在试验中可能自行缓解。已有报道发现三叉神经痛病程的长短会对神经外科手术效果产生影响，同样，病程长短也会影响对药物的反应（Zakrzewska，2002b）。

- 缺乏被病例对照研究认可的诊断标准。纳入的许多患者病因不同（Zakrzewska，2002a），很显然，不典型三叉神经痛确实存在，但目前还不清楚是由先前的典型三叉神经痛发展而来，还是另外一种完全不同的疾病形式（Nurmikko 和 Eldridge，2001）。

- 有人报道三叉神经痛有神经病理性疼痛的特点（例如烧灼样疼痛），建议所有的患者可以采用相同的治疗方式（McCleane，1999）。但并不是所有三叉神经痛患者都有神经病理性疼痛的特点，并且目前许多神经病理性疼痛也没有证实这一点切实可行（Finnerup、Sindrup 和 Jensen，2007）。

- 缺乏公认的、标准化的结果评价指标，尽管疼痛缓解是主要的评价指标，但评价长期效果时，更应关注生活质量（Zakrzewska 和 Lopez，2003）。一些评价伽马刀疗效指标的可靠性尚未得到验证和评估（Rogers 等，2000）。

- 当进行新型药物治疗时，很难确定药物治疗需要的剂量，因此需要前期研究进行分析和报道，而且必须使用浮动剂量而不应使用固定剂量，因为有些患者使用大剂量药物后才有反应。

- 意向性研究分析（包括从试验中剔除的每一例患者）很少，但这可能会影响结论。

- 在对照研究中，使用安慰剂存在大量的伦理争议。三叉神经痛通常是极难忍受的，因此并不适用于安慰剂治疗，而使用有治疗效果的药物进行对照是很困难的，正如全标准药物——卡马西平，具有很长的延迟效应，并有易辨别的难以避免的不良反应。

三叉神经痛试验设计

针对三叉神经痛新药物，未来将会有更加系统、更加统一的临床试验，这一点很重要。需要有对传统和新型药物进行比较的试验，也需要有对单一药物和多种药物进行比较的试验。

当设计未来的试验时，以下几个方面需要考虑，需要谨记对于慢性疼痛的治疗，当前的试验设计并非普遍成功（Katz，2005；Rowbotham，2005）。

患者入选

RCT 研究的患者入选，需要考虑到以下几个特点。

诊断标准

头痛国际分类（ICHD）的典型三叉神经痛诊断标准应当作为最低标准（Anonymous，2004）。没有严格达到 ICHD 标准的那些患者也应可以纳入三叉神经痛的 RCT 中，但是需要单独分析。需要注意的是患者的纳入范围要尽可能广，他们应具有社区代表性，包括老龄患者（如年龄＞80 岁，这个年龄的患者经常被从试验中排除）。处于疼痛发作间期的患者不应纳入试验，但是纳入病程长短不等的患者很重要。对于接受手术治疗的三叉神经痛患者或多发性硬化患者也可以纳入试验，但是需要单独分析，不过只有在样本量很大时才可能做到这一点。

疼痛特点和强度

慢性疼痛的许多试验规定患者应当有最低疼痛度，即采用 1～10cm 的视觉模拟评分法（VAS），患者在纳入试验前应达到 4cm，观察 1～2 周，以观察临床上有无明显改善（Farrar 等，2000、2001；Dworkin 等，2005）。在纳入控制良好或遭受严重不良反应的患者时，之前的治疗药物应当减量，直到 VAS 疼痛强度达到 4cm，以确保患者没有进入缓解期。对于疼痛严重的患者，可以不需要基线观察期。疼痛形式应为锐痛，而不是持续存在的钝痛。

频率、时机、持续时间和发作

患者应为阵发性诱发或自发性发作，之后应当完全缓解。对于诱发性发作，应当记录诱发因素，这些因素可以用来检验治疗效果。不论是诱发还是自发，所有患者必须记录每天的疼痛发作次数。患者既往应当有一段治疗后明显缓解期，在试验时又复发，因为复发是三叉神经痛的诊断特征之一。

入选年龄

入选年龄应当根据药物安全性来决定，患者应当超过 18 岁，最好不要有上限，因为许多老龄患者也有三叉神经痛，当入选年轻患者时，确定他们不是继发性疼痛非常重要（例如多发性硬化或肿瘤）。

性别和种族

男性和女性患者均要纳入，但是由于三叉神经痛的流行病学因素，纳入男性患者可能更加困难一些。不能排除少数人种群体，这对研究非常重要，试验中可能需要试验者帮助他们了解这个研究，并帮助完成效果检测。但是，目前存在的问题是，调查问卷并不能完全翻译成所需的语言。越来越多的证据表明，基因和种族的不同，可以影响患者对药物的效果（卡马西平在这一点上已经被研究得非常清楚）。

逃避药物

服用与所研究药物存在相互作用的其他药物或逃避药物的患者需要排除，逃避治疗，如卡马西平或奥卡西平是比较常见的。

试验设计

对三叉神经痛试验的讨论以及 Cochrane 回顾都认为（He、Wu 和 Zhou，2006；Wiffen 等，2005；Wiffen 和 Rees，2007），标准的双盲随机安慰剂 – 对照试验，甚至是交叉对照试验并不完全适合三叉神经痛，除非采用"N-of-1"设计。在 N-of-1（样本量为 1）试验设计中，给予同一患者成对的研究药物和安慰剂，嘱其随机服用。该研究设计与标准 RCT 研究相比更加经济，而且个体内的效果差异小于不同个体间的效果差异，因此，这种治疗效果的评估通常更加准确一些。N-of-1 RCT 研究已经用来评价慢性疼痛的治疗，例如舌咽神经痛（Eide 和 Stubhaug，1997）。

　　未来，丰富的入选随机抽取（Enhanced Enriched Randomised Withdrawal，EERW）试验设计可能会更加普遍（McQuay 等，2008）。公开给予患者个体化剂量的新药物，只有显示有效且没有严重不良反应后才对患者进行随机分组，在患者退出试验之前服用药物的时间长度，被用以分析试验药物的有效性。

　　随机之前的第一阶段其实是一个开放的预试验，在这一阶段，相对于进入下一步试验者，退出试验者或因为治疗效果差，或因为出现不良反应。

　　Finnerup 等（2005）能够将所有人数浓缩为需要治疗的人数，为 5.4 ~ 4.2，移动的范围由有效人数和无效人数的比例决定，但是有效人数的临床需要程度和比例要进行平衡，如果有效人数小于30%，将会引发 III 期临床试验是否需要继续进行的问题。但是，该试验确实显示有多少比例的患者可能对药物有效（如图 16.1）。

　　这种设计类型先前用在神经性疼痛研究中（尽管此方法尚未明确表述），这种方法表明能完全和部分地进行注册设计。Straube 等人近期回顾使用加巴喷丁和普瑞巴林治疗神经性疼痛的试验，但是

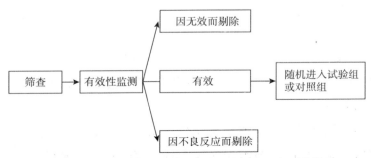

图 16.1　丰富的入选随机抽取（EERW）试验设计

并没有发现设计类型提高治疗效果。

该试验设计的问题之一是"随机"，患者如果以前服用过此类药物，可能通过药物产生的作用会认出这些药物。因为所有受试者的数据均可获得，所以预试验能使研究效能的计算更加准确。随机研究是至关重要的，如果估计进行随机很困难，可以不进行随机研究，以保证组间相似，试验早结束。针对重要的影响预后因素（比如存在钝性疼痛、发作频率、疼痛缓解周期和疼痛总时间），可以进行分层随机研究。

剂量

三叉神经痛试验评估任何新型药物，应当检验剂量使用范围，以确定剂量－反应关系。在一项随机、固定剂量、确定剂量反应关系的研究中，患者被随机分到几个固定剂量组中，然后患者从一开始就服用固定剂量，或逐渐增加到固定剂量，但是最终比较的是各组的最终剂量。在浓度对照试验中，确定治疗组的几个固定浓度窗，建议使用 mg/kg 为单位基础，因为老龄、体重轻的患者与年轻、体重重的患者所需要剂量不同。

试验期限

必须考虑到决定试验期限的各种影响因素：观察基线时长、剂量增加速度、试验观察终点以确保患者没有自行缓解，也需要考虑药代动力学和剂量增加周期的长短。剂量稳定至少 2 周后才能检测结果。由于三叉神经痛病程长，6～12 个月后才能进行再评价。

效果评价

需要分析两组人群治疗结果，第一组进行 ITT 分析，包括没有完成试验的患者数量以及为什么没有完成的原因，第二组为首选的亚组分析，包括完成试验并能严格遵守治疗方案的所有患者。

结果检测

结果检测必须遵循国际人力资源部门关于临床试验方法、检测和疼痛评价的建议（IMMPACT）（Dworkin 等，2005、2008）。

　　临床试验结果是基于大样本量的平均疗效，未能考虑到个体间的差异，正如之前讨论的那样，这种差异可能由于基因和环境不同所致。个体间差异也与疼痛感觉、反应、性别、种族和性格有一定关系。Dionne 等（2005）建议应当在临床试验中使用反应指数以更好地检测在不同组别、不同亚组的患者中镇痛药活性的差异，以确定造成个体差异的分子遗传机制。

　　结果检测必须要易于执行，要可信、有效、准确、易于接受且能经得住统计学检验。由于三叉神经痛是间歇性发病，除疼痛强度 / 严重程度外，还需要考虑三叉神经痛发作时机。发作持续时间和发作频率的减少、诱发和自发以及疼痛缓解天数对结果评价都很重要。采用 VAS 0 ~ 10cm 评分以及 McGill 疼痛问卷（MPQ），每天记录疼痛情况，以便评价研究的主要和次要终点。

　　所有疼痛都会引起情绪改变，三叉神经痛患者有抑郁倾向，尤其是当疼痛严重时。Zakrzewska 等（1999）已经说明了抑郁在术前如何出现的，术后又是如何迅速消失的。对三叉神经痛患者常采用医院焦虑抑郁量表，也包括 Beck 抑郁量表等评价工具。不过，可能只要询问患者两个问题就足够了：

　　①在过去几个月里，你经常有沮丧、抑郁或毫无希望等感觉吗？

　　②在过去几个月里，你经常对一些事情失去兴趣或感到不开心吗？

　　如果患者对任何一个问题回答"是"，则需要进一步特异性检查，询问他们是否需要帮助（Whooley，Avins，Miranda 和 Browner 1997）。

　　通过评估日常活动的各个方面，来评价新疗法对患者生活质量以及心理社会功能的影响是至关重要的。至少也应该使用简易疼痛量表评价三叉神经痛患者生活质量，实践证明简易疼痛量表可以敏感地检测患者治疗后疼痛变化，此方法已经在英国许多中心使用

（Griffiths 等，2003）。SF36 或简易 SF12 广泛应用在神经性疼痛试验中，这样进行比较更加简单易行。未来，与三叉神经痛患者一起工作，不仅可以了解疼痛缓解情况，也可以了解其他重要情况。

多数试验要求患者对整个研究进行整体评价，但是需帮助患者了解何谓整体满意度评分。患者被要求准备 4 或 5 个活动，这些活动在疼痛发作时难以完成，例如刷牙、吃饭、洗脸或刮胡须、说话，根据完成情况分为 1～5 个等级，整个试验中要对这些活动进行监测。

回顾三叉神经痛的 RCT 研究发现，以往的三叉神经痛试验并没有具体报道试验药物与安慰剂或逃避药物相比较的不良反应、疼痛程度和频率。需要与对照组、安慰剂以及标准药物进行对比。退出试验的患者数量及原因需要仔细记录，每例患者均需要说明情况。需要提醒患者如何处理预料之中和预料以外的不良事件，以及如何预防不良事件。不良反应不仅要根据严重程度分级，而且要了解是可逆性还是永久性。参与试验的人员必须知晓各种各样的不良反应，一旦出现，能够给予相应处理。不同的不良反应能通过各种方式影响生活质量，这需要进行监测（例如眩晕与疲劳）。一些患者可能出现难以接受的不良反应，而另一些患者因为疼痛缓解了，这些不良反应是可以耐受的。

近来，治疗获益和临床改善的期望值作为一个非常重要的变量，影响着对治疗的反应，甚至比安慰剂反应更加有力，这种期望值也会影响医生。因此，在试验结束时，应当询问患者和医生对研究药物或安慰剂的期望值是什么？

使用钢笔和铅笔每日收集并记录结果，然而，这种记录不便于管理。可以采用电子表格，例如可以存入个人数字助理装置、移动电话或特别订制的手表（如 Actiwatch）。使用电子装置意味着数据可以很快登记为电子表格（Dale 和 Hagen，2007）。

统计

三叉神经痛治疗的初级终点可以使用标准统计学方法进行分析，

样本量的计算，研究者应当估计安慰剂的反应和所要检测的差异。在交叉和平行试验中，标准统计学方法可以用来分析评估参数。还可以分析药物残留和阶段性影响，推荐统计学差异的可信区间是为了充分告知读者试验的结果。

药物使用和患者信息

随着对疾病控制的加强，随之而来的是患者对信息需求的增加（Muir Gray，2002）。在治疗决策过程中，患者被要求发挥更加积极的作用。因此，让患者了解药物至关重要。为了达到这一目的，患者需要用日志记录病情，并详细说明。日志可以获得全面、详细的病史，实时记录疼痛等级和服药次数。日志的反馈使患者快速了解对药物剂量改变的反应，并帮助他们判断疼痛是否即将缓解以及是否需要随之减少药量。

新型药物

发展新药物需要有以下部分或所有特点：

- 起效快
- 作用明确
- 剂量一日两次
- 给药方便（最好口服，以液体和片剂）
- 可以快速增加剂量和突然停药
- 通过肾脏代谢，不通过肝代谢
- 药物相互作用少
- 高耐受性，严重不良反应风险低
- 孕妇安全
- 没有药物相互作用

为了更客观地评价疼痛，应该将功能核磁共振（fMRI）检查作为检测药物有效性的替代指标（Lu 等，2008；Pattinson 等，2007）。

　　抗癫痫药物（AEDs）作为成功治疗三叉神经痛的药物，是检测的一线药物。市场上这类药物数量剧增，研究者很喜欢选择有多种作用机制的药物，例如拉科酰胺（Lacosamide），既有镇痛作用又有抗癫痫作用。

　　神经源性炎症在异常放电中有重要作用，因此，对治疗偏头痛的舒马曲坦进行了随机对照试验（Kanai、Suzuki、Osawa 和 Hoka，2006）。如果试验成功则可以通过曲坦类药物治疗三叉神经痛。

　　由于肉毒素既能减少周围性冲动也能抑制中枢性麻木，目前已经对肉毒素治疗三叉神经痛进行了开放性研究（Piovesan 等，2005），我们进一步等待随机对照研究结果。

　　已有临床证据表明，人类汇集静脉注射免疫球蛋白（IVIG）对治疗神经疾病中有效。最初静脉给予免疫球蛋白是用来治疗人类免疫缺陷病，但是最近研究证明，在治疗慢性疼痛方面也有效。一项前瞻性、多剂量组、开放队列研究纳入了 130 例慢性疼痛综合征患者，其中包括三叉神经痛患者（Goebel 等，2002），该研究证实 IVIG 在亚组患者中具有很好的临床效果。其中一个亚组即为三叉神经痛患者，10 例三叉神经痛患者中有 6 例明显改善，所有这些患者均为药物难治性疼痛。给予 1~2 次 IVIG 后，在 2 周到超过 1 年的随访中，6 例患者中有 4 例疼痛缓解时间非常长，证明了 IVIG 有持久的免疫调节功能。一般认为，原发性三叉神经痛在外周，即神经损伤部位会分泌细胞因子，在中枢，会产生介质形成伤害性感受，这可能是免疫球蛋白的作用靶点，这也可能是 IVIG 治疗三叉神经痛的作用机制。鉴于此，一项治疗三叉神经痛的试验正在策划中（Goebel 等，2003）。

　　其他新方法包括修复髓鞘的药物（倡导使用维生素 B 已经很多年了），甚至控制高血压的药物在减轻三叉神经受血管压迫方面也有一定的作用，最近对降钙素的治疗作用也有报道。

结　论

随着研究者对神经性疼痛的研究兴趣越来越高，且着重于转化研究，在不久的将来，三叉神经痛新的治疗方式可能会出现。

REFERENCES

Anonymous. The International Classification of Headache Disorders, 2nd edition. *Cephalalgia* 2004;24(Suppl 1):9–160.

Dale O, Hagen KB. Despite technical problems personal digital assistants outperform pen and paper when collecting patient diary data. *J Clin Epidemiol* 2007; 60:8–17.

Dionne RA, Bartoshuk L, Mogil J, Witter J. Individual responder analyses for pain: does one pain scale fit all? *Trends Pharmacol Sci* 2005;26:125–130.

Dworkin RH, Turk DC, Farrar JT, et al. Core outcome measures for chronic pain clinical trials: IMMPACT recommendations. *Pain* 2005;113:9–19.

Dworkin RH, Turk DC, Wyrwich KW, et al. Interpreting the clinical importance of treatment outcomes in chronic pain clinical trials: IMMPACT recommendations. *J Pain* 2008;9:105–121.

Eide PK, Stubhaug A. Relief of glossopharyngeal neuralgia by ketamine-induced N- methyl-aspartate receptor blockade. *Neurosurgery* 1997;41:505–508.

Farrar JT, Portenoy RK, Berlin JA, et al. Defining the clinically important difference in pain outcome measures. *Pain* 2000;88:287–294.

Farrar JT, Young JP, Jr., LaMoreaux L, et al. Clinical importance of changes in chronic pain intensity measured on an 11-point numerical pain rating scale. *Pain* 2001;94:149–158.

Finnerup NB, Otto M, McQuay HJ, et al. Algorithm for neuropathic pain treatment: an evidence based proposal. *Pain* 2005;118:289–305.

Finnerup NB, Sindrup SH, Jensen TS. Chronic neuropathic pain: mechanisms, drug targets and measurement. *Fund Clin Pharmacol* 2007;21:129–136.

Fishbain DA, Fishbain D, Lewis J, et al. Genetic testing for enzymes of drug metabolism: does it have clinical utility for pain medicine at the present time? A structured review. *Pain Med* 2004;5:81–93.

Goebel A, Moore A, Weatherall R, et al. Intravenous immunoglobulin in the treatment of primary trigeminal neuralgia refractory to carbamazepine: a study protocol [ISRCTN33042138]. *BMC Neurol* 2003;3:1.

Goebel A, Netal S, Schedel R, Sprotte G. Human pooled immunoglobulin in the treatment of chronic pain syndromes. *Pain Med* 2002;3:119–127.

Griffiths DPG, Mitchell Noon J, Campbell FA, Price CM. Clinical governance and chronic pain: towards a practical solution. *Anaesthesia* 2003; 58:243–248.

He L, Wu B, Zhou M. Non-antiepileptic drugs for trigeminal neuralgia. *Cochrane Database Syst Rev* 2006;3:CD004029.

Jorns TP, Zakrzewska JM. Evidence-based approach to the medical management of trigeminal neuralgia. *Br J Neurosurg* 2007;21:253–261.

Kanai A, Suzuki A, Osawa S, Hoka S. Sumatriptan alleviates pain in patients with trigeminal neuralgia. *Clin J Pain* 2006;22:677–680.

Katz N. Methodological issues in clinical trials of opioids for chronic pain. *Neurology* 2005;65:S32–S49.

Lu H, Yang S, Zuo Y, et al. Real-time animal functional magnetic resonance imaging and its application to neuropharmacological studies. *Magn Reson Imaging* 2008;26:1266–1272, 2008.

McCleane G. 200 mg daily of lamotrigine has no analgesic effect in neuropathic pain: a randomised, double-blind, placebo controlled trial. *Pain* 1999;83: 105–107.

McQuay HJ, Derry S, Moore RA, et al. Enriched enrolment with randomised withdrawal (EERW): Time for a new look at clinical trial design in chronic pain. *Pain* 2008;135:217–220.

Muir Gray JA. *The resourceful patient* (pp. 1–154). Oxford: eRosetta Press, 2002.

Nurmikko TJ, Eldridge PR. Trigeminal neuralgia—pathophysiology, diagnosis and current treatment. *Br J Anaesth* 2001;87:117–132.

Pattinson KT, Rogers R, Mayhew SD, et al. Pharmacological fMRI: measuring opioid effects on the BOLD response to hypercapnia. *J Cereb Blood Flow Metab* 2007;27: 414–423.

Piovesan EJ, Teive HG, Kowacs PA, et al. An open study of botulinum-A toxin treatment of trigeminal neuralgia. *Neurology* 2005;65:1306–1308.

Rogers CL, Shetter AG, Fiedler JA, et al. Gamma knife radiosurgery for trigeminal neuralgia: the initial experience of The Barrow Neurological Institute. International *J Radiat Oncol Biol Phys* 2000;47:1013–1019.

Rowbotham MC. Mechanisms of neuropathic pain and their implications for the design of clinical trials. *Neurology* 2005;65:S66–S73.

Silver M, Blum D, Grainger J, et al. Double-blind, placebo-controlled trial of lamotrigine in combination with other medications for neuropathic pain. *J Pain Symptom Manage* 2007;34:446–454.

Straube S, Derry S, McQuay HJ, Moore RA. Enriched enrolment: definition and effects of enrichment and dose in trials of pregabalin and gabapentin in neuropathic pain. A systematic review. *Br J Clin Pharmacol* 2008;66(2):266–276,.

Whooley MA, Avins AL, Miranda J, Browner WS. Case-finding instruments for depression. Two questions are as good as many. *J Gen Intern Med* 1997;12:439–445.

Wiffen PJ, McQuay HJ, Moore RA. Carbamazepine for acute and chronic pain. *Cochrane Database Syst Rev* 2005;CD005451.

Wiffen PJ, Rees J. Lamotrigine for acute and chronic pain. *Cochrane Database Syst Rev* 2007;CD006044.

Woolf CJ, Bennett GJ, Doherty M, et al. Towards a mechanism-based classification of pain? *Pain* 1998;77:227–229.

Zakrzewska JM. Diagnosis and differential diagnosis of trigeminal neuralgia. *Clin J Pain* 2002a;18:14–21.

Zakrzewska JM. Trigeminal neuralgia. In: Zakrzewska JM, Harrison SD, eds., *Assessment and management of orofacial pain* (pp. 267–370). Amsterdam: Elsevier Sciences, 2002b.

Zakrzewska JM, Lopez BC. Quality of reporting in evaluations of surgical treatment of trigeminal neuralgia: recommendations for future reports. *Neurosurgery* 2003;53:110–122.

Zakrzewska JM, Sawsan J, Bulman JS. A prospective, longitudinal study on patients with trigeminal neuralgia who underwent radiofrequency thermocoagulation of the Gasserian ganglion. *Pain* 1999;79:51–58.

索 引

注意：页码索引后面的"f"和"t"分别表示来自"插图"和"图标"